完全保存版

高い技術で「患者治療革命」を起こす!

病院の選び方 2023

疾患センター&専門外来 編

JN110792

mn Medical News 医療新聞社

巻頭

名医インタビュー

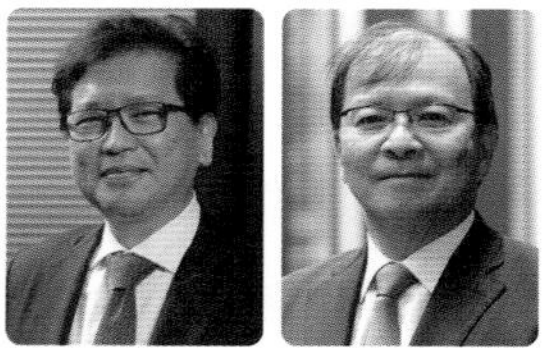

特集

センターの機能と役割

コラム

トピックス

徹底独自調査!

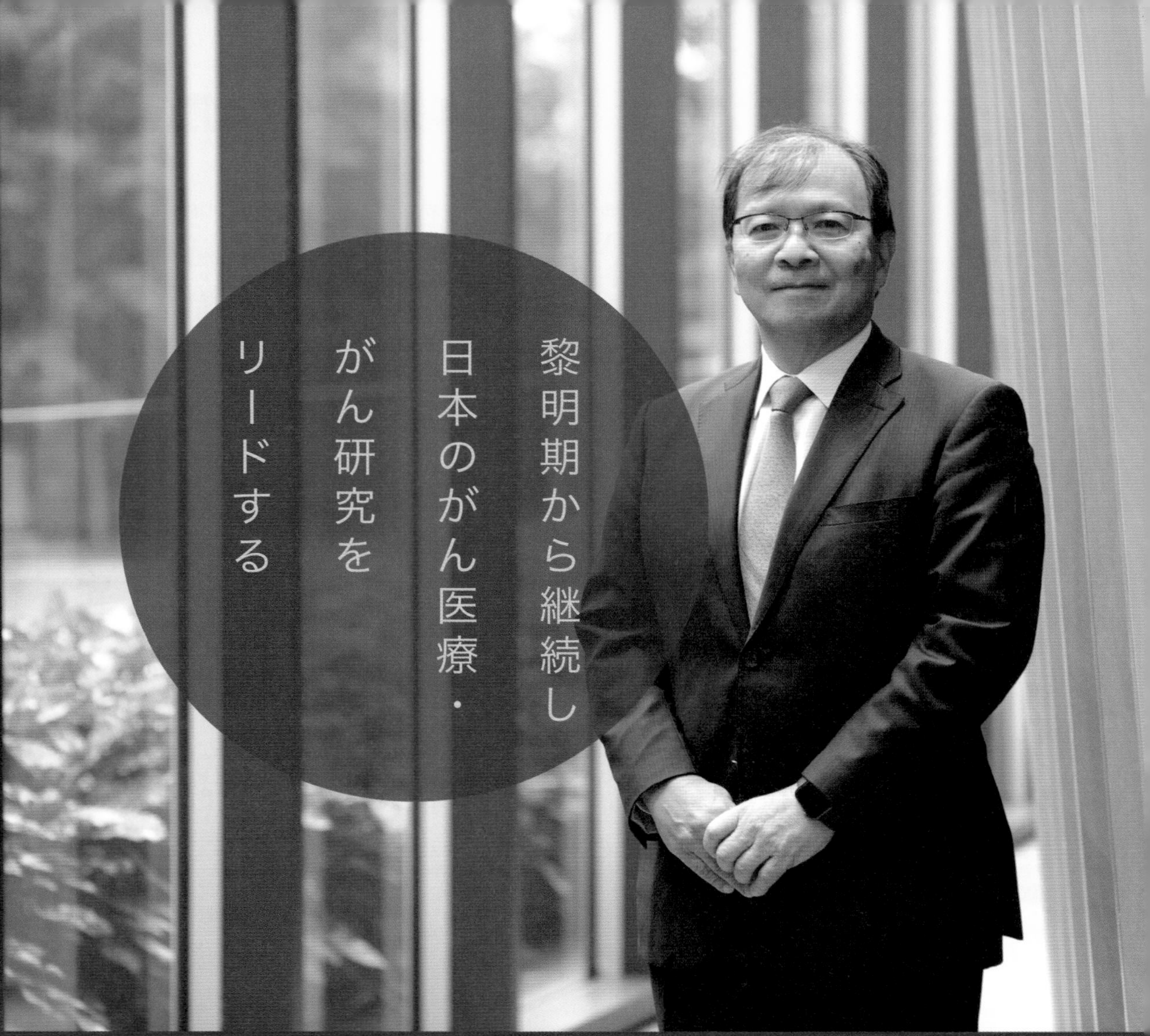
黎明期から継続し
日本のがん医療・
がん研究を
リードする

急速に進化するがん医療。1960年代、がんは不治の病ともいわれていた。がん患者の5年生存率は2023年現在、約64%にまで上昇。国家プロジェクトとして歩んだ、がん対策の軌跡について伺った。

国立研究開発法人 国立がん研究センター理事長

中釜 斉
なかがま・ひとし

1982年東京大学医学部医学科卒業。同附属病院助手、米国マサチューセッツ工科大学がん研究センター研究員を経て、1995年国立がんセンター研究所に着任。2016年より現職。

取材・文／五十嵐幸司

不治の病、克服のため国家プロジェクトが始まる

――国立がん研究センターの歩みについて教えてください。

国立がんセンター（当時）の設立は1962年。がんは不治の病とされ、現在と比較すると厳しい状況でした。がんの実態を理解した上で、予防・診断・治療の充実を目的に、全国から優秀な医師・研究者らを集めて開設されました。

84年から厚生省[※1]による対がん10カ年総合戦略が始まります。第1期「がんの本態解明」（84～93年）、第2期「解明から克服」（94～2003年）、第3期「罹患率、死亡率の激減」（04年～13年）と10年ごとの目標のステージを上げてきました。第2期から文部省、科学技術庁[※2]も参画し、国立がん研究センターはプロジェクトとともに歩んできました。

第3期の途中（06年）、がん対策基本法が成立します。当時、現職の山本孝史民主党参議院議員のがん告白をきっかけに、30年近く進めてきたプロジェクトを見直すことになりました。これまでの基礎研究の積み上げに加え、患者目線を取り入れ、医療者と相互に理解し、国民全体でがんを解決しようという内容です。

年次	がん対策の歩み
1962年1月	国立がんセンター開設
1981年	悪性腫瘍が日本の死亡原因の1位となる
1983年2月	老人保健法施行 （胃がん・子宮頸がん検診の開始その後、順次対象拡大）
1984年4月	「対がん10カ年総合戦略」の開始 （第１次～第３次　1984年～ 2013年）
2001年8月	地域がん診療拠点病院制度の開始
2006年6月	がん対策基本法が成立
2007年6月	がん対策推進基本計画（第１期）閣議決定
2012年6月	がん対策推進基本計画（第２期）閣議決定
2013年12月	がん登録等の推進に関する法律が成立
2014年4月	「がん研究10か年戦略」の開始
2018年3月	がん対策推進基本計画（第３期）閣議決定

がん医療の均てん化を担う中央病院と東病院

――国立がん研究センターの現在の理念について。

現在は研究、臨床に加えて教育にも力を入れています。メインとなるのが情報提供と研修。正しい情報を提供し、どこでも誰でも等しく質の高いがん医療にアクセスできる「がん医療の均てん化」が理念のひとつ。全国に450を超す、がん診療連携拠点病院などを設置し、日本中で標準治療を受けられる環境を整備しています。そのために必要な人材育成や、がん登録実務者の認定・研修制度にも取り組んでいます。

――東京都中央区と千葉県柏市の2病院が促進する均てん化とは。

まず東京都中央区築地に研究・臨床

※1 現在の厚生労働省　※2 現在は統合して文部科学省

を行う中央病院が立ち上がり、92年に千葉県柏市に東病院ができました。根底に「がん医療の均てん化」という課題があったと思います。拠点病院は作ったけれど有機的・機能的に全国をまとめるために、少し環境の違う2カ所で実践する意味合いもあったと思います。在宅医療や、地域医療との連携を考えた場合、柏だとイメージしやすい。医療は継続するもので、国立がん研究センターで完結するものでなく、地元に戻ってから地域との連携も必要です。基本法の成立もあり「がんを治療する」にとどまらず「治療後のサバイバーシップ（がんと長期的に、どう向き合い共生するか）」という点についても考慮する必要があります。

——2院で提供する医療について違いはありますか。

がんを発症しても6、7割は5年生存できるようになったわけですが、逆に3割は現在も救えていません。それを解決するゲノム医療のような新しい医療技術を臨床現場に届ける開発研究が国立がん研究センターの役目です。両病院が機能的にオーバーラップしながらシームレスに連携して役割を担っています。東病院がより開発的な段階の研究に軸足を置き、中央病院は患者さんに届ける出口部分（臨床研究）により重きを置いているといえます。

column

若かりし日の葛藤からがん研究の道へ

大学を卒業し、内科医になったばかりの頃、私の力が及ばなかった2人の患者さんが印象に残っています。どちらも30代男性で小さいお子さんがいました。1人目は肺がんステージ4で適合する薬がなく、2人目は難治性の血液がんで、薬は効いたものの副作用で重度の感染症を起こしました。「結局、自分は何をしているんだ」と無力感を覚えました。
がん遺伝子、がん抑制遺伝子という言葉が出始めた頃で「がんとは何者か」を理解できれば、診断・治療に生かせるのではと留学を決意しました。

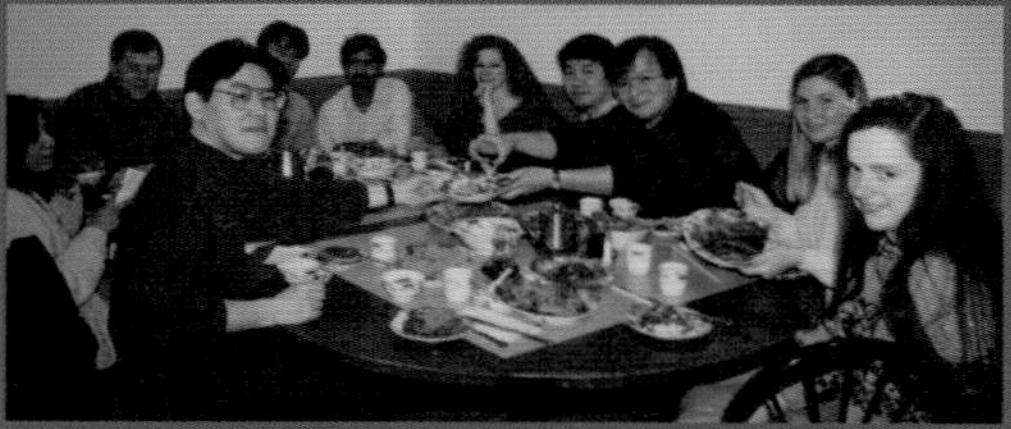

——1991年、マサチューセッツ工科大学がん研究所に留学。

日本で研究論文を予習してから留学したのですが、いざ着くと、その研究は既に終了し、結果を反映して次の研究展開をしており、1年先の未来にきた感覚でした。ノーベル賞受賞の研究者が複数いて、誰にでも相談できる環境。私のいるフロアの2階下には利根川進先生の研究室がありました。丁度、世界的にヒトゲノム解析が始まった頃で、私はヒトとマウスのゲノム研究で得られた遺伝子機能の解析チームの所属でした。ハーバードやMGHなど他のラボとの交流も活発で、当時の人脈が、今も役立っています。

——希少がんセンターの役目は。

中央病院の特徴のひとつが希少がんセンターです。いわゆるアンメットメディカルニーズ（医療提供が不十分な）の希少がん、小児がんについて開発研究に取り組んできました。現在、研究の中心はゲノム医療。希少がんでもゲノム情報を集めながら、患者さんごとのデータを登録し、その情報の中で治療薬の開発を進めるマスターキープロジェクトという取り組みが進められています。希少がんの中でも、さらに数の少ない小児がんも同様です。我々は小児がん医療の中央機関として、国立成育医療研究センターとの協働によりゲノム解析に基づいた開発研究も推進しています。さらに15の小児がん拠点病院と連携し、小児がん医療の一層の充実にも貢献したいと考えています。

がんゲノム医療から周辺細胞への理解へ

——現在の研究開発について。

開発研究の中心は、がんゲノム医療です。がん組織を調べると実際は、がん細胞以外に正常組織や免疫細胞など他の細胞も密集しています。がん細胞は周辺細胞との相互作用を介し、免疫細胞からの攻撃に対抗し、自らが成育しやすい環境を作ります。より適切な治療には免疫系や周辺環境の解析も必要です。今後扱う情報が指数関数的に増えていくため、AIによる技術開発も進行中です。免疫的な排除に対して、がん細胞が作った防御機構を解除する免疫チェックポイント阻害剤もありますが、がん細胞自体にも薬が効くもの、薬に耐えるものと多様です。薬が効かない場合の対策にまで研究対象は広がっていますが、ゲノム解析技術も日進月歩しています。

——読者にメッセージをください。

高齢になると多くの人が、がんになる遺伝子変異を持っており、がんのリスクは高まります。老化とは遺伝子変異が増えるということですが、必ずしもがんを発症するわけではありません。がんを発症する人としない人の違いがわかれば、予防・治療につながります。今後、予防的観点のゲノム研究が急速に発展するでしょう。外科的視点では低侵襲な治療に一層の磨きをかけ、内視鏡・ロボット手術、IVR、AIを活用した技術支援の開発・研究に取り組んでいます。

がん医療の中核拠点として、予防から治療、治療後のサバイバーシップまで見据え、「社会と協働し、全ての国民に最適ながん医療を提供すること」を目指しています。

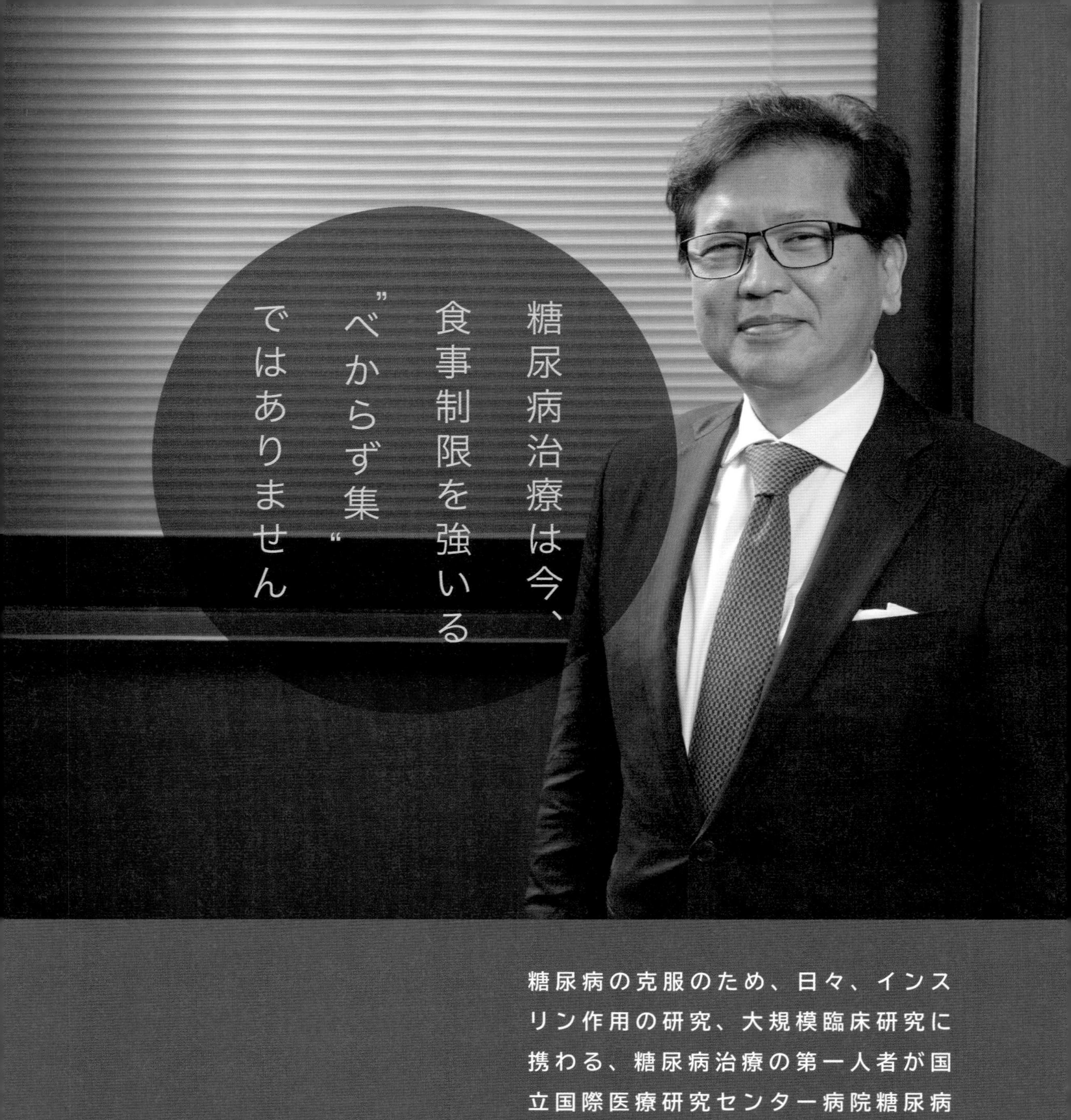

糖尿病治療は今、食事制限を強いる”べからず集“ではありません

糖尿病の克服のため、日々、インスリン作用の研究、大規模臨床研究に携わる、糖尿病治療の第一人者が国立国際医療研究センター病院糖尿病研究センター長の植木浩二郎医師だ。糖尿病治療の現状と課題、自身の研究者生活について語っていただいた。

国立国際医療研究センター研究所 糖尿病研究センター長

植木浩二郎
うえき・こうじろう

1987年東京大学医学部卒業。1989年東京大学医学部第三内科入局。1997年ハーバード大学ジョスリン糖尿病研究所研究員、2001年同講師を経て、2007年東京大学大学院医学系研究科糖尿病・代謝内科准教授、2014年同研究科分子糖尿病科学特任教授を歴任。2016年から現職。2020年から日本糖尿病学会理事長を務める。

取材・文／星 裕一朗

単純糖質の摂取量が増え、一向に減らない病

厚生労働省が2019年に発表した国民健康・栄養調査によると、男性の19・7％、女性の10・8％が「糖尿病が強く疑われる」と判定され、2009年以降、最も高い数値となった。糖尿病は予備軍を含めると、日本人の5～6人に1人が罹患している深刻な国民病だ。なぜ、深刻か。網膜症、腎症、神経障害の三大合併症を併発し、動脈硬化を進行させ、心疾患や脳卒中のリスクを高めるからだ。ところが近年、日本では糖尿病が一向に減ってはいない。

「日本人を含む東アジアの人は、血糖値の上昇を抑えるホルモンであるインスリンの分泌が欧米の人に比べ、少ないのも大きな要因の一つです。また、年を重ねるごとにインスリンの分泌能は減るため、高齢化も背景にあるでしょう。

食生活でいえば、一回の食事で、糖質を含む炭水化物が占める割合は昭和30年代頃までは70％以上でした。今は60％を下回っています。ところが、現代はお菓子やジュースなどに含まれ、血中に吸収されると、すぐに糖分になる単純糖質が溢れているのが実情です。糖尿病が減らない原因として、朝昼晩の3食以外の糖質の過剰摂取も看過できません」

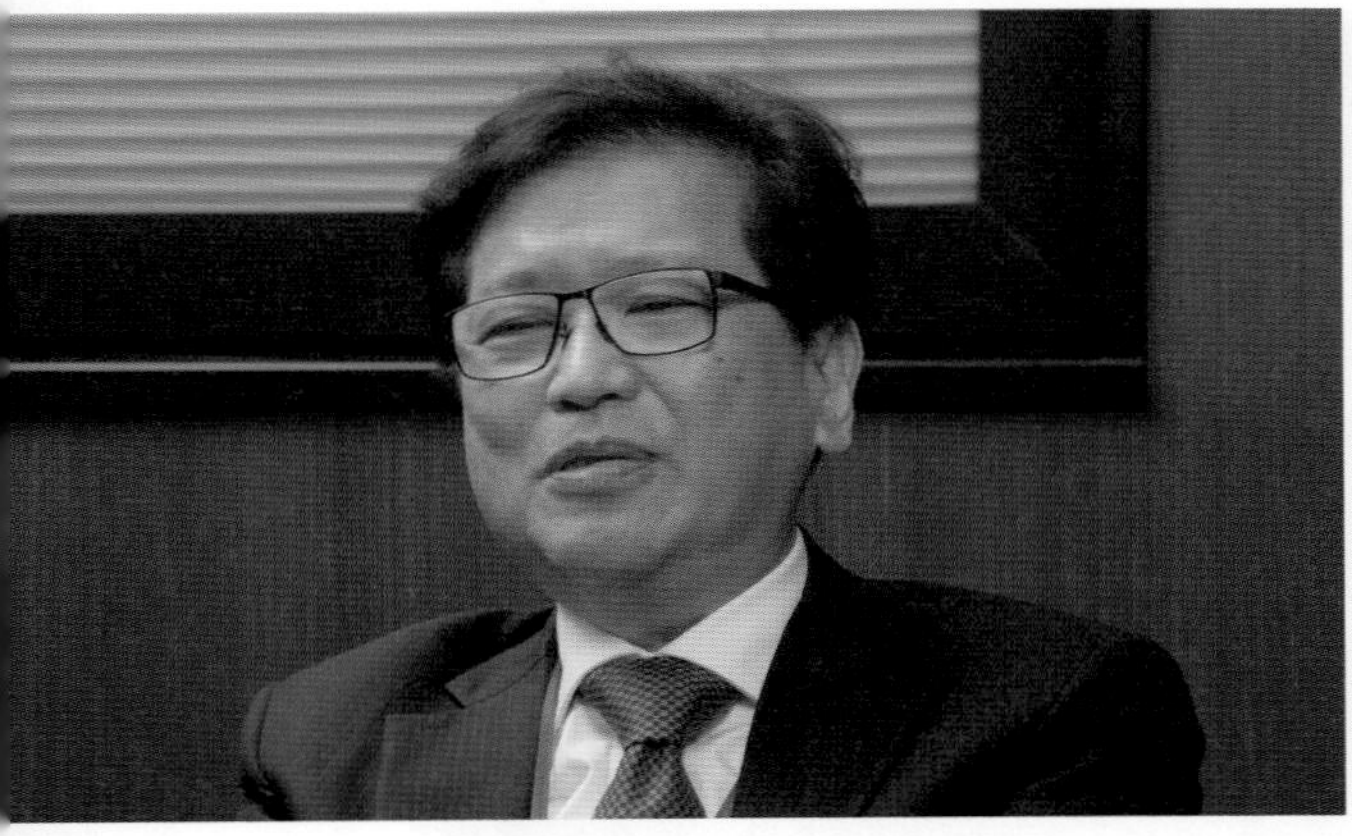

高校時代は日本史に興味。好きな時代は鎌倉時代

植木医師は1987年、東京大学医学部医学科を卒業。米国・ハーバード大学ジョスリン糖尿病研究センター、東京大学大学院医学系研究科などを経て、2016年から現職。高校時代は物理や数学よりも、日本史が得意とあって、文系学部への進学も考えたという。

「鎌倉時代なんかは好きでしたね。何もないようなところから、一つの大きな政治体系ができあがってくる流れと仕組みが面白いと思ったからでしょう。

好きかどうかは別にして、凄いなと思っているのは、戦国時代、相模の国を統一した北条早雲ですかね。今は小説よりも、歴史書や社会科学系の本を読む方が多いです」

今の世を、糖尿病の治療を通じて、どのように見ているのか。独自の視

点で社会の有り様、日本の問題点を指摘する。

「治療をしていて、垣間見えるのは、日本経済の停滞と関係あると思われるのですが、第一に食生活の貧しさですね。

いわゆる外食でも家庭の食事でもない中食《なかしょく》の多さがこれにあたります。こういう食品には炭水化物と油ものが多く、両者はインスリンの分泌を促します。肥満防止の観点からすると、これはとても悪い組み合わせです。特に、経済的に恵まれない方々は、そうした食事に傾きがちであるのも問題です」

贅沢な食生活が原因という誤解

炭水化物と油ものが多い中食の問題に加え、危惧しているのが日本社会の高齢化だ。

「高齢者はグルコースを代謝する最も大きな部分である筋肉量が減っており、糖尿病に罹患しやすくなります。しかし、ご高齢の方に健康的な食事の提案、呼びかけをしても、実践に移してもらうのは非常に難しい。特に、奥様が亡くなられた独居男性は食生活が乱れ、栄養が偏りがちです。ご夫婦のどちらかが病気の場合も、介護者は自身の食事には、どうしても無頓着になってしまいます。日本社会には糖尿病治療を阻む、さまざまな問題が内在しているように見えます」

さらに、植木医師は糖尿病に対する、人々の間にある、誤った理解も懸念する。

「糖尿病は1型と2型があり、1型は生活習慣が原因ではなく、インスリンを打たないと死に至る難病です。2型糖尿病についても、贅

糖尿病、１型と２型の違い

●１型

１型は本来、身体を守るはずの免疫が自身を攻撃する自己免疫反応により、膵臓でインスリンを分泌する機能を担うβ細胞が破壊され、インスリンがほとんど、もしくは全く分泌されない。これにより、慢性高血糖状態になり、発症する。症状は多尿、吐き気、嘔吐、喉が乾いて水をたくさん飲む、全身の倦怠感があるなど。

●２型

最も多いタイプの糖尿病。インスリンは分泌されているものの、働きが悪くて血糖値が下がらないインスリン抵抗性や、分泌そのものが減っているインスリン分泌低下がある。高血糖が是正できない場合、薬やインスリン注射のほか、運動療法、食事療法などで治療する。

沢な食生活が原因という誤解があります。もともと、インスリン分泌能力が低い日本人は、ちょっとした食生活の乱れや肥満で糖尿病になってしまいます。

とはいえ、糖尿病は今、薬などで血糖値のコントロールがかなりできるようになりました。ですので、現在の糖尿病治療はあれも、これも食べてはいけないという『べからず集』ではないと、覚えて頂きたいですね」

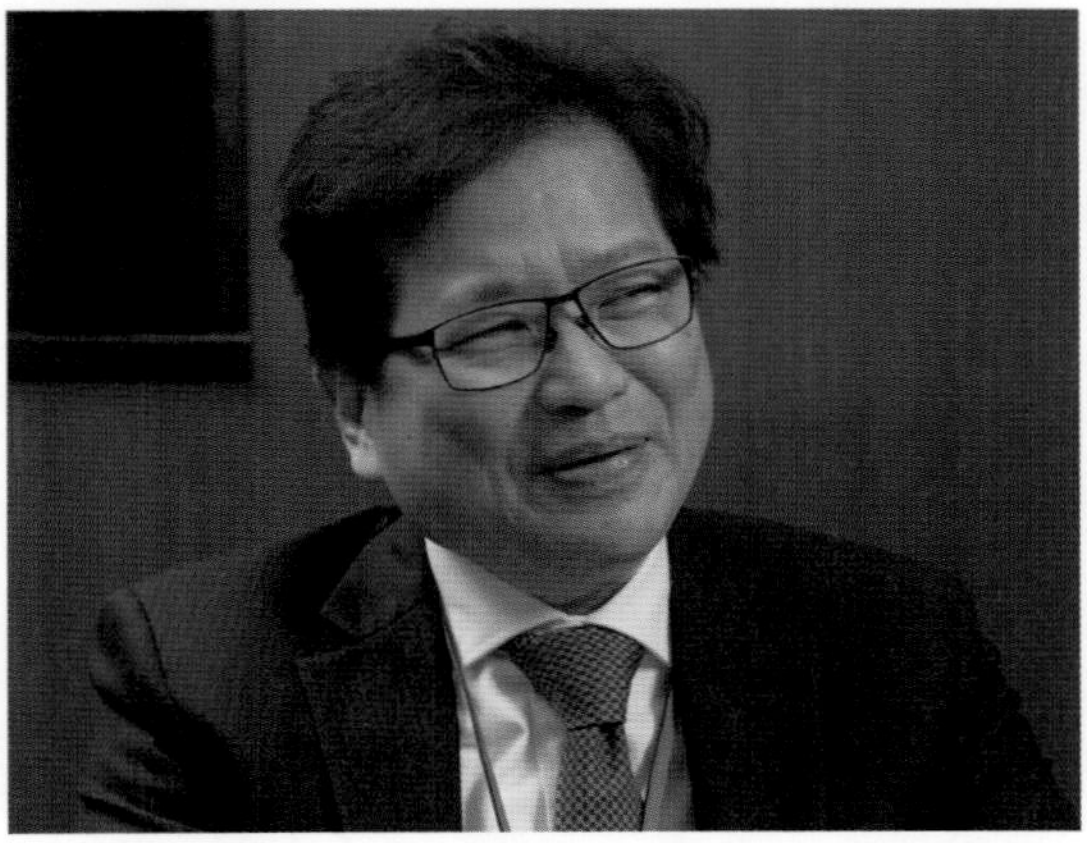

研究とは結局、面白くてのめり込んでしまうもの

糖尿病に関する知見を述べ、課題に言及する植木医師。その言葉から糖尿病の研究者としての矜持も読み取れる。

「研究の成果を論文にして発表する。それは自分の目の前にそびえる高い壁を乗り越えて、誰も知らなかった素晴らしい景色を見ることだと、恩師の一人である春日雅人先生から教えていただきました。個々によって、壁の高さも見える景色も違うでしょうが、研究にはそうした大目標があります。研究は出世とかのためにあるものでもなくて、結局、面白くて、のめり込んでしまうものです。研究テーマに熱心に打ち込むには、若い時が最適です。ですから、若い研究者には常日頃から、一生懸命、研究調査に努めなさいと言っています」

3階までなら、階段を使おう

糖尿病対策として、日常の身体活動量を増やすよう、心がけているという。

「3階ぐらいまでだったら、階段を使いますね。研究所内はエスカレーターとかエレベーターをなるべく避けて、移動しています。どうしても、パソコンの前に座っている時間が長いため、時折、立ち上がって、デスク周りをうろうろ歩き回るようにしています」

テレワークなどで通勤が減ったことで、運動不足を感じている人が多いという。ちなみに、死亡リスクを減らすには、1日5000歩以上歩くのが望ましいというのが、最近の研究から言われているそうだ。

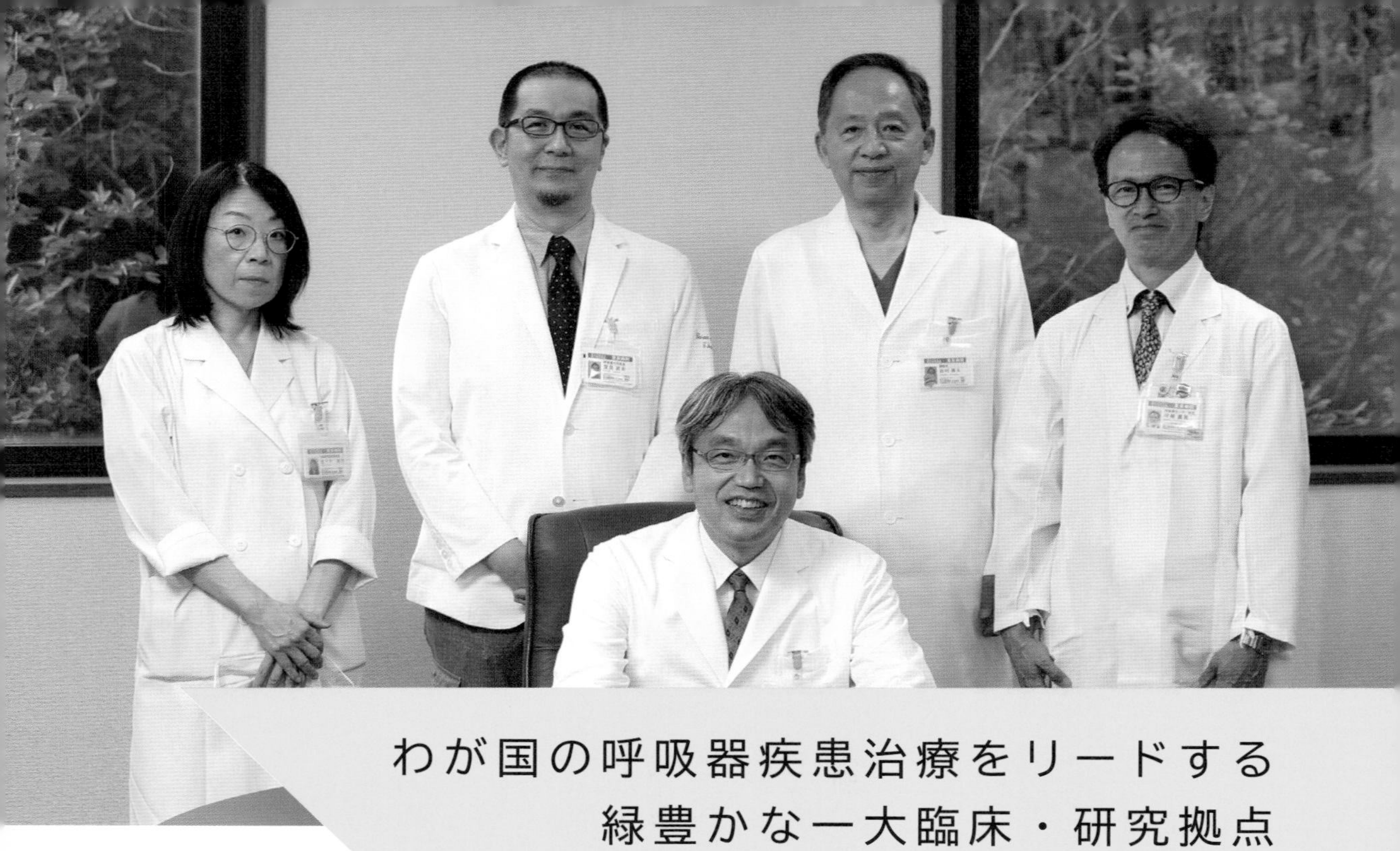

わが国の呼吸器疾患治療をリードする緑豊かな一大臨床・研究拠点

国立病院機構　東京病院呼吸器センター

注目センターをクローズアップ

わが国の呼吸器疾患診療をリードする東京病院（東京・清瀬市）。国立の医療機関とあって、地域に信頼される病院でありつつ、呼吸器疾患診療に重点的に取り組み、東日本における一大臨床・研究拠点を形成している。

喀血、肺がん、抗酸菌感染症などあらゆる呼吸器疾患に対応

「呼吸器なら東の東京病院」といわれるほど呼吸器疾患治療には定評がある。

「東京病院には大きく2つの使命があります。ひとつは呼吸器。知名度は高く、地域医療機関からの紹介も目立ちます。多摩地域だけでなく、東京23区、埼玉・神奈川・静岡県などからも来院されます」

と、かじとり役を務める松井弘稔院長は力を込める。２００５年の着任。副院長などを経て、２０２２年４月から院長を務める。

病院の歴史は長い。１９３１年開設の国立療養所清瀬病院と１９３９年開設の国立東京療養所が１９６２年に統合され、国立療養所東京病院としてスタート。２００４年、国立病院機構へ移行した。

前身の両病院とも結核治療の拠点で、その伝統を継ぎ、肺結核を含めた呼吸器疾患治療の基幹施設として歴史を刻んできた。

呼吸器センターを設置したのは2010年10月。内科・外科一体型の対応が必要な患者が多かったからだ。

「『肺に影があるが、何の病気かわからない。呼吸器内科・外科、どちらを受診すればいいのか』という患者さんのニーズに応えた部門が必要と考えました。ここで、肺がんの診断がつけば外科や放射線科、最終的には緩和ケア科といった、その患者さんに最適な診療科へ橋渡しできます。やはり当院の強み・特色を全面に押し出す必要がある。そこで呼吸器センターを設立し、『呼吸器に強い病院』という看板を掲げました」（松井院長）

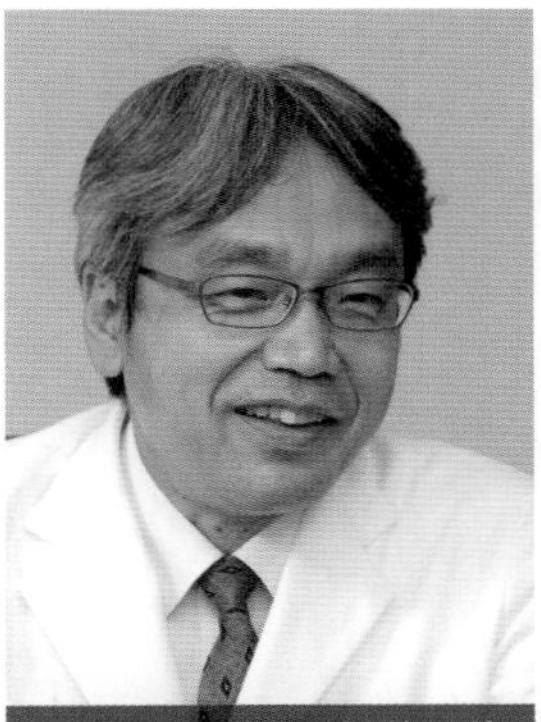
東京病院　院長　松井弘稔

もうひとつの使命は地域医療。北多摩地域の基幹病院として消化器内科・外科、循環器内科、脳神経内科、泌尿器科、整形外科、リハビリテーション科、眼科など多数の診療科を置き、地域医療に貢献している。

センターの特色活かした診療科を超えた連携も魅力

呼吸器センターは傘下に複数の部門を抱える。

「あらゆる呼吸器疾患に対して専門的で確実な医療を提供しています。専門性を高めるため、疾患別に腫瘍、感染症、びまん性肺疾患、COPD、肺循環喀血の5つの部門を置いているほか、手術が必要なケースもありますから、呼吸器外科にも加わってもらい、6部門体制を整えました」

と守尾嘉晃呼吸器センター長（肺循環喀血センター長兼任）は話す。呼吸器センターには各分野の専門医、スペシャリストが集結。常勤医師23人、非常勤医師11人の計35人体制という、分厚い布陣で診療にあたっている。

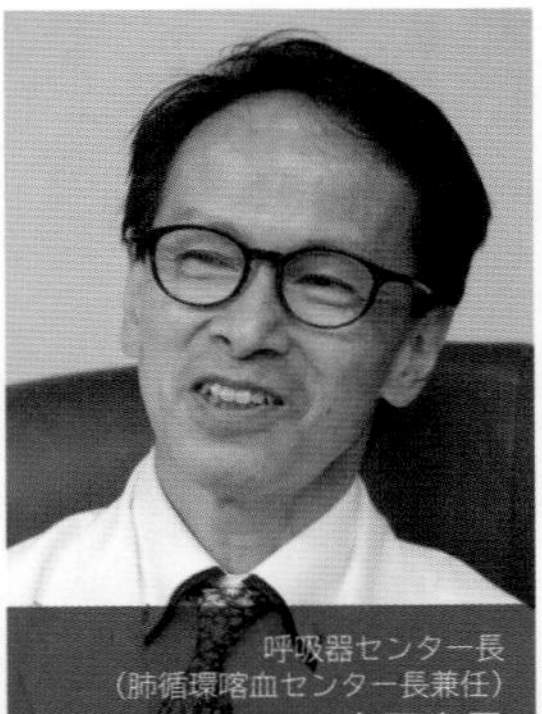
呼吸器センター長
（肺循環喀血センター長兼任）
守尾嘉晃

複数の診療科との連携も大きな魅力だ。呼吸器内科を軸に呼吸器外科、アレルギー科、放射線診療センター、リハビリ科、緩和ケア内科などとの協力体制を構築し、

センター概要

	部門	対象疾患・治療法など
呼吸器センター	腫瘍（良性腫瘍・肺がん・縦隔腫瘍、など）	内科・外科治療
		放射線治療
		緩和ケア
	感染症	結核・非結核性抗酸菌症
		細菌・ウイルス
		真菌症（肺アスペルギルス症・アレルギー性気管支肺真菌症、他）
	びまん性肺疾患	間質性肺炎
		サルコイドーシス
		過敏性肺臓炎
		薬剤性肺炎
		血管炎
	COPD	COPD
		呼吸管理・呼吸不全
		睡眠時無呼吸
	呼吸器・アレルギー科	気管支喘息
	呼吸器外科	腫瘍性疾患
		炎症性疾患（感染症、他）
		胸膜炎・膿胸など胸膜疾患
肺循環喀血センター	喀血	気管支動脈塞栓術
	肺循環	肺高血圧・肺循環障害

患者にとって最良と思われる医療を提供している。

腫瘍部門は主に肺がんを対象にしている。

「強みは肺合併症のある患者さんに対して当病院の内科、外科、放射線科の協力による肺がん治療だけでなく、肺合併症への内科治療もできる、例えば肺気腫、抗酸菌症、間質性肺炎など持っている患者さんにも対応できる点が呼吸センター肺がん部門の大きなメリットです。がん専門病院では肺合併症を管理しながら肺がん治療をしていくことが難しい場合もあると思いますが、当院には呼吸器内科の病床がたくさんあり、肺合併症の治療や管理をしながら肺がん治療をしていくことも可能です。多摩地域に限らず、都心や近県の肺合併症をお持ちの肺がん患者さんを歓迎しています」と田村厚久副院長は話す。

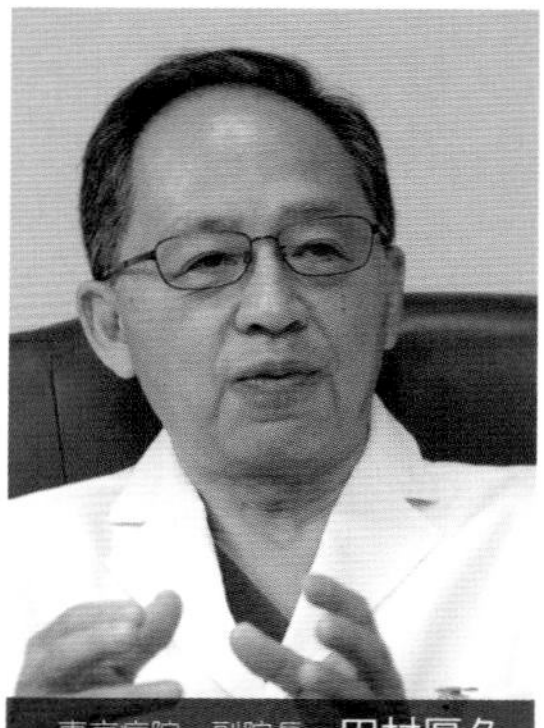
東京病院　副院長　田村厚久

外科や理学療法室、栄養室などが一体となった総合診療を実践

感染症部門は微生物による感染症を対象としている。呼吸器内科領域では原因微生物はウイルス、一般的な細菌、抗酸菌、真菌に分けられる。

「ウイルスの大半は外来診療で対応が可能です。一般細菌は抗菌薬が決まっており、中等症までは、どこの医療機関でも治療できます。ただ重症の細菌感染症と抗酸菌、真菌の診療は医師に一定以上の知識・技量がないと難しい。抗酸菌は非結核性抗酸菌と結核に分かれます。政策医療である結核は、法律で定められた施設でなければ入院治療ができません。当院は、病院設立以来結核の入院施設を有し、外来診療も習熟しているので、診療ガイドラインに沿った適切な診療ができます」

と地域医療連携部長・副臨床研究部長の佐々木結花医師は語る。

また、肺非結核性抗酸菌症は近年、患者数が急増。「治療法が確立されていない」「薬の開発が遅れている」「菌の生態がはっきりしない」という難治疾患だが、同部門は最新のガイドラインの治療法を熟知し診療を行いつつ、臨床的な研究も行っている。また、センターの強みを生かし、外科や理学療法室、栄養室などが一体となった総合診療を実践し、患者に寄り添った診療を心掛けていると話す。

「真菌症は肺がん、COPD、間質性肺炎、非結核性抗酸菌症など、さまざまな疾患に共感染する微生物で、日本では治療に関する知見を持っている医師は本当に少ない。当院は以前から真菌に取り組んでおり、病理学的研究も積み重ねているので、真菌症を疑われた患者さんたちも安心して治療を受けることができます」（佐々木医師）

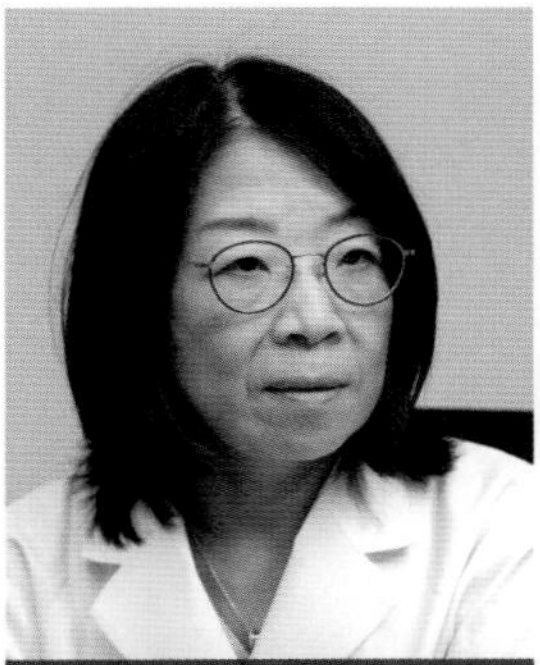
地域医療連携部長・副臨床研究部長
佐々木結花

　びまん性肺疾患は肺全体が広範囲に冒される病気で、炎症性疾患、感染症、腫瘍性疾患など多様な疾患を含んでおり、診断をつけるのが難しいとされている。

「びまん性肺疾患部門ではレントゲン、CTなどをもとに多数の医師が参加し、意見交換しながら、画像診断を進めます。間質性肺炎が疑われる場合、肺の内視鏡・気管支鏡検査で標本をとって病理の医師に診断してもらいます。呼吸器専門の病理の医師を抱えているのも当センターの大きな特色。ただ、気管支鏡で得られる標本の大きさには限界があり、なかなか診断できないケースもあります。そのときは外科にお願いして、胸腔鏡下の肺生検で診断を進めます。診断後、TBLB（経気管支肺生検）カンファレンスを行い、外科、病理、呼吸器、放射線科の医師が集まり、もういちど検証する機会を持つ試みもしています」

　と守尾医師。間質性肺炎は難治性で、特効薬はない。できるだけ生活の質を保てるような治療を行っている。呼吸器担当の理学療法士がいるのも大きな強み。肺の機能が落ちた状態で、どのように生活していくかをサポートする体制も整っている。

肺循環・喀血センターは喀血治療の「最後の砦」

　COPDとは肺気腫や慢性気管支炎も含む慢性閉塞性肺疾患のこと。気管支の炎症や肺疾患で肺機能が低下し、長く続く息切れ、せき、たんが特徴で、生活に支障をきたすケースも少なくない。

「COPDは禁煙が一番の特効薬で、予防にもなります。検査、治療で重要なのは多職種連携。治療は薬物療法とリハビリテーションが中心です。痩せている人が多いので、栄養士による食事指導を行ったり、息切れが強くて階段を登れない人や掃除・洗濯などの家事ができない人に適切なリハビリテーションを指導するなど、生活の質をあげることに注力しています」

と松井院長は力を込める。睡眠時無呼吸症候群(SAS)の治療にも力を入れている。無呼吸症候群をほうっておくと、いろいろな病気を引き起こすことが判明、テレビなどでも取り上げられることが多くなった。近年では、居眠り運転防止のため、鉄道会社やバス会社などで運転士のスクリーニング検査を実施するところも増加している。『無呼吸も呼吸器科で』と当院を訪れる患者さんも増え、2022年8月現在、約450人にCPAP(睡眠中の気道を拡げる機器)治療を施しています」(松井院長)

肺循環・喀血センターは最も新しいセンター。東京病院は昔から喀血の治療成績はずば抜けている。がんや感染症の患者に発生しやすい症状で、強い炎症が起こると血管が組織的に弱くなり、その血管が破綻、それによって喀血する。

「喀血は、そのときに対応しないと喀血死にいたることもあります。緊急時には患者さんの呼吸を守るために人工呼吸器を装着して気道を確保しつつ、喀血の治療を進めることもあります。もちろん、原因となる疾患である感染症・がんの治療も並行して行います。疾患の治療と患部の治療、両方できるのが喀血センターの強みです」(守尾医師)

内科医がカテーテル治療を行っていることも大きな特色。破綻した血管を内科医が自分で閉塞させることで、迅速な治療を実現した。

さらに、同センターは肺循環障害にも診療分野を広げたのが大きな特徴だ。肺循環障害は肺高血圧症や肺血栓塞栓症などが代表的な疾患。初期症状としては息切れが多い。息切れは感染症、COPD、喘息、他の呼吸器・肺疾患でも症状として現れるが、息切れの患者の中には肺高血圧症や肺血栓塞栓症などが潜んでいることがある。肺循環障害を診療分野として掲げていない医療機関では、なかなかカバーできない。

全国の炎症性肺疾患手術のうち約5%を東京病院が実施

ただし、すべてのケースが内科医だけで対応できるわけではない。同センターの場合、呼吸器外科の常勤医3名を抱え、必要なときは(主に肺がんと炎症性肺疾患)外科

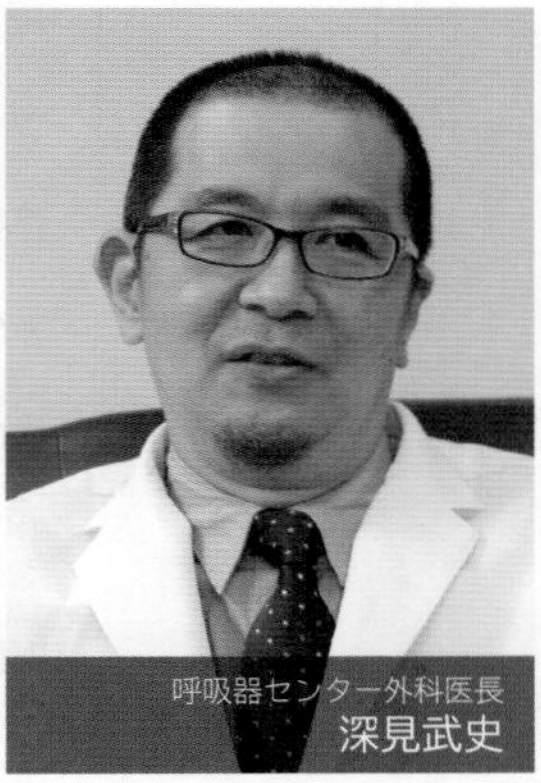

治療も行える。特に炎症性肺疾患の手術には定評があり、日本で行われている同手術の約5%を同センターが引き受けている。

「炎症性肺疾患は文字通り炎症ですから、薬物療法が基本です。ただ薬物療法だけでは、どうしても治らない場合、壊れた肺の一部を切除すれば菌を除去できるので、手術することもあります」

　と話すのは呼吸器センター外科医長の深見武史医師。肺がんの「最後の砦」的な役割を果たす。他の医療機関では手に負えない患者が紹介されて来院することも多い。

「以前、肺を手術したが、そことは別の場所に第2、第3がんが発生したケースでは、初回の手術で胸の中に癒着が起こっており、残っている呼吸機能も低下しているので、再手術するのは大変です」（深見医師）

　肺がんを含むがん患者には緩和医療という分野も必要になってくる。2022年12月には待望の緩和ケア病棟（30床）がオープンする。患者にとって大きな魅力は窓から緑豊かな景観を見ることができること。患者が車椅子で庭を逍遥できるよう、調整を進めている。

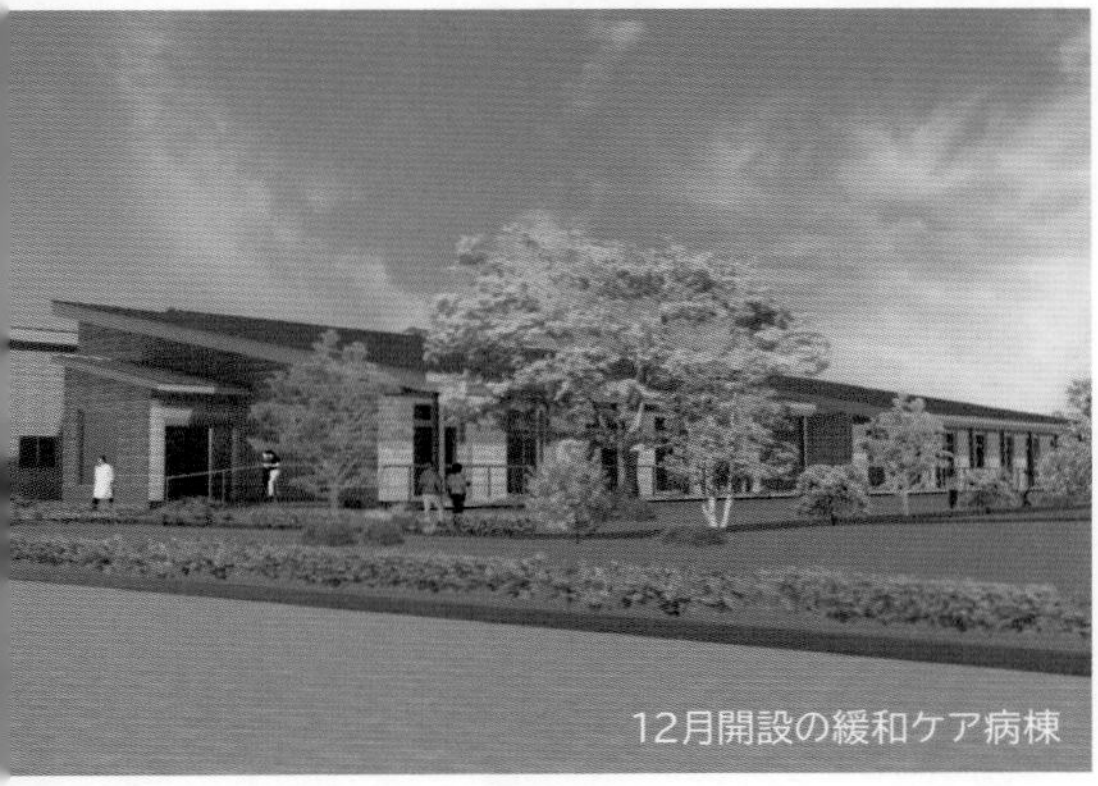
12月開設の緩和ケア病棟

独立行政法人国立病院機構
東京病院

〒204-8585
東京都清瀬市竹丘3丁目1-1
TEL 042-491-2111
FAX 042-494-2168
https://tokyo-hp.hosp.go.jp/

外来診療予約センター
TEL 042-491-2181
平日8:30 ～15:00

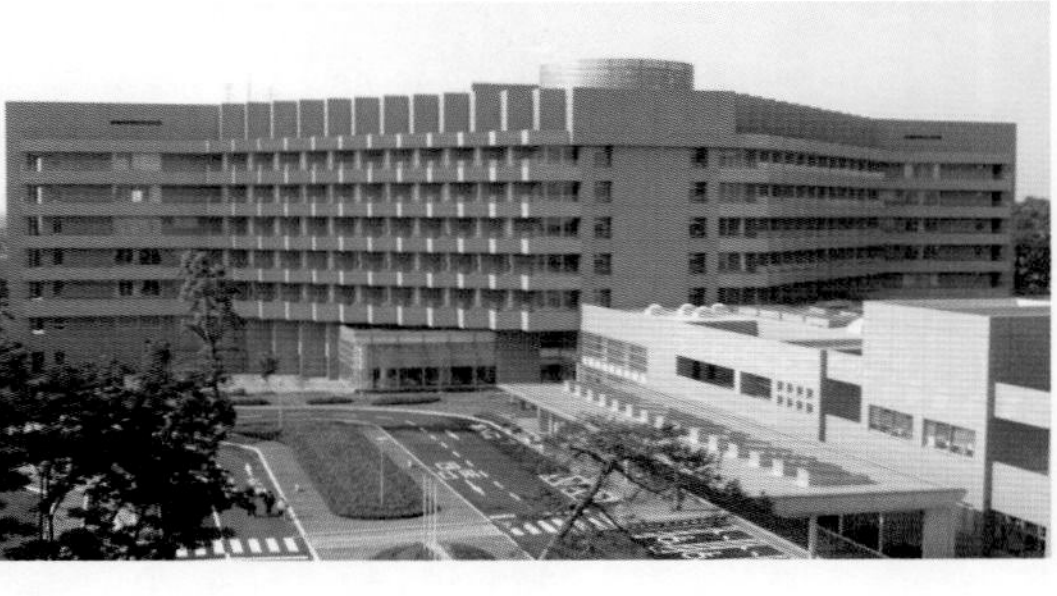

心房細動を治療し、脳梗塞を防ぐ内視鏡手術

「ウルフ - オオツカ 低侵襲心房細動手術」

日本での患者が100万人以上という「心房細動」は重症化するケースが多い不整脈の一種。この心房細動に対する、身体への負担が少なく、確実性、費用対効果に秀でた内視鏡手術「ウルフ-オオツカ低侵襲心房細動手術(ウルフ-オオツカ法)」を編み出し、実践するニューハートワタナベ国際病院ウルフ-オオツカ低侵襲心房細動手術センターの大塚俊哉センター長兼副院長にお話を伺った。

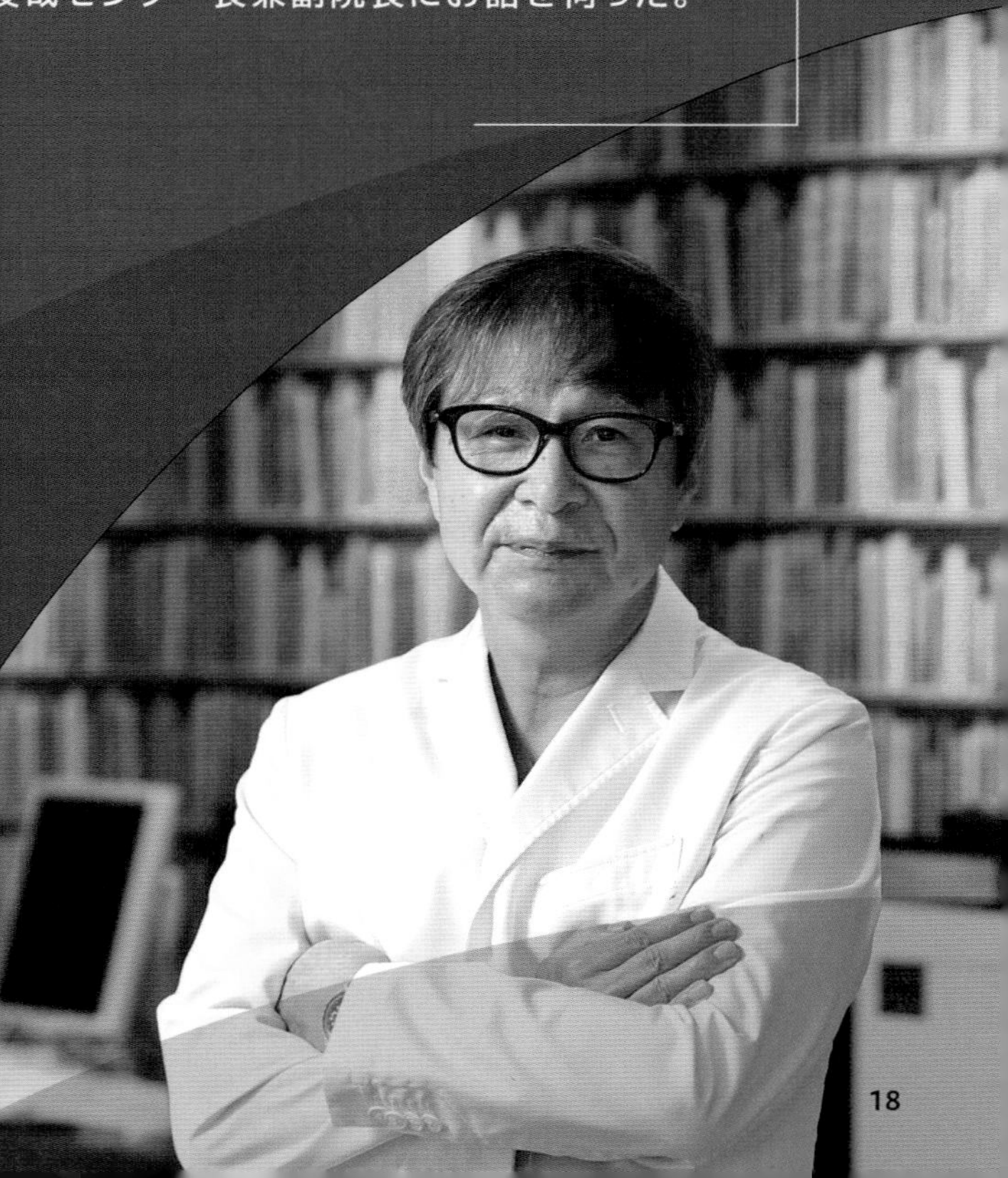

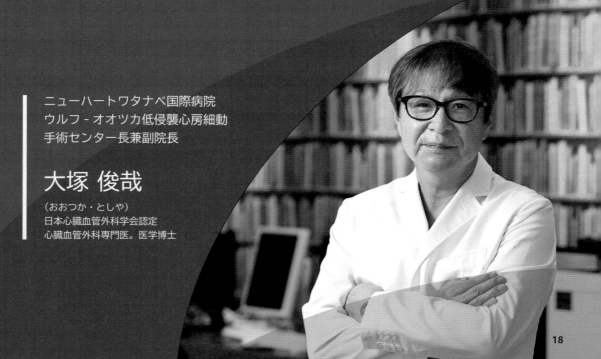

ニューハートワタナベ国際病院
ウルフ - オオツカ低侵襲心房細動
手術センター長兼副院長

大塚 俊哉
(おおつか・としや)
日本心臓血管外科学会認定
心臓血管外科専門医。医学博士

心臓に不規則なけいれんを起こす心房細動

——心房細動とはどんな疾患なのでしょうか。

ドクドクと拍動する心臓のリズムは弱い電気信号によって刻まれています。心臓の洞結節《どうけっせつ》という場所から規則正しく電気信号が出ていて、心臓の壁に張り巡らされた電線のようなネットワークを通じて心臓全体に適切な速さで広がります。心臓内にある、心房や心室という部屋は信号を感じると収縮し、血液を部屋の外に送り出しています。これにより、体中に血液が循環するのです。ところが、心房細動になると、心房の壁や肺静脈の付け根あたりが異常に興奮し、電気信号が乱れます。この異常な信号が心房内のいろいろな場所をめぐると、洞結節が正しく働かなくなり、心房が激しく、小刻みに、不規則にけいれんします。これにより、心臓は十分に機能せず、血液をうまく全身に送り出せなくなるのです。心房細動は読んで字のごとく、心房が細かく震えてしまう病気です。

予兆もなく、脳梗塞を発症させる

心房細動の症状には動悸、めまい、脱力感、息苦しさなどがあります。しかし、最も恐ろしいのは、重篤な脳梗塞につながりかねない危険性があることです。心房細動が続くと、心房内の血液がよどみ、血栓ができやすくなる。血栓は次第に大きくなり、心臓内の壁からはがれた後、最も近い脳内へと流れ、血管を詰まらせます。その結

左心耳は血栓の温床

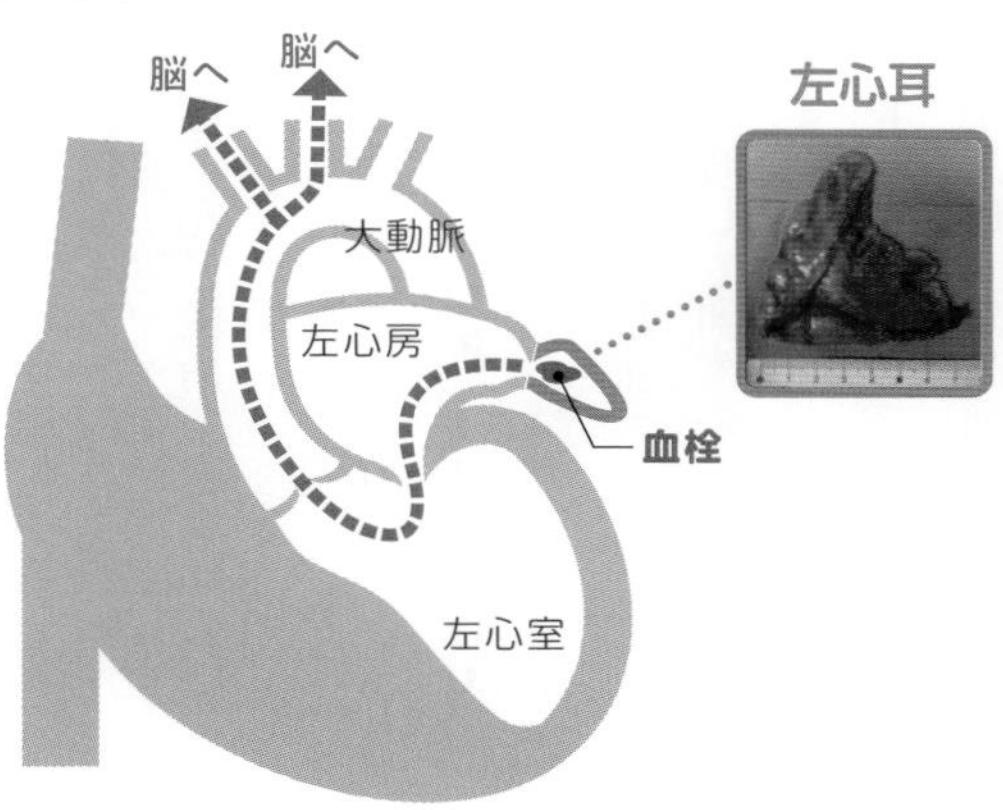

左心耳は心臓の左心房から耳のような形で飛び出している臓器の一部。この左心耳内で作られた血栓が大動脈へと流れた後、脳へ移動して血管を詰まらせると、脳梗塞になる。

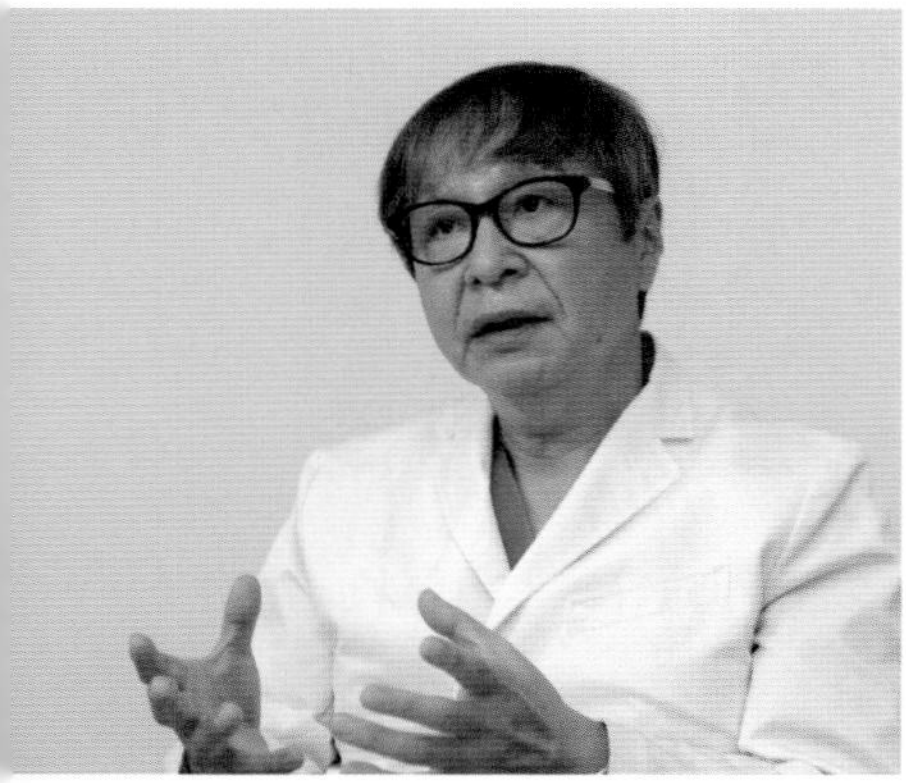

果、脳梗塞などを発症。脳の機能が損なわれ、手足に重い麻痺や言語障害など、後遺症が残るケースも少なくありません。これが心原性脳梗塞の恐ろしさといえるでしょう。

　脳梗塞は何の予兆もないのです。突然発症します。心臓内にできた血栓が脳血管内に着地しても、そこまでは無症状です。しかし、その血栓が溶けるまでに時間がかかってしまうと、その間に血管が詰まり、血流が途絶え、脳の細胞は壊死してしまいます。

　心臓のすぐ後ろにある食道側から観察する経食道心臓超音波検査で血栓が確認されなかった場合も安心できません。血栓は簡単に、たちどころにできます。もし、血栓が確認されなかったとしても、安心できるのは、検査したその日ぐらいでしょう。今、血栓がないからといって、明日もないという保証はありませんね。よく、脳梗塞を発症した人は血栓が常日頃からあったと思われがちですが、それは誤解です。突然、あっという間にできてしまうのです。

――血栓とはどのようなものでしょうか。

　血の塊です。たとえれば、ものすごく柔らかいお餅、もしくはスライムみたいなものを想像してください。とにかく、血栓は厄介な存在です。脳へと流れて発症する脳梗塞と同様、腸の血管に飛んで起こる腸間膜動脈閉塞症も腸が壊死してしまう病気です。致死率が高く、ほとんど救命できないのですから。

　血栓が体のどこへ流れるのか予想するのは不可能です。やはり、一番多いのは脳。心臓の左心室から出た血液が大動脈へと流れた後、最初に分岐して到達するのが脳だからです。その分岐点を通り抜けると、全身のどこにでも流れ着きます。例えば、足の血管に飛んで、足が壊死してしまうこともあります。腎臓の梗塞という人もいましたね。

　血栓の97%は心臓の左心房から耳のような形で部分的に飛び出している、左心耳と呼ばれる場所にできます。左心耳は先にいくほど細くなる袋状の臓器の一部で、長さは数センチ。親指の先ほどの大きさです。袋に入る液体量は5CCほど。サイズや形に大きく個人差があるのが特徴です。袋状なので、その中で血流がとどまり、たまりやすくなります。血流が乱れがちな心房細動の患者さんなら、なおさら、激しくよどむのです。左心耳で作られた血栓が左心房にこぼれ落ち、脳まで流されて脳梗塞を起こしてしまうのです。心房細動の患者さんにとって、左心耳は単なる血栓製造器。百害あって一利なしです。

血栓の温床である左心耳を切除。時間は正味20分

ウルフ-オオツカ法では、左心耳を切除してしまいます。心臓内で血栓が生まれる原因を根本的に除去します。これにより、心房細動が引き起こしがちな脳梗塞が予防できるのです。さらに、心房の壁の外科アブレーションを実施します。心臓内の異常な電気信号が他の場所に移らないように電気的に隔離をして、心房細動状態の脈を正常化するものです。この2本立てで手術します。

まず、左右のわきの下部に、小さな刺し傷を四つ作り、直径1センチ前後の円筒を胸壁に貫通させるように挿入します。ここから胸の内部空間で使う内視鏡の胸腔鏡と手術器具を出し入れして、施術を進めるのです。

左心耳の切除には、直径1センチほどの創から入るほど細い、医療用ステープラーと呼ばれる、医療用ホチキスを使います。これを挿し入れた後、グリップにあるレバーを使った簡単な操作で、左心耳の袋状の入り口にあたる根本部分を外側から素早く切り取るのです。

その瞬間、切除部分を3列のホチキスで縫合し、閉鎖します。左心耳の大きさや形がどうあれ、簡単に切除でき、出血はほとんどありません。閉鎖部の内皮化が非常に早く、抗凝固治療からすぐに離脱できるのも、左心耳切除のメリットです。仮に、左心耳の先端に血栓があったとしても、丸ごと切り取るので、血栓をはがしてしまう心配もないのです。かかる時間は正味約20分、私の最短記録は約16分です。外科的アブレーションを加えても1時間少々で終了します。

ウルフ—オオツカ法を受けたきっかけ

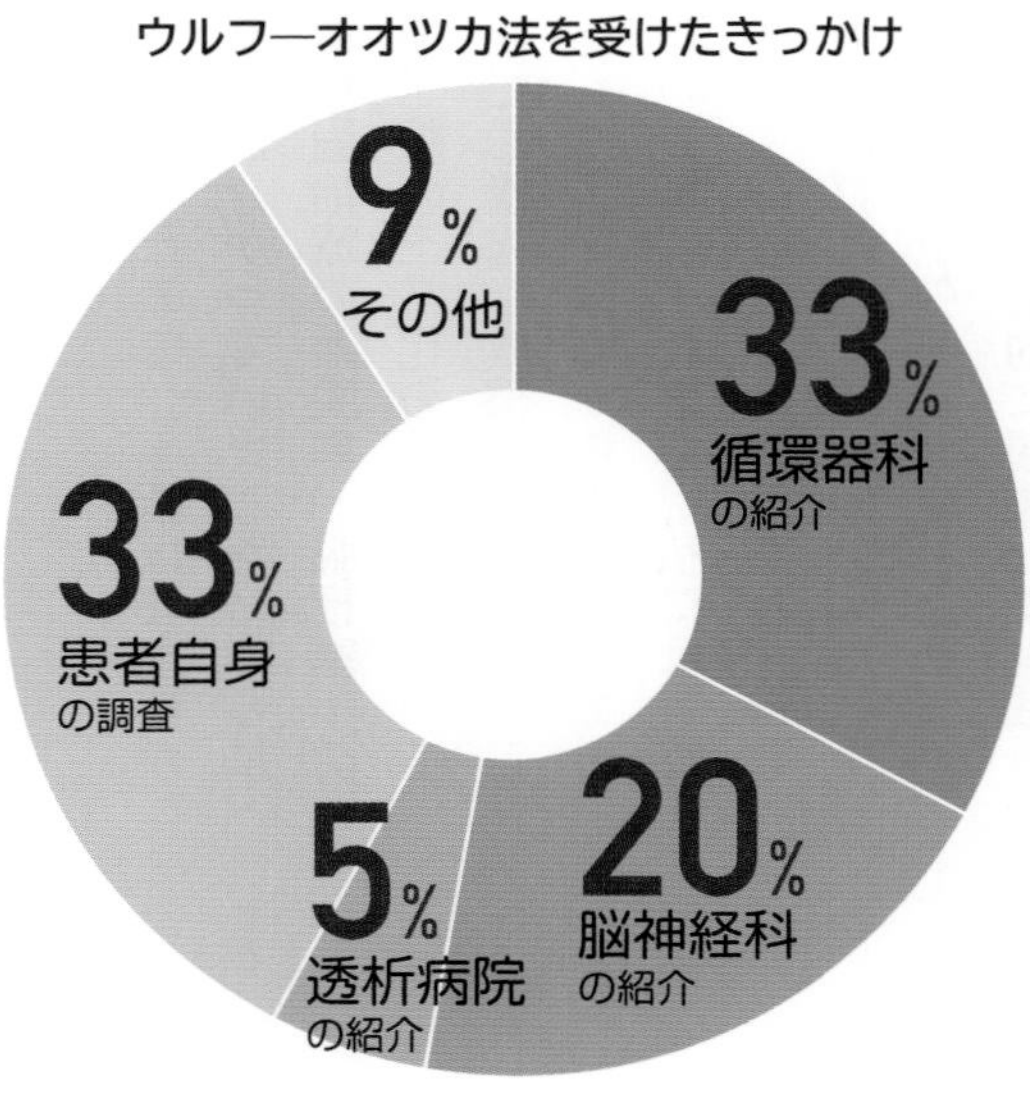

心臓外科手術のパイオニア、ウルフ医師考案施術を改良

――この単独左心耳閉鎖術に着目した経緯を教えてください。

米国に臨床留学した際、低侵襲心臓、胸部外科手術のパイオニアであるランドール・ウルフ医師に師事しました。

ウルフ医師は胸を小さく開く、もしくは小さな穴を開けて、胸腔鏡を入れて左心耳の切除などをする「ウルフ・ミニメイズ手術」と命名した施術を考案し、2003年頃から実践していました。ウルフ医師の手術を見学して思ったのは、その治療テクニックが自分でもできると確信したことです。それが、この手術を始めるきっかけですね。

ウルフ医師が考案したウルフ・ミニメイズ手術を、さらに短時間で患者さんに優しい方法に改良したのが現在のウルフ-オオツカ法です。私が最初に心房細動の患者さんの左心耳を切り取ったのは2008年になります。以来、2022年7月に手術件数は2000件を数えるまでになりました。

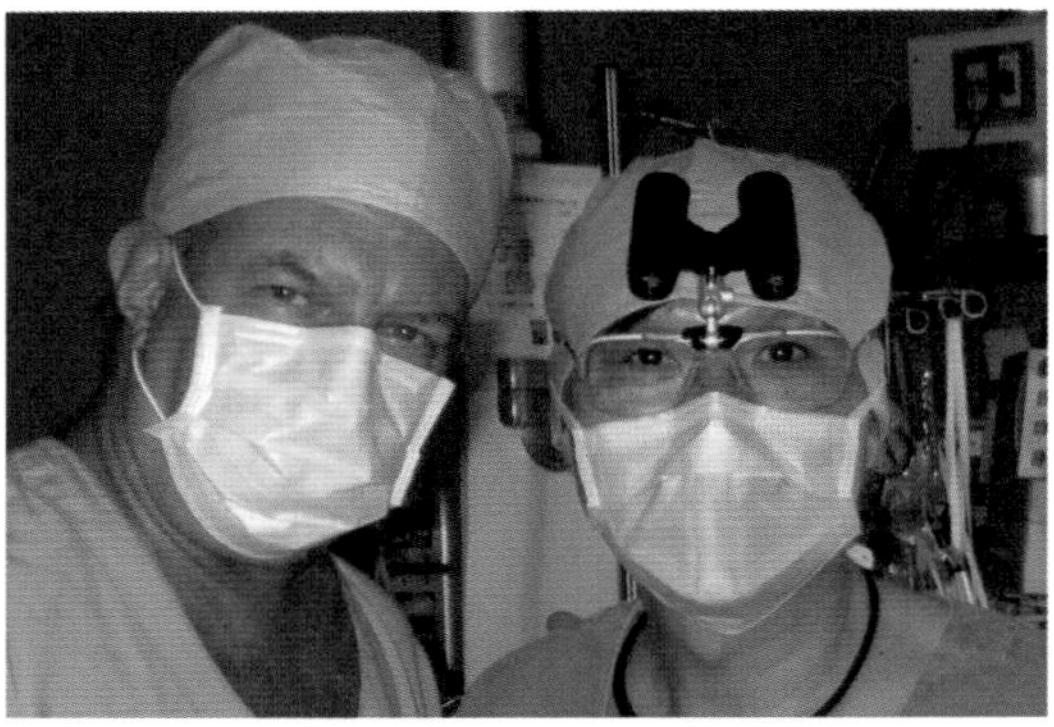

ランドール・ウルフ医師と大塚俊哉医師の記念写真

ウルフ医師が左心耳の切除と外科的アブレーションを数百例も手掛けていたので、手術は安全性が高いと分かっていました。さらに、抗凝固治療の離脱率、脳梗塞予防率、脈の正常化の成功率において、とても優秀な成績をあげていることもウルフ医師から直接聞いていたのです。それまで、私には胸腔鏡手術の経験が数多くあり、得意中の得意といえるものでした。ウルフ医師からもらった手術ビデオを見て、技術的に問題なく実践できると確信していました。

その一方、日本で実践している医師はいませんし、ウルフ論文以外、参考文献がほとんどない状態なのです。そのため、いろいろ悩みましたが、ある日、患者さんから『なんとしてもこの手術をやってください。この手術でだめだったら、私はもう人生を諦めますから』という悲壮な言葉をもらい、手術を決断しました。

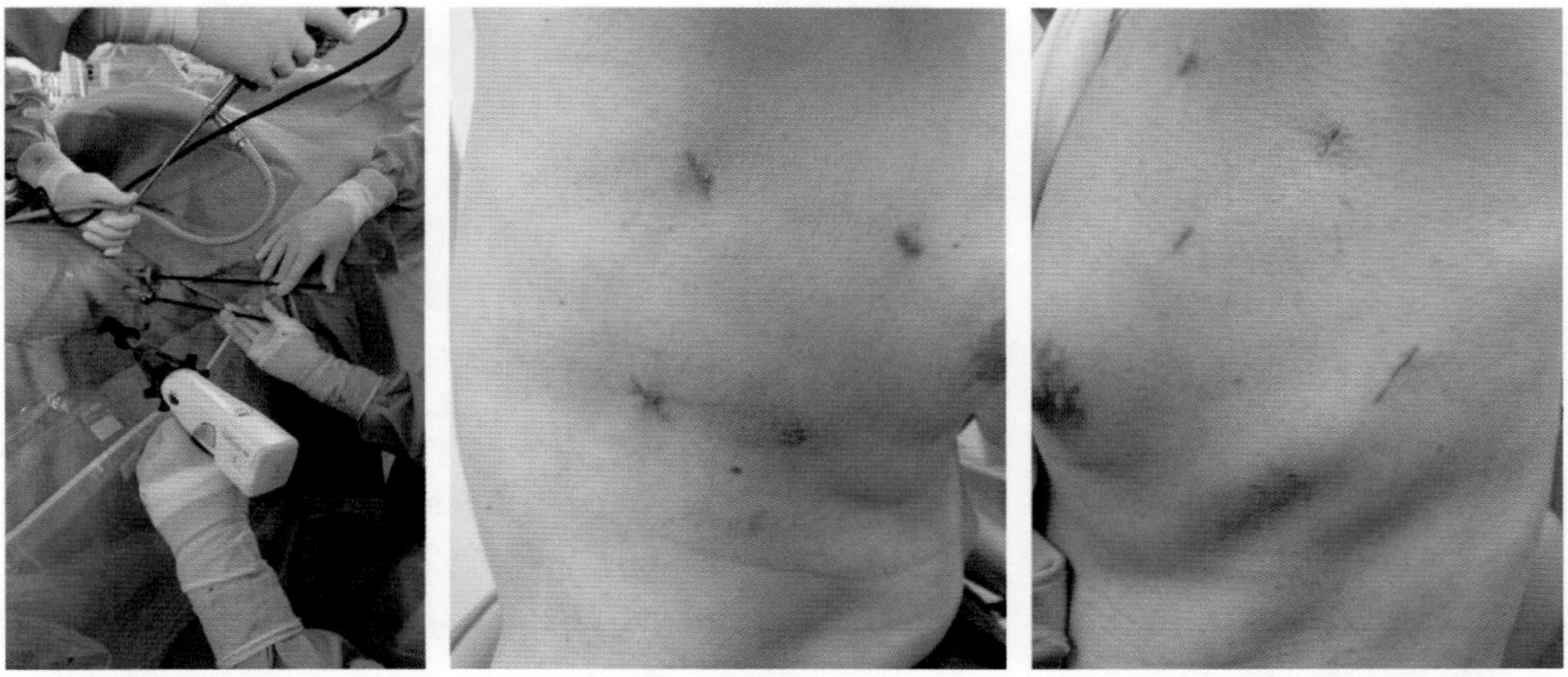

左右の側胸部に４つの創を開け、ここから胸腔鏡と手術用具を出し入れして処置をする。手術時間は約20分と短時間で終わる

胸腔鏡下手術は施術内容の想像、デザイン化が必要

――胸腔鏡下手術の難しさは何ですか。

手術では胸腔鏡を臓器のすき間に差し込んで得られた画像を拡大し、大きな高精細度モニターに映し出し、それを観察しながら処置します。

この胸腔鏡下で外科的アブレーションや左心耳を切除する際、頭の中でいかに施術内容をデザイン化できるセンスが必要といえるでしょう。

胸腔鏡下では左心耳のように立体的に飛び出しているものがあった場合、どういうアングルで器具をあてるかなどを、さまざまな角度から想像し、デザイン化する必要があります。なんでも、私が手術するビデオを見ると、手術未経験の人でも胸腔鏡下手術が簡単そうに見えるそうです。それで実際にやらせてみると、手術器具が宙を泳ぐやらで、まるで、宇宙遊泳なのです(笑)。

こうした手術にも器具の動かし方などの基礎的な練習と経験値がものをいいます。

左心耳の切除で得られるボーナス効果も強調したい。左心耳を切り取ると、高血圧が緩和される例が報告されているからです。内分泌・神経学的な効果が腎臓で血圧を下げるプロセスのレニン-アンギオテンシン-アルドステロン系に作用していると推測されるのですが、なぜ、そうなるかはいまだに研究中です。

さらに、左心耳切除がインスリンなどを増加させ、糖尿病や高脂血症の予防につながる可能性も見えてきました。

「ウルフ-オオツカ法」を
実践している医療機関

低侵襲手術を中心に、徹底して患者に寄り添った治療を実践

宗教法人 在日本南プレスビテリアンミッション

淀川キリスト教病院

Yodogawa Christian Hospital

心臓血管外科、心臓血管センター

https://www.ych.or.jp/

〒533-0024 大阪市東淀川区柴島1丁目7番50号
TEL.0120-364-489

受付時間 月～土 8:00～11:00
診療時間 平日 9:00～17:00（※午後は全て予約診）
土曜 9:00～12:00

医療新聞DIGITALで更に詳しい病院情報が見られます。

「ウルフ-オオツカ法」で脳卒中のリスクを低減

「不整脈の一種、心房細動になると2つの大きな問題が生じます。ひとつは脈拍が不規則になること、もうひとつは血栓症のリスクが生じることです」と大阪市東淀川区柴島にある淀川キリスト教病院心臓血管センターの莇《あざみ》隆センター長は力を込める。

同病院心臓血管センターは心臓疾患治療のプロフェッショナル集団。心臓血管外科、循環器内科などの医師がチーム医療を実践する。

「心房細動は心房という部分がけいれんしたように細かく震え、心房内で血液がよどむ部分ができてしまう病気です。また心室という部分は不規則に動くようになります。有病率は全体（30歳以上）で0・9％ですが、70歳以上では2・7％（男性3・5％、女性2・1％）に達します。大きな問題は心房内で

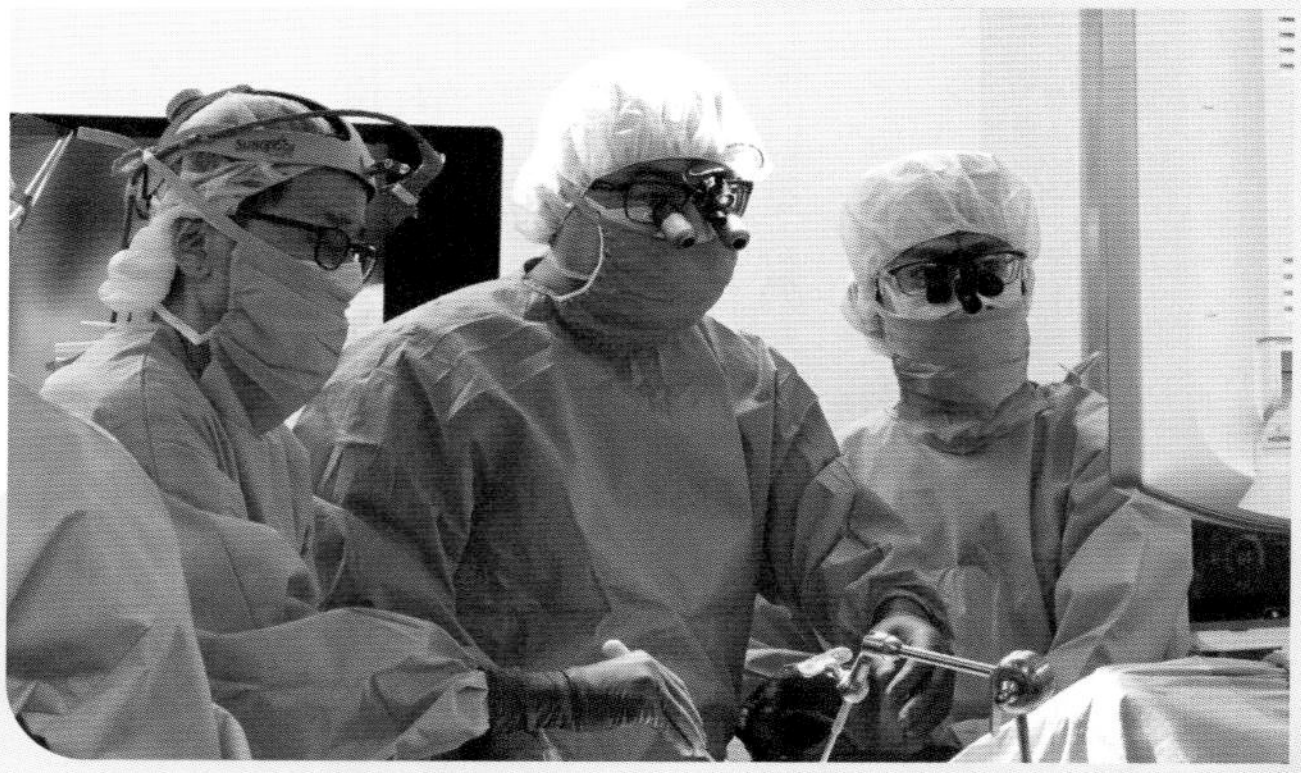

血栓（血の塊）ができやすくなり、それが全身に運ばれ、血管を詰まらせてしまう危険性があることです」（佐藤俊輔心臓血管外科部長）

血栓が脳に運ばれると、脳卒中となる。実際、心房細動由来の脳卒中によって大きな障害を負った人も多い。

同病院では心房細動に対して「ウルフ-オオツカ法」を採用。胸の横の数カ所に5ミリから10ミリ程度の小切開を置き、そこからデバイス（機器）を挿入し、血栓ができる部位である左心耳《さしんじ》を処理する。あわせて外科的アブレーション術（焼灼術）で心房細動そのものも治療する。

「最も大きなメリットは脳卒中のリスクを大幅に減らすことと出血に困る方の抗凝固薬（血液をサラサラにする薬）を中止できることです」（佐藤部長）

関西で安定してウルフ-オオツカ法を施行しているのは同

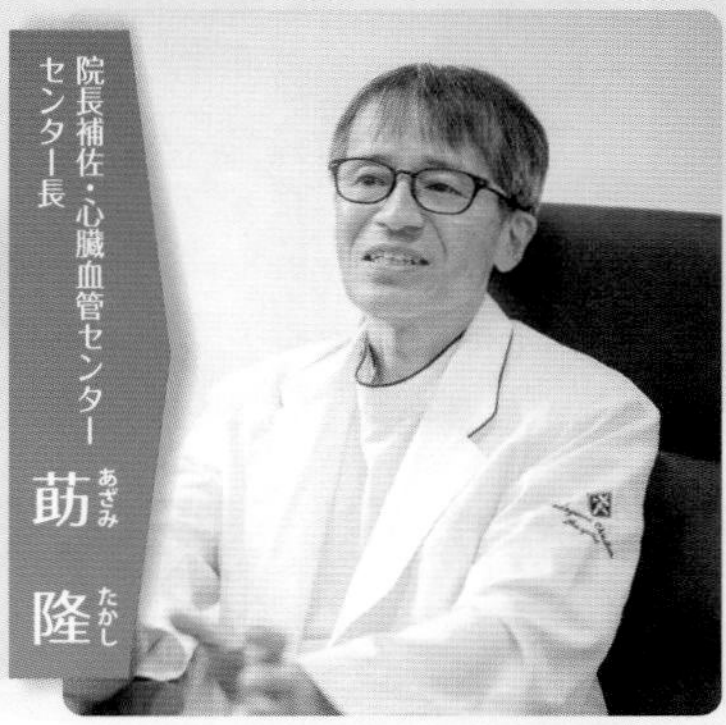
院長補佐・心臓血管センター センター長 莇《あざみ》 隆《たかし》

病院のみとあって、新たにウルフーオオツカ法の施行を計画している医療機関から指導を依頼されることも多い。佐藤部長は兵庫県など近県はもちろん、遠くは沖縄県へも足を運んでいる。

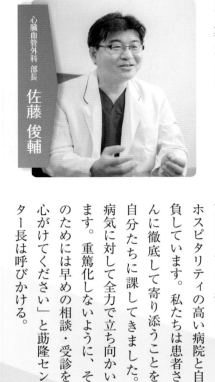

切除した左心耳の病理検査で心アミロイドーシスを発見

心房細動には心アミロイドーシスという難病が隠れているケースもある。アミロイドと呼ばれる異常なタンパク質線維が心臓に沈着し、心臓が硬くなり、膨らみにくくなる疾患。進行すると不整脈や心不全の原因となり、命に及ぶ場合もある。

「病理検査をしなければアミロイドを発見できないのですが、心臓の一部を採取することから体への負担が大きい。ウルフーオオツカ法で処理した左心耳を病理検査に回すことで、発見が容易になりました」(佐藤部長)

このほか、弁が正常に機能しなくなる心臓弁膜症、狭心症などの冠動脈疾患、動脈瘤や解離などの大動脈疾患、脚の動脈狭窄といった末梢血管疾患などの手術治療を実践。心臓弁膜症(僧帽弁、大動脈弁、三尖弁のいずれも)はMICS(小切開低侵襲手術)で対応する。ケースによっては多枝冠動脈バイパス術もMICSで行っている。

MICS、特に完全内視鏡下MICSは①傷が小さく目立ちにくい、②術後の回復が早く、早期に退院できる、③感染リスクが少ない、④リハビリを進めやすいといった多くのメリットがある。臨床だけでなく、研究にも熱心で、関西におけるMICSの臨床・研究拠点のひとつになっている。

「地域医療の核」として70年近い歴史を刻んだ

淀川キリスト教病院は大阪の心臓部を流れる淀川沿いの一角に立つ。病床数581床(ICU12床、NICU21床、緩和ケア病棟27床を含む)を数え、「地域医療の核」として歴史を刻んできた。

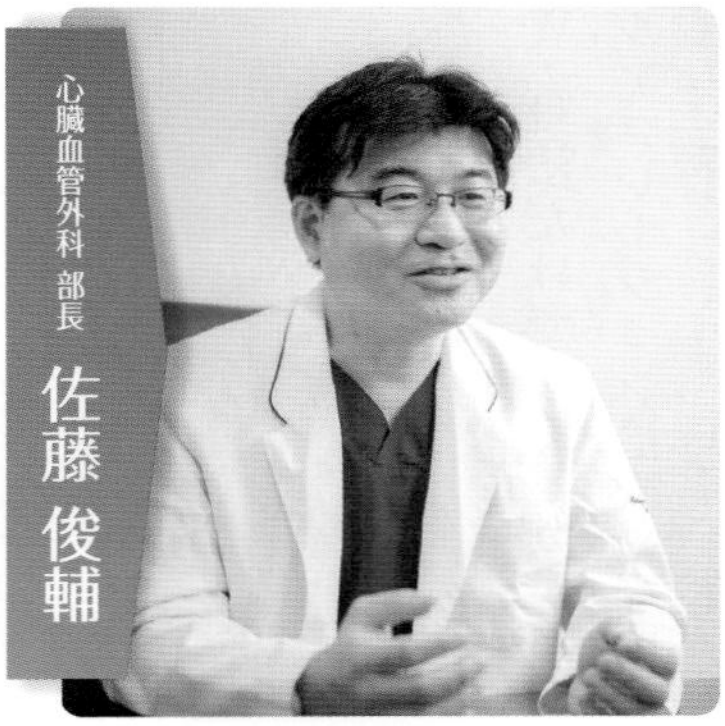
心臓血管外科 部長 佐藤 俊輔

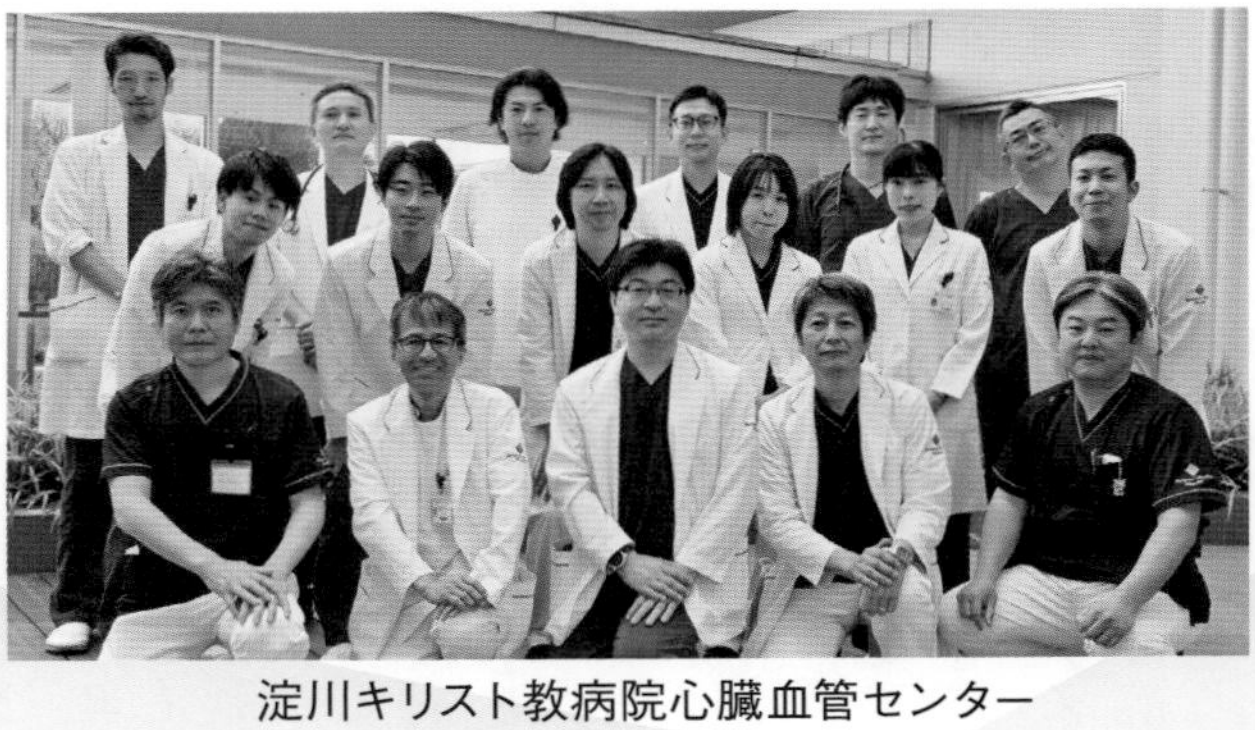
淀川キリスト教病院心臓血管センター

「当院は全人医療をモットーにホスピタリティの高い病院と自負しています。私たちは患者さんに徹底して寄り添うことを自分たちに課してきました。病気に対して全力で立ち向かいます。重篤化しないように、そのためには早めの相談・受診を心がけてください」と莇隆センター長は呼びかける。

「ウルフ-オオツカ法」を
実践している医療機関

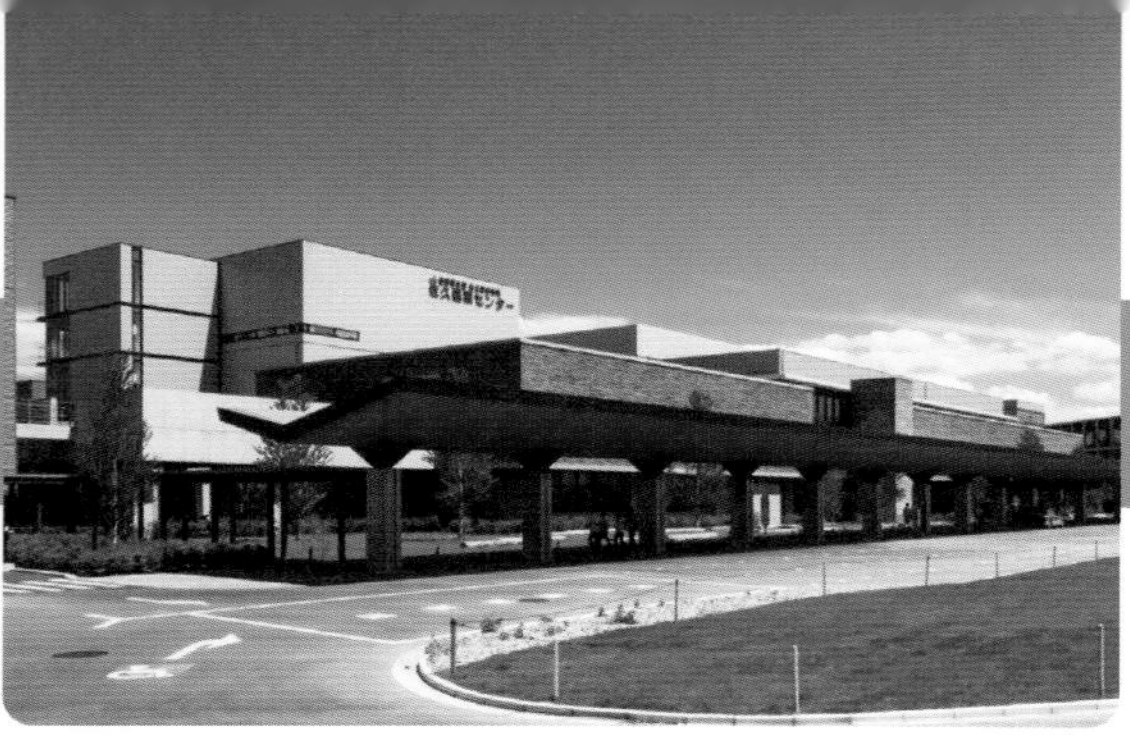

長野厚生連　佐久総合病院
佐久医療センター

〒385-0051 長野県佐久市中込3400番地28
TEL.0267-62-8181（代表）
http://www.sakuhp.or.jp
診療時間　平日8:30～17:00
　　　　　土曜8:30～12:30

医療新聞DIGITALで
更に詳しい病院情報
が見られます

循環器内科、脳外科などと連携し
低侵襲・安全性を重視した治療を提供

術前検査でも術中も造影剤を一切使用せず

長野県佐久市にある佐久医療センターでは、2017年に心房細動に対する低侵襲手術「ウルフ-オオツカ法（W-O法）」を導入しました。対象の多くは抗凝固療法下に塞栓症を起こした患者さんや、出血性合併症（消化管出血、血尿など）のために抗凝固療法の継続が困難な患者さんで、非常に良好な結果を得ています。

ブレインハートチームとして循環器内科、脳外科と連携し患者さんを診ており、脳梗塞後の患者さんに対しては原因に応じW-O法だけでなく、カテーテルアブレーション治療や経皮的卵円孔開存（PFO）閉鎖術の適応を検討しています。

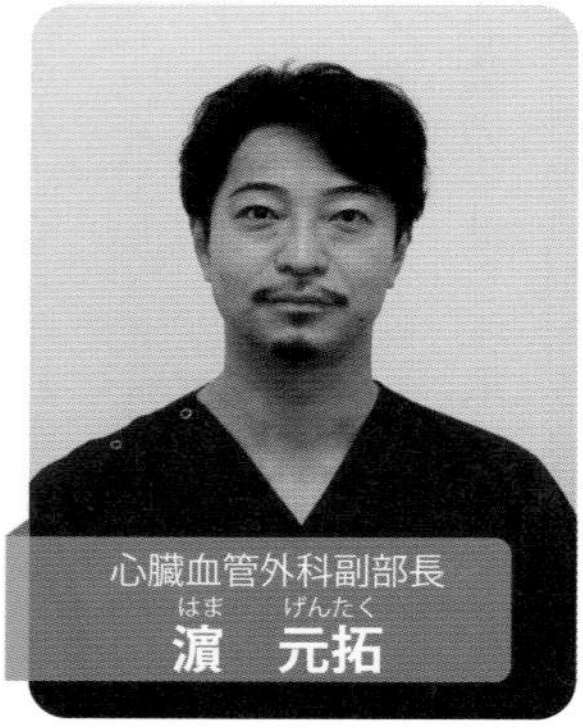

心臓血管外科副部長
濵《はま》　元拓《げんたく》

頻脈性不整脈に対するカテーテルアブレーション治療は急速に発展しており、当院でも年間約150例（うち心房細動は約120例）※1を施行しました。当院では術前検査および術中に造影剤を一切使用せずに治療を行うのが特徴で、低侵襲・安全性を重視した治療を行っています。

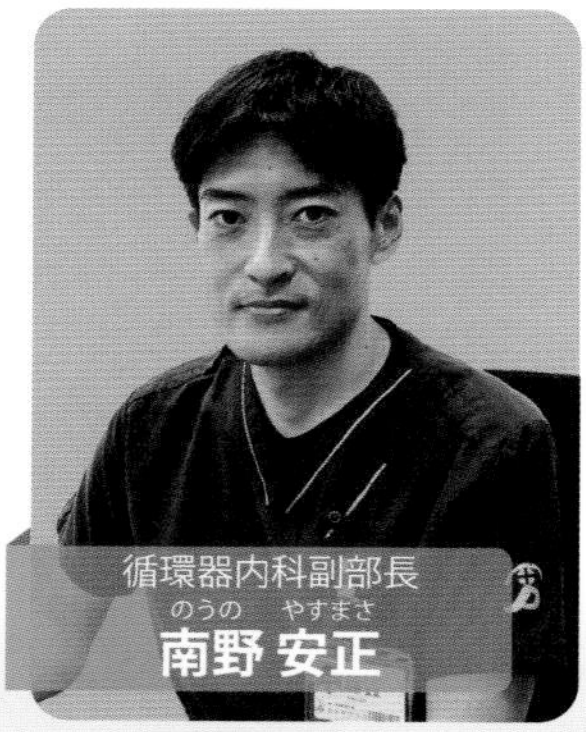

循環器内科副部長
南野《のうの》　安正《やすまさ》

3D内視鏡を用いた鏡視下手術（MICS）も採用

その他の低侵襲心臓治療にも力を入れており、外科的な大動脈弁置換術や僧帽弁形成／置換術、冠動脈バイパス術では3D内視鏡を用いた鏡視下手術（MICS）を行っています。術後入院期間が約5日と回復が早いのが特徴です。

また、手術のリスクが高い患者さんに対しては経カテーテル大動脈弁置換術（TAVI）を2015年に県内で初めて導入し、300例以上※2の経験を積み重ねてきました。2022年、僧帽弁閉鎖不全症をカテーテルで治療するMitraClipも開始しました。

上信越道と北陸新幹線により当院へのアクセスは比較的良好です。ドクターヘリを運用しており、緊急症例も多く受け入れています。

自然豊かな環境の中、多職種からなるチームで、1日でも早く患者さんが日常生活に戻れるよう最新かつトップレベルの治療を提供しています。

※1　2021年1～12月　※2　2015年6月～2022年8月

センターを設置する医療機関が続々

診療科横断的なセンターがチーム医療に威力を発揮する

近年、センターを設置する医療機関が増えています。内科・外科一体型センターは複数の診療科の医師を集結させることで、緊密なコミュニケーションがとれますし、迅速に治療方針・治療方法も決定できます。診療科を超えたハイレベルのチーム医療の実践が可能になりました。そのほか、各医療機関の強みを前面に押し出した専門集中型、特定の疾患をターゲットにした疾患特化型のセンターなどがあります。

文／岡林秀明

内科・外科の緊密な連携が強み ―内科・外科一体型

近年、疾患センターの設置・充実に動く医療機関が増えています。目的は医療機関・センターによって異なりますが、大きく3種類に分けることができます。

ひとつは内科・外科一体型（複数診療科一体型）のセンターです。複数の診療科の医師が結集し、密接に連携することで、より迅速・高度かつ患者にとって適切な医療を提供することができます。

たとえば心臓血管系の診療科は循環器内科と心臓血管外科があります。重篤な心臓弁膜症の治療法として心臓血管外科では手術、循環器内科ではカテーテル治療がありますが、患者の症状に合わせて、どちらかの治療法を選択せねばなりません。

心臓血管外科と循環器内科が別々の場合、コミュニケーションをとったり、カンファレンスを行ったりする際も「診療科の壁」があり、スムーズにいかないケースも見受けられました。

また、救急搬送された患者の場合、一刻を争いますから、治療方針・方法の決定に時間をかけることはできません。ハートセンターを設置することで、外科と内科の医師が一箇所に集結。容易にコミュニケーションがとれますし、迅速に治療法も決定できます。診療科を超えたチーム医療の実践が可能になりました。

ほかにも患者にとってのメリットとして集学的治療が受けられること、1つの診療科に片寄らない最も適切な治療が選択されること、「診療科のたらい回し」がなくなることなどがあげられます。

周産期医療に取り組む周産期母子医療センターも複数の診療科の医師が協働して取り組む内科・外科一体型のセンターです。周産期医療は母体や分娩の異常、胎児・新生児の異常に対して、産科、小児科、小児外科、その他関連診療各科の医師、看護師、医療スタッフらが緊密な連携をとることで、高度専門医療・救急医療を提供しています。

このほか、脳神経外科と脳神経内科が一体となった脳神経センター、呼吸器外科と呼吸器内科が緊密に連携した呼吸器センターなどが内外一体型センターの代表格です。

経営理論から見ると、従来、診療科目ごとに分かれていた「診療」という行為にセンターという横串を刺したともいえます。

診療科はそのまま残し、センターという新たな組織を構築することで、組織をマトリックス型※に変え、再活性化をねらったものといえるかもしれません。

医療機関の強みを押し出した専門集中型

2つはロボット手術センター、人工関節センター、陽子線センター、日帰り手術センターなど特定の技術・設備・機能にスポットライトをあてた専門集中型センターがあげられます。その医療機関にとっての目玉ともいうべきも

※2つの系列の組織を縦・横に置き、網の目になったような組織

疾患センターの時代

のを強調し、看板的な役割も果たしています。

たとえばロボット手術センターは腹腔鏡手術を中心に行うダビンチ・システムを設置しているところと人口関節置換術などの手術を補助するロボット（ロボティックアーム）を使用するところの2種類があります。どちらもロボットを導入することで、正確性・安全性が大きく上昇しました。また、執刀医の手技・経験・感覚などを補助し、手術の精度を格段に高めました。

特定の疾患にターゲットをしぼった疾患特化型

3つは特定の疾患にターゲットをしぼり、医師と経営資源を集中させた疾患特化型センターです。

> **センターのメリット**
>
> - 内科・外科に片寄らないバランスのとれた治療
> - 最新の技術・設備を導入し、最高水準の治療が受けられる
> - ロボット支援下手術など低侵襲手術を採用、体への負担を最小限に抑える

がんセンター、免疫疾患治療センター、膠原病リウマチセンター、血液疾患センターなどがあり、患者にとってのメリットを上手にアピールして「集患」にも大きなプラスになっていると考えられます。

疾患別では「心臓系」「脳疾患系」「消化器系」「呼吸器系」「整形外科系」「がん系」「精神・認知系」「皮膚系」「泌尿器系」などに分けられ、各センターとも最新の治療法や集学的治療を採用、特定の疾患を狙い撃ちにすることで治療実績の向上を実現しています。

センターの設置・拡充には「戦略的な意味あい」もあります。

医療機関の知名度・理解度アップというブランディング的な意味、「集患につなげる」というマーケティング的な意味、「コスト削減・効率化を図る」という業務改善的な意味、医師・スタッフのモチベーション向上という人事政策的な意味などセンターの設置・充実は、さまざまな「ねらい」を持っており、医療機関にとっても、課題解決の大きな武器になっています。

徹底独自調査！

都道府県別

疾患センターリスト

本誌では全国の医療機関に、開設しているセンターについて、独自のアンケート調査を実施。回答をいただいた医療機関を17のカテゴリーごとに都道府県別で掲載しました。

また、調査期間中に新型コロナウイルス感染症拡大第７波が到来し、医療逼迫の状況もあり、アンケートのご対応ができない医療機関もありました。本調査の回答は任意としており、リスト以外にもセンターを開設されている数多くの医療機関があることをご理解いただくとともに、本調査を医療機関選びの一つの参考としていただければ幸いです。

リスト掲載センター　全国 2112 センター

01 心臓・血管関連

都道府県	市区町村	医療機関名	センター名
北海道	札幌市	札幌医科大学附属病院	心臓血管センター
	札幌市	勤医協中央病院	心臓血管センター
	札幌市	札幌東徳洲会病院	ハートセンター、循環器センター
	札幌市	札幌禎心会病院	心臓血管センター
	札幌市	札幌心臓血管クリニック	MICSセンター、SHDセンター、デバイスセンター、不整脈センター
	札幌市	札幌白石記念病院	心血管カテーテル治療センター、不整脈治療センター
岩手	盛岡市	岩手県立中央病院	循環器センター、補助人工心臓センター
宮城	仙台市	仙台厚生病院	心臓血管センター
	仙台市	東北大学病院	循環器センター、補助人工心臓センター
山形	酒田市	日本海総合病院	循環器センター
	東置賜郡川西町	公立置賜総合病院	循環器センター
茨城	水戸市	水戸済生会総合病院	循環器センター
	土浦市	総合病院土浦協同病院	循環器センター
栃木	那須塩原市	国際医療福祉大学病院	循環器センター、不整脈センター
	日光市	獨協医科大学日光医療センター	循環器病センター
群馬	渋川市	北関東循環器病院	血管病センター
埼玉	久喜市	しらさきクリニック	ハートセンター
	狭山市	埼玉石心会病院	心臓血管センター
	戸田市	戸田中央総合病院	心臓血管センター
	所沢市	所沢ハートセンター	ハートセンター
	上尾市	上尾中央総合病院	心臓血管センター
千葉	旭市	総合病院国保旭中央病院	循環器センター
	印西市	日本医科大学千葉北総病院	循環器センター
	浦安市	順天堂大学医学部附属浦安病院	ハートセンター
	市原市	帝京大学ちば総合医療センター	心臓血管センター
	松戸市	千葉西総合病院	心臓血管センター、低侵襲心臓病手術センター、不整脈センター
	松戸市	松戸市立総合医療センター	心血管センター
	千葉市	千葉メディカルセンター	心臓血管センター
	船橋市	船橋市立医療センター	心臓血管センター

01 心臓・血管関連

都道府県	市区町村	医療機関名	センター名
東京	葛飾区	イムス東京葛飾総合病院	下肢静脈瘤センター、不整脈センター、低侵襲手術センター（心臓外科部門・血管外科部門）
	江戸川区	江戸川病院	ハートセンター、下肢静脈瘤センター
	江戸川区	森山記念病院	循環器センター
	江東区	昭和大学江東豊洲病院	循環器センター
	港区	虎の門病院	循環器センター、心臓・血管カテーテルセンター
	港区	国際医療福祉大学三田病院	心臓血管センター
	新宿区	慶應義塾大学病院	循環器センター
	新宿区	東京医科大学病院	ＣＶラインセンター、心臓リハビリテーションセンター、低侵襲心臓・血管病治療センター
	世田谷区	玉川病院	血管外科・静脈瘤センター
	千代田区	日本大学病院	循環器病センター
	千代田区	三井記念病院	心臓大動脈センター
	大田区	東京蒲田病院	循環器センター
	大田区	牧田総合病院	不整脈・失神センター
	大田区	東邦大学医療センター大森病院	循環器センター、大動脈センター、不整脈センター
	大田区	池上総合病院	ハートセンター、下肢静脈瘤センター、大動脈センター
	中野区	総合東京病院	心臓血管センター
	板橋区	日本大学医学部附属板橋病院	不整脈センター
	品川区	大崎病院東京ハートセンター	ハートセンター、不整脈センター
	文京区	東京医科歯科大学病院	不整脈センター
	文京区	順天堂大学医学部附属順天堂医院	ハートセンター
	文京区	東京大学医学部附属病院	高度心不全治療センター
	練馬区	練馬光が丘病院	循環器センター、循環器病センター
	練馬区	順天堂大学医学部附属練馬病院	ハートセンター
	小平市	公立昭和病院	心臓血管センター
	昭島市	東京西徳洲会病院	循環器センター
	府中市	榊原記念病院	心筋症センター、成人先天性心疾患センター
	武蔵野市	武蔵野赤十字病院	循環器センター
神奈川	横須賀市	横須賀市立うわまち病院	心臓脳血管センター
	横須賀市	横須賀共済病院	循環器病センター

01 心臓・血管関連

都道府県	市区町村	医療機関名	センター名
神奈川	横浜市	横浜旭中央総合病院	下肢静脈瘤センター
	横浜市	聖マリアンナ医科大学横浜市西部病院	心臓血管センター
	横浜市	横浜市立大学附属病院	循環器病センター
	横浜市	菊名記念病院	ハートセンター、循環器センター
	横浜市	昭和大学藤が丘病院	重症下肢虚血センター、循環器センター
	横浜市	横浜市東部病院	心臓血管センター、大動脈治療センター、弁膜症治療センター
	横浜市	昭和大学横浜市北部病院	循環器センター
	横浜市	横浜市立大学附属市民総合医療センター	心臓血管センター
	海老名市	海老名総合病院	心臓血管センター
	川崎市	聖マリアンナ医科大学病院	ハートセンター、ハイブリッド心臓大動脈治療センター、心不全センター
	川崎市	川崎幸病院	川崎心臓病センター、川崎大動脈センター
	川崎市	総合新川橋病院	心臓血管センター
	川崎市	新百合ヶ丘総合病院	心臓循環器センター
	大和市	大和成和病院	ハートセンター、循環器病センター
	藤沢市	湘南藤沢徳洲会病院	心臓病センター
新潟	長岡市	立川綜合病院	循環器・脳血管センター
富山	富山市	富山大学附属病院	循環器センター
石川	河北郡内灘町	金沢医科大学病院	ハートセンター、循環器センター
福井	吉田郡永平寺町	福井大学医学部附属病院	循環器センター
山梨	甲府市	山梨県立中央病院	循環器病センター
長野	諏訪市	諏訪赤十字病院	心臓血管センター
	長野市	長野市民病院	心臓血管センター
静岡	静岡市	静岡市立静岡病院	ハートセンター、大動脈・血管センター
	島田市	島田市立総合医療センター	全身血管内治療センター
	浜松市	総合病院聖隷浜松病院	循環器センター
	浜松市	浜松医療センター	循環器病センター
愛知	岡崎市	岡崎市民病院	循環器センター
	小牧市	小牧市民病院	血管造影センター
	丹羽郡大口町	さくら総合病院	循環器・総合内科センター

01 心臓・血管関連

都道府県	市区町村	医療機関名	センター名
愛知	名古屋市	名古屋市立大学医学部附属東部医療センター	心臓血管センター
	名古屋市	藤田医科大学ばんたね病院	ハートセンター
	名古屋市	名古屋共立病院	ASOセンター、循環器センター
	名古屋市	日本赤十字社愛知医療センター名古屋第一病院	循環器センター、心・腎・内分泌センター、心臓カテーテルセンター
	名古屋市	中京病院	循環器病センター
滋賀	守山市	滋賀県立総合病院	心臓血管センター
	草津市	淡海医療センター	下肢動静脈治療センター、心臓血管・心不全センター
京都	京都市	京都桂病院	心臓血管センター
	京都市	武田総合病院	心臓血管外科センター
	宇治市	宇治徳洲会病院	心臓センター
大阪	羽曳野市	城山病院	心臓血管センター
	河内長野市	大阪南医療センター	循環器疾患センター
	岸和田市	市立岸和田市民病院	循環器センター
	高槻市	大阪医科薬科大学病院	循環器センター、低侵襲血管内治療センター
	堺市	清恵会病院	心臓リハビリセンター、心臓血管センター
	堺市	ベルランド総合病院	心臓病センター
	守口市	守口生野記念病院	心臓・血管センター、不整脈センター
	寝屋川市	寝屋川生野病院	心臓血管センター
	吹田市	大阪府済生会吹田病院	心不全センター
	泉佐野市	りんくう総合医療センター	心臓血管センター
	大阪狭山市	近畿大学病院	心臓血管センター
	大阪市	大阪急性期・総合医療センター	心臓血管センター、低侵襲心血管治療センター
	大阪市	大阪赤十字病院	心臓血管センター
	大阪市	大阪警察病院	心臓センター
	大阪市	大阪市立総合医療センター	循環器センター、大動脈センター
	大阪市	淀川キリスト教病院	心臓血管センター
	大阪市	桜橋渡辺病院	心臓・血管センター
	大阪市	富永病院	心臓病センター
	八尾市	八尾徳洲会総合病院	心臓血管センター

01 心臓・血管関連

都道府県	市区町村	医療機関名	センター名
大阪	枚方市	関西医科大学附属病院	ハートセンター
兵庫	尼崎市	尼崎中央病院	心臓血管センター
	加古川市	加古川中央市民病院	心臓血管センター
	神戸市	神戸市立医療センター中央市民病院	循環器センター
	神戸市	神戸大学医学部附属病院	成人先天性心疾患センター、不整脈センター
	神戸市	神鋼記念病院	高血圧センター
	西宮市	西宮市立中央病院	心臓血管センター
	姫路市	姫路赤十字病院	脳・心臓血管センター
奈良	橿原市	奈良県立医科大学附属病院	先天性心疾患センター
	天理市	高井病院	心臓血管センター
	奈良市	奈良県総合医療センター	心臓血管センター
島根	松江市	松江赤十字病院	循環器センター、心臓血管センター
岡山	岡山市	岡山ハートクリニック	ハートリズムセンター
	岡山市	岡山大学病院	成人先天性心疾患センター
	岡山市	岡山市立市民病院	心不全センター
広島	呉市	NHO 呉医療センター	呉心臓センター、循環器センター
	広島市	広島市立広島市民病院	循環器病センター
	廿日市市	JA 廣島総合病院	循環器・呼吸器疾患センター
	尾道市	JA 尾道総合病院	心臓血管センター
	福山市	NHO 福山医療センター	心臓リハビリテーションセンター
	福山市	福山循環器病院	ハートリズムセンター、心臓リハビリセンター、心不全センター
山口	防府市	山口県立総合医療センター	心臓病センター
愛媛	松山市	愛媛県立中央病院	循環器病センター
	松山市	松山赤十字病院	循環器センター
	東温市	愛媛大学医学部附属病院	移行期・成人先天性心疾患センター、循環器病センター
高知	高知市	近森病院	ハートセンター
	高知市	高知県・高知市病院企業団立高知医療センター	循環器病センター
福岡	久留米市	久留米大学病院	循環器病センター
	行橋市	新行橋病院	ハートセンター

01 心臓・血管関連

都道府県	市区町村	医療機関名	センター名
福岡	大川市	高木病院	高血圧・心不全センター、循環器センター
福岡	福岡市	福岡山王病院	ハートリズムセンター、循環器センター
福岡	福岡市	福岡和白病院	心脳血管センター
福岡	北九州市	小倉記念病院	循環器病センター、心臓血管病センター
福岡	福岡市	福岡輝栄会病院	心臓血管センター
長崎	佐世保市	佐世保市総合医療センター	循環器センター
熊本	熊本市	NHO 熊本医療センター	心臓血管センター
大分	大分市	大分岡病院	心血管センター
鹿児島	鹿児島市	いまきいれ総合病院	脈管治療センター
鹿児島	鹿児島市	米盛病院	虚血性心疾患センター、重症虚血肢・心腎血管センター、不整脈センター
沖縄	那覇市	大浜第一病院	心臓血管センター

02 脳・神経・血管関連

都道府県	市区町村	医療機関名	センター名
北海道	旭川市	旭川医科大学病院	脳卒中センター
北海道	札幌市	札幌禎心会病院	脊椎・脊髄末梢神経センター、脳卒中センター
北海道	札幌市	札幌白石記念病院	脳血管内治療センター
北海道	札幌市	柏葉脳神経外科病院	高度脳血管病センター、脳血管内治療センター
北海道	帯広市	北斗病院	脊椎脊髄センター、脳血管内治療センター、脳腫瘍センター、脳卒中センター
北海道	函館市	函館脳神経外科病院	脳卒中センター
北海道	函館市	函館新都市病院	脊椎・脊髄センター、脳血管治療センター、脳血管内治療センター
岩手	盛岡市	岩手県立中央病院	脳神経センター
宮城	柴田郡大河原町	みやぎ県南中核病院	脳卒中センター
宮城	仙台市	仙台医療センター	脳卒中センター
山形	山形市	山形市立病院済生館	脳卒中センター
茨城	土浦市	総合病院土浦協同病院	てんかんセンター、神経センター
栃木	宇都宮市	宇都宮脳脊髄センター・シンフォニー病院	脳定位放射線治療センター（ＺＡＰセンター）
栃木	大田原市	那須赤十字病院	脳卒中センター
栃木	那須塩原市	国際医療福祉大学病院	脳神経センター

02 脳・神経・血管関連

都道府県	市区町村	医療機関名	センター名
群馬	伊勢崎市	美原記念病院	一次脳卒中センター（コア施設）、認知症疾患医療センター
群馬	高崎市	黒沢病院	脳卒中センター
埼玉	さいたま市	彩の国東大宮メディカルセンター	脳血管内治療センター
埼玉	狭山市	埼玉石心会病院	低侵襲脳神経センター
埼玉	熊谷市	埼玉県立循環器・呼吸器病センター	脳神経センター
埼玉	戸田市	戸田中央総合病院	血管内治療センター
埼玉	上尾市	上尾中央総合病院	神経感染症センター、脳血管内治療・脳血管外科センター、脳腫瘍センター
埼玉	朝霞市	ＴＭＧあさか医療センター	てんかんセンター、脳卒中センター
千葉	旭市	総合病院国保旭中央病院	認知症疾患医療センター
千葉	印西市	日本医科大学千葉北総病院	脳神経センター
千葉	浦安市	順天堂大学医学部附属浦安病院	脳神経・脳卒中センター
千葉	市原市	帝京大学ちば総合医療センター	脳卒中センター
千葉	市川市	国際医療福祉大学市川病院	神経難病センター
千葉	松戸市	千葉西総合病院	脳卒中センター
千葉	松戸市	新東京病院	脳卒中センター
千葉	船橋市	船橋市立医療センター	脳卒中センター
千葉	柏市	北柏リハビリ総合病院	認知症疾患医療センター
東京	葛飾区	イムス東京葛飾総合病院	低侵襲手術センター（脳血管内治療）、包括的脳卒中センター
東京	江戸川区	森山記念病院	間脳下垂体センター、頭蓋底腫瘍センター、脳卒中センター
東京	江東区	昭和大学江東豊洲病院	脳血管センター
東京	港区	虎の門病院	脳卒中センター
東京	港区	東京慈恵会医科大学附属病院	脳卒中センター
東京	新宿区	東京女子医科大学病院	脳卒中センター
東京	新宿区	慶應義塾大学病院	メモリーセンター、頭蓋底センター、脳卒中センター
東京	新宿区	東京医科大学病院	脳卒中センター
東京	千代田区	日本大学病院	脳腫瘍・頭蓋底センター
東京	足立区	東京女子医科大学附属足立医療センター	てんかんセンター
東京	大田区	牧田総合病院	脳血管内治療センター、脳卒中センター
東京	大田区	東邦大学医療センター大森病院	脳神経センター

02 脳・神経・血管関連

都道府県	市区町村	医療機関名	センター名
東京	大田区	池上総合病院	脳卒中・神経センター
東京	中野区	総合東京病院	認知症疾患研究センター（もの忘れ外来）、脳血管内治療センター、福島孝徳脳腫瘍センター
東京	中野区	東京警察病院	脳卒中センター
東京	文京区	東京医科歯科大学病院	てんかんセンター、脳卒中センター
東京	文京区	順天堂大学医学部附属順天堂医院	脊椎脊髄センター、てんかんセンター
東京	目黒区	東邦大学医療センター大橋病院	脳卒中センター、脊椎脊髄センター
東京	練馬区	順天堂大学医学部附属練馬病院	脳神経・脳卒中センター
東京	多摩市	日本医科大学多摩永山病院	脳神経センター
東京	八王子市	東海大学医学部付属八王子病院	脳卒中・神経センター
東京	武蔵野市	武蔵野赤十字病院	脳卒中センター
神奈川	横須賀市	横須賀市立うわまち病院	脳心臓血管センター
神奈川	横浜市	聖マリアンナ医科大学横浜市西部病院	脳卒中センター
神奈川	横浜市	横浜栄共済病院	脳卒中・神経センター
神奈川	横浜市	横浜市立大学附属病院	てんかんセンター、頭蓋底センター
神奈川	横浜市	昭和大学藤が丘病院	脳神経センター、脳神経血管内治療センター
神奈川	横浜市	昭和大学横浜市北部病院	脳血管センター
神奈川	横浜市	横浜新緑総合病院	脳神経センター
神奈川	川崎市	聖マリアンナ医科大学病院	脳卒中センター
神奈川	川崎市	川崎幸病院	低侵襲脊椎脊髄センター、脳血管センター
神奈川	川崎市	新百合ヶ丘総合病院	FUS（集束超音波治療）センター、低侵襲脊髄手術センター、脳血管内治療センター、脳神経救急・外傷センター、脳卒中センター
神奈川	藤沢市	湘南藤沢徳洲会病院	機能的神経疾患センター、脳卒中センター
富山	富山市	富山大学附属病院	包括的脳卒中センター
石川	河北郡内灘町	金沢医科大学病院	認知症センター
石川	野々市市	金沢脳神経外科病院	脊椎センター、脳卒中センター
福井	福井市	福井赤十字病院	脳神経センター
福井	福井市	福井県済生会病院	脳神経センター／脳卒中センター（SCU）
長野	松本市	信州大学医学部附属病院	脳血管内治療センター
長野	松本市	相澤病院	脊椎脊髄センター、脳卒中・脳神経外科センター

02 脳・神経・血管関連

都道府県	市区町村	医療機関名	センター名
長野	諏訪市	諏訪赤十字病院	脳卒中センター
	長野市	小林脳神経外科病院	脳血管内治療センター
	長野市	長野市民病院	脳卒中センター
静岡	沼津市	西島病院	脳・脊髄・神経・心臓センター、脳卒中センター
	浜松市	浜松市リハビリテーション病院	高次脳機能センター
	島田市	島田市立総合医療センター	脳卒中センター
	熱海市	国際医療福祉大学熱海病院	脳卒中・神経センター
	磐田市	磐田市立総合病院	認知症疾患医療センター、脳卒中センター
	浜松市	総合病院聖隷浜松病院	てんかんセンター、脳卒中センター
	浜松市	浜松医療センター	脳卒中センター
	浜松市	すずかけセントラル病院	脊椎センター
	浜松市	総合病院聖隷三方原病院	認知症疾患医療センター
愛知	岡崎市	岡崎市民病院	認知症疾患医療センター、脳卒中センター
	小牧市	小牧市民病院	脳卒中センター
	瀬戸市	公立陶生病院	脳卒中センター
	丹羽郡大口町	さくら総合病院	脳神経内科センター、脳卒中脊椎脊髄センター
	豊橋市	豊橋市民病院	一次脳卒中センター
	名古屋市	名古屋市立大学医学部附属東部医療センター	脳血管センター
	名古屋市	藤田医科大学ばんたね病院	脳血管ストロークセンター
	名古屋市	名古屋共立病院	集束超音波治療センター
	名古屋市	日本赤十字社愛知医療センター名古屋第一病院	脳神経センター
	名古屋市	中京病院	脳卒中センター
	名古屋市	名古屋市立大学医学部附属西部医療センター	脳腫瘍センター
滋賀	近江八幡市	近江八幡市立総合医療センター	脳卒中センター
	守山市	滋賀県立総合病院	脳卒中センター
	草津市	淡海医療センター	脳神経センター
	大津市	市立大津市民病院	脳卒中センター
京都	宇治市	宇治武田病院	高次脳機能センター
	京都市	京都大学医学部附属病院	てんかん診療支援センター、もやもや病支援センター、頭蓋底腫瘍センター、脳卒中療養支援センター

02 脳・神経・血管関連

都道府県	市区町村	医療機関名	センター名
京都	京都市	洛和会音羽病院	正常圧水頭症センター
	京都市	シミズ病院	脳卒中治療センター
	京都市	洛和会丸太町病院	洛和会京都血管内治療センター
	京都市	京都医療センター	脳神経センター
	京都市	武田総合病院	脳卒中センター
大阪	羽曳野市	城山病院	脳・脊髄・神経センター
	河内長野市	大阪南医療センター	脳卒中センター
	交野市	交野病院	信愛会脊椎脊髄センター
	高槻市	大阪医科薬科大学病院	低侵襲血管内治療センター
	堺市	清恵会病院	脳卒中センター(日本脳卒中学会認定一次脳卒中センター(PSC)認定施設)
	堺市	ベルランド総合病院	認知症・脳機能センター、脳卒中センター
	守口市	守口生野記念病院	一次脳卒中センター、脊椎脊髄センター
	泉佐野市	りんくう総合医療センター	高度脳損傷脳卒中センター
	大阪狭山市	近畿大学病院	てんかんセンター、早期認知症センター、脳卒中センター
	大阪市	大阪公立大学医学部附属病院	てんかんセンター、認知症疾患医療センター
	大阪市	大阪急性期・総合医療センター	脳卒中センター、パーキンソン病治療センター
	大阪市	大阪警察病院	血管内治療センター、脊椎・脊髄センター
	大阪市	大阪市立総合医療センター	脳神経センター
	大阪市	淀川キリスト教病院	脳神経・脳卒中センター
	大阪市	富永病院	パーキンソン病治療センター、血管内治療センター、神経内視鏡センター、脊椎・脊髄治療センター、頭痛センター、脳血管内治療センター、脳卒中センター、脳動静脈奇形(AVM)治療センター、脳動脈瘤治療センター
	藤井寺市	田辺脳神経外科病院	神経難病センター
	豊中市	大阪脳神経外科病院	脳ドックセンター、脳血管内治療センター
	枚方市	関西医科大学附属病院	脳卒中センター
	和泉市	府中病院	脳外科・脳卒中センター
兵庫	伊丹市	市立伊丹病院	認知症疾患医療センター
	加古川市	順心病院	脊椎・脊髄センター、脳血管内治療センター、脳卒中センター

02 脳・神経・血管関連

都道府県	市区町村	医療機関名	センター名
兵庫	神戸市	神戸市立医療センター中央市民病院	脳卒中センター
	神戸市	神戸大学医学部附属病院	認知症センター
	姫路市	姫路赤十字病院	脳・心臓血管センター
	明石市	大西脳神経外科病院	脊椎・脊髄センター、脳血管内治療科、脳腫瘍・頭蓋底外科センター、脳卒中センター
奈良	橿原市	奈良県立医科大学附属病院	認知症センター、脳卒中センター
	生駒市	白庭病院	脳卒中センター
	奈良市	奈良医療センター	てんかんセンター、不随運動疾患センター
	奈良市	奈良県総合医療センター	脳神経センター
和歌山	和歌山市	和歌山労災病院	脳血管内治療センター
鳥取	米子市	鳥取大学医学部附属病院	脳とこころの医療センター
島根	松江市	松江赤十字病院	脳神経センター
岡山	岡山市	岡山旭東病院	脳卒中センター
	岡山市	岡山大学病院	てんかんセンター、認知症疾患医療センター
	岡山市	岡山市立市民病院	脳疾患センター
広島	呉市	NHO 呉医療センター	脳神経センター
	広島市	広島市立北部医療センター安佐市民病院	脳血管疾患先進医療センター、脳心血管疾患先進医療センター（脳神経内科・脳神経外科）
	広島市	五日市記念病院	脳卒中・血管内治療センター
	広島市	広島市立広島市民病院	血管内治療センター、脳卒中センター
	福山市	脳神経センター大田記念病院	脳血管内治療センター、脳卒中センター
山口	防府市	山口県立総合医療センター	てんかんセンター、認知症疾患医療センター、脳卒中センター
愛媛	松山市	愛媛県立中央病院	脳卒中センター
	松山市	松山赤十字病院	脳卒中・脳神経センター
	東温市	愛媛大学医学部附属病院	認知症疾患医療センター、脳卒中センター
高知	高知市	愛宕病院	脳神経センター（脳卒中センター・頭蓋底外科センター）
	高知市	近森病院	脳卒中センター
	南国市	高知大学医学部附属病院	脳卒中センター

02 脳・神経・血管関連

都道府県	市区町村	医療機関名	センター名
福岡	福岡市	福岡山王病院	てんかん・すいみんセンター、脳・神経機能センター
	福岡市	福岡和白病院	心脳血管センター、脳神経センター
	福岡市	福岡中央病院	脳神経センター
	福岡市	福岡輝栄会病院	脳卒中センター
	福岡市	福岡脳神経外科病院	間脳下垂体外科治療センター、脳血管内治療センター
	北九州市	小倉記念病院	脳卒中センター
長崎	大村市	NHO 長崎医療センター	てんかんセンター、高次脳卒中センター
熊本	熊本市	NHO 熊本医療センター	脳卒中センター
	荒尾市	荒尾市民病院	脳神経センター
鹿児島	鹿児島市	今村総合病院	脳卒中センター
	鹿児島市	厚地脳神経外科病院	正常圧水頭症センター
	鹿児島市	米盛病院	脳血管内治療センター、脳腫瘍センター

03 消化器関連

都道府県	市区町村	医療機関名	センター名
北海道	札幌市	イムス札幌消化器中央総合病院	VADセンター、内視鏡センター
	札幌市	札幌医科大学附属病院	肝疾患センター、消化器センター
	札幌市	斗南病院	消化器病センター
	札幌市	勤医協中央病院	消化器センター
	札幌市	札幌東徳洲会病院	炎症性腸疾患センター、消化器センター
	札幌市	北海道がんセンター	内視鏡センター
	小樽市	小樽掖済会病院	消化器病センター
	函館市	函館中央病院	内視鏡センター
	北見市	小林病院	大腸肛門病センター
岩手	盛岡市	岩手県立中央病院	消化器センター
宮城	塩竈市	坂総合病院	消化器センター、内視鏡センター
	仙台市	仙台オープン病院	消化器病センター
	仙台市	仙台厚生病院	消化器センター、消化器内視鏡センター
	仙台市	東北大学病院	消化器内視鏡センター

03 消化器関連

都道府県	市区町村	医療機関名	センター名
山形	東置賜郡川西町	公立置賜総合病院	消化器センター
福島	伊達市	北福島医療センター	消化器センター
茨城	つくば市	筑波記念病院	消化器内視鏡外科センター
茨城	水戸市	水戸済生会総合病院	消化器センター
茨城	土浦市	総合病院土浦協同病院	消化器・内視鏡センター
栃木	宇都宮市	宇都宮記念病院	消化器病センター
栃木	大田原市	那須赤十字病院	内視鏡センター
栃木	那須塩原市	国際医療福祉大学病院	消化器センター
群馬	佐波郡玉村町	角田病院	大腸肛門病センター
埼玉	さいたま市	さいたま新開橋クリニック	大腸肛門ペルビックフロアーセンター
埼玉	上尾市	上尾中央総合病院	肝胆膵疾患先進治療センター、内視鏡センター
千葉	印西市	日本医科大学千葉北総病院	消化器センター
千葉	浦安市	順天堂大学医学部附属浦安病院	内視鏡センター
千葉	佐倉市	東邦大学医療センター佐倉病院	ＩＢＤセンター、消化器センター
千葉	市原市	帝京大学ちば総合医療センター	内視鏡センター
千葉	松戸市	千葉西総合病院	消化器センター
千葉	松戸市	松戸市立総合医療センター	内視鏡センター
千葉	松戸市	新東京病院	消化器がん腹腔鏡・ロボット手術センター
千葉	千葉市	千葉メディカルセンター	消化器センター
千葉	柏市	辻仲病院柏の葉	ＩＢＤセンター、内視鏡センター
東京	葛飾区	イムス東京葛飾総合病院	低侵襲手術センター（腹腔鏡部門）、内視鏡センター
東京	江戸川区	江戸川病院	消化器センター、内視鏡センター
東京	江戸川区	森山記念病院	消化器センター、内視鏡センター
東京	江東区	江東病院	消化器センター
東京	江東区	昭和大学江東豊洲病院	消化器センター
東京	江東区	がん研有明病院	消化器センター
東京	港区	虎の門病院	肝臓センター
東京	港区	国際医療福祉大学三田病院	消化器センター
東京	港区	山王病院	消化器センター

03 消化器関連

都道府県	市区町村	医療機関名	センター名
東京	新宿区	東京女子医科大学病院	炎症性腸疾患センター、消化器病センター
東京	新宿区	慶應義塾大学病院	ＩＢＤセンター、 腸管機能リハビリテーションセンター
東京	新宿区	東京医科大学病院	内視鏡センター
東京	世田谷区	玉川病院	ヘルニアセンター、鼠径ヘルニアセンター
東京	千代田区	日本大学病院	消化器病センター
東京	足立区	寺田病院	胃・大腸肛門病センター
東京	大田区	牧田総合病院	消化器病センター、内視鏡センター、 肛門病センター
東京	大田区	東邦大学医療センター大森病院	消化器センター
東京	大田区	池上総合病院	消化器センター
東京	中央区	東京デイサージェリークリニック	鼠径ヘルニアセンター
東京	中野区	総合東京病院	消化器疾患センター
東京	文京区	日本医科大学付属病院	内視鏡センター
東京	目黒区	総合病院厚生中央病院	消化器病センター
東京	目黒区	東邦大学医療センター大橋病院	胆嚢外来(センター)
東京	練馬区	練馬光が丘病院	消化器センター
東京	練馬区	順天堂大学医学部附属練馬病院	内視鏡センター
東京	稲城市	稲城市立病院	消化器センター
東京	小平市	公立昭和病院	消化器病センター
東京	青梅市	高木病院	青梅内視鏡センター
東京	町田市	かねこ大腸肛門クリニック	消化器内視鏡センター
東京	東大和市	東大和病院	消化器センター、内視鏡センター
東京	八王子市	東海大学医学部付属八王子病院	消化器センター
東京	八王子市	八王子消化器病院	膵臓病センター
東京	福生市	公立福生病院	内視鏡センター
神奈川	横須賀市	横須賀共済病院	消化器病センター
神奈川	横浜市	横浜旭中央総合病院	内視鏡センター
神奈川	横浜市	聖マリアンナ医科大学横浜市西部病院	大腸センター
神奈川	横浜市	横浜栄共済病院	消化器センター
神奈川	横浜市	横浜市立大学附属病院	国際臨床肝疾患センター

消化器関連

03 消化器関連

都道府県	市区町村	医療機関名	センター名
神奈川	横浜市	菊名記念病院	内視鏡センター
神奈川	横浜市	けいゆう病院	内視鏡センター
神奈川	横浜市	昭和大学藤が丘病院	消化器センター、内視鏡センター
神奈川	横浜市	横浜市東部病院	消化器センター
神奈川	横浜市	昭和大学横浜市北部病院	消化器センター
神奈川	横浜市	横浜市立大学附属市民総合医療センター	炎症性腸疾患(IBD)センター、消化器病センター
神奈川	横浜市	横浜新緑総合病院	消化器センター
神奈川	鎌倉市	大船中央病院	消化器・IBDセンター
神奈川	厚木市	厚木市立病院	内視鏡センター
神奈川	秦野市	秦野赤十字病院	消化器病センター
神奈川	川崎市	聖マリアンナ医科大学病院	肝疾患医療センター、胆道・膵臓病センター
神奈川	川崎市	川崎幸病院	消化器病センター
神奈川	川崎市	虎の門病院分院	消化管センター
神奈川	川崎市	太田総合病院	消化器センター、内視鏡センター
神奈川	川崎市	川崎市立多摩病院	内視鏡センター
神奈川	川崎市	須田メディカルクリニック	川崎内視鏡センター
神奈川	川崎市	日本医科大学武蔵小杉病院	内視鏡センター
神奈川	川崎市	新百合ヶ丘総合病院	肝疾患低侵襲治療センター、消化器センター、内視鏡センター
神奈川	大和市	深見台中央医院	内視鏡センター
神奈川	大和市	大和東クリニック	内視鏡センター
神奈川	藤沢市	湘南藤沢徳洲会病院	肝胆膵・消化器病センター、内視鏡センター
新潟	新潟市	亀田第一病院	消化器内視鏡センター
新潟	長岡市	立川綜合病院	消化器センター
新潟	長岡市	長岡中央綜合病院	消化器病センター
富山	高岡市	高岡病院	内視鏡センター
富山	射水市	真生会富山病院	消化器センター(消化器内科・内視鏡室)
富山	富山市	富山市立富山市民病院	内視鏡センター
富山	富山市	富山大学附属病院	膵臓・胆道センター
石川	河北郡内灘町	金沢医科大学病院	消化器センター

03 消化器関連

都道府県	市区町村	医療機関名	センター名
福井	吉田郡永平寺町	福井大学医学部附属病院	消化器センター
福井	坂井市	春江病院	消化器センター
福井	福井市	福井赤十字病院	消化器センター
福井	福井市	福井県済生会病院	内視鏡センター
山梨	甲府市	山梨県立中央病院	炎症性腸疾患センター、肝胆膵疾患センター、消化器病センター
長野	松本市	松本市立病院	内視鏡センター
長野	松本市	相澤病院	肝臓病センター、消化器病センター、内視鏡センター
長野	諏訪市	諏訪赤十字病院	消化器センター
岐阜	関市	中濃厚生病院	消化器病センター
静岡	静岡市	静岡市立静岡病院	消化器総合センター
静岡	熱海市	国際医療福祉大学熱海病院	消化器センター
静岡	磐田市	磐田市立総合病院	肝臓疾患センター(肝疾患相談支援センター)
静岡	浜松市	松田病院	ＩＢＤセンター、ヘルニアセンター、内視鏡センター、排便機能センター
静岡	浜松市	総合病院聖隷浜松病院	ヘルニアセンター、内視鏡センター
静岡	浜松市	総合病院聖隷三方原病院	消化器センター
愛知	岡崎市	岡崎市民病院	内視鏡センター
愛知	春日井市	名古屋徳洲会総合病院	消化器内視鏡治療センター
愛知	小牧市	小牧市民病院	内視鏡センター
愛知	瀬戸市	公立陶生病院	内視鏡センター
愛知	豊橋市	山本肛門科胃腸科	大腸肛門病センター
愛知	名古屋市	名古屋共立病院	消化器センター
愛知	名古屋市	日本赤十字社愛知医療センター名古屋第一病院	消化器センター、内視鏡センター
愛知	名古屋市	名古屋市立大学医学部附属西部医療センター	消化器腫瘍センター、内視鏡センター
愛知	丹羽郡大口町	さくら総合病院	消化器病センター、内視鏡診断・治療センター
三重	津市	遠山病院	内視鏡センター
三重	鈴鹿市	村瀬病院	胃大腸センター
滋賀	蒲生郡日野町	日野記念病院	昴会消化器センター
滋賀	近江八幡市	近江八幡市立総合医療センター	内視鏡センター
滋賀	守山市	滋賀県立総合病院	消化器センター

03 消化器関連

都道府県	市区町村	医療機関名	センター名
滋賀	草津市	淡海医療センター	内視鏡センター
滋賀	大津市	市立大津市民病院	消化器内視鏡センター
京都	京都市	洛和会音羽病院	消化器内視鏡センター
京都	京都市	洛和会丸太町病院	消化器センター
京都	京都市	武田総合病院	消化器センター
大阪	羽曳野市	城山病院	ヘルニアセンター、消化器・乳腺センター
大阪	岸和田市	市立岸和田市民病院	消化器センター
大阪	交野市	交野病院	内視鏡センター
大阪	高槻市	大阪医科薬科大学病院	肝疾患センター、消化器内視鏡センター
大阪	堺市	清恵会病院	消化器病センター、内視鏡センター
大阪	堺市	鳳胃腸病院	内視鏡センター
大阪	堺市	ベルランド総合病院	内視鏡センター
大阪	吹田市	大阪府済生会吹田病院	ヘルニアセンター、消化器・肝臓病センター、消化器内視鏡センター
大阪	大阪狭山市	近畿大学病院	肝疾患相談支援センター、光学治療センター（消化器内視鏡部）
大阪	大阪市	大阪公立大学医学部附属病院	内視鏡センター
大阪	大阪市	大阪急性期・総合医療センター	肝がん治療センター、消化器内視鏡センター
大阪	大阪市	千船病院	消化器内視鏡センター
大阪	大阪市	大阪国際がんセンター	胃がんセンター、内視鏡センター、膵がんセンター
大阪	大阪市	大阪市立総合医療センター	消化器センター
大阪	大阪市	淀川キリスト教病院	消化器センター、内視鏡センター
大阪	大阪市	大阪市立十三市民病院	内視鏡センター
大阪	池田市	市立池田病院	消化器病センター、内視鏡センター
大阪	八尾市	八尾徳洲会総合病院	肝臓センター
大阪	八尾市	八尾市立病院	内視鏡センター
大阪	豊中市	豊中敬仁会病院	内視鏡センター
大阪	枚方市	関西医科大学附属病院	内視鏡センター
大阪	箕面市	箕面市立病院	胃腸センター、内視鏡センター
兵庫	尼崎市	尼崎中央病院	消化器センター
兵庫	和泉市	府中病院	内視鏡センター

03 消化器関連

都道府県	市区町村	医療機関名	センター名
兵庫	伊丹市	市立伊丹病院	内視鏡センター
兵庫	加古川市	兵庫県立加古川医療センター	肝疾患センター、内視鏡センター
兵庫	加古川市	順心病院	消化器センター
兵庫	神戸市	神戸市立医療センター中央市民病院	内視鏡センター
兵庫	神戸市	神鋼記念病院	消化器センター
兵庫	西宮市	西宮市立中央病院	消化器センター、内視鏡センター
兵庫	姫路市	姫路赤十字病院	消化器センター、神経内分泌腫瘍(NEN)センター
兵庫	姫路市	姫路医療センター	消化器センター
兵庫	明石市	明石医療センター	消化器内視鏡センター
兵庫	明石市	兵庫県立がんセンター	内視鏡センター
奈良	大和高田市	大和高田市立病院	内視鏡センター
和歌山	和歌山市	和歌山労災病院	内視鏡センター
島根	松江市	松江赤十字病院	消化器センター
岡山	岡山市	岡山大学病院	炎症性腸疾患センター、食道疾患センター
岡山	岡山市	NHO 岡山医療センター	内視鏡センター
岡山	岡山市	岡山市立市民病院	肝疾患センター、消化器疾患センター
岡山	倉敷市	倉敷中央病院	内視鏡センター
広島	呉市	NHO 呉医療センター	消化器センター、内視鏡センター
広島	広島市	広島市立北部医療センター安佐市民病院	消化器センター、内視鏡センター
広島	広島市	広島市立舟入市民病院	そけい・腹壁ヘルニアセンター
広島	広島市	広島記念病院	消化器センター
広島	広島市	広島大学病院	IBDセンター
広島	廿日市市	JA 廣島総合病院	内視鏡センター
広島	尾道市	JA 尾道総合病院	肝臓病センター、内視鏡センター
広島	福山市	NHO 福山医療センター	内視鏡センター
山口	宇部市	山口大学医学部附属病院	肝疾患センター
山口	防府市	山口県立総合医療センター	消化器内視鏡センター、消化器病センター
香川	高松市	高松市立みんなの病院	内視鏡センター
愛媛	松山市	愛媛県立中央病院	消化器病センター

03 消化器関連

都道府県	市区町村	医療機関名	センター名
愛媛	松山市	松山赤十字病院	胃腸センター、肝胆膵センター
愛媛	東温市	愛媛大学医学部附属病院	炎症性腸疾患(IBD)センター、肝疾患診療相談センター
高知	高知市	高知赤十字病院	内視鏡センター
高知	高知市	近森病院	消化器病センター
福岡	久留米市	久留米大学病院	炎症性腸疾患センター、消化器病センター
福岡	大川市	高木病院	肝臓病センター、消化器センター
福岡	福岡市	福岡山王病院	消化器センター、胆石症センター、排便機能センター、膵臓内科・神経内分泌腫瘍センター
福岡	福岡市	佐田病院	消化器内視鏡センター
福岡	福岡市	福岡和白病院	消化器病センター
福岡	北九州市	戸畑共立病院	消化器病センター
福岡	北九州市	小倉記念病院	消化器病センター
長崎	佐世保市	佐世保市総合医療センター	肝臓センター、膵臓・胆道センター
熊本	熊本市	大腸肛門病センター高野病院	炎症性腸疾患(IBD)センター、大腸肛門機能診療センター、内視鏡センター
熊本	荒尾市	荒尾市民病院	消化器病センター
大分	大分市	大分岡病院	消化器センター
鹿児島	鹿児島市	今村総合病院	ＩＢＤセンター、消化器病センター
沖縄	那覇市	大浜第一病院	内視鏡センター

04 呼吸器関連

都道府県	市区町村	医療機関名	センター名
北海道	旭川市	旭川医科大学病院	呼吸器センター
北海道	札幌市	勤医協中央病院	呼吸器センター
北海道	札幌市	北海道がんセンター	呼吸器センター
岩手	盛岡市	岩手県立中央病院	呼吸器センター
宮城	仙台市	仙台厚生病院	呼吸器センター
宮城	仙台市	東北大学病院	呼吸器センター
山形	東置賜郡川西町	公立置賜総合病院	呼吸器センター
栃木	宇都宮市	宇都宮記念病院	呼吸器病センター

04 呼吸器関連

都道府県	市区町村	医療機関名	センター名
栃木	那須塩原市	国際医療福祉大学病院	呼吸器センター
埼玉	さいたま市	自治医科大学附属さいたま医療センター	呼吸器センター
	上尾市	上尾中央総合病院	呼吸器アレルギーセンター
千葉	印西市	日本医科大学千葉北総病院	呼吸器センター
	松戸市	松戸市立総合医療センター	呼吸器センター
東京	江東区	がん研有明病院	呼吸器センター
	港区	虎の門病院	呼吸器センター
	港区	国際医療福祉大学三田病院	呼吸器センター、肺高血圧症センター
	港区	山王病院	呼吸器センター
	世田谷区	玉川病院	気胸研究センター
	大田区	東邦大学医療センター大森病院	間質性肺炎センター、呼吸器センター
	中野区	総合東京病院	気胸センター
	練馬区	練馬光が丘病院	呼吸器COPDセンター
	東大和市	東大和病院	呼吸器センター
神奈川	横須賀市	横須賀市立うわまち病院	気胸センター
	横須賀市	横須賀共済病院	呼吸器病センター
	横浜市	横浜栄共済病院	呼吸器センター
	横浜市	昭和大学藤が丘病院	呼吸器センター
	横浜市	横浜市東部病院	呼吸器センター
	横浜市	昭和大学横浜市北部病院	呼吸器センター
	横浜市	横浜市立大学附属市民総合医療センター	呼吸器病センター
	鎌倉市	大船中央病院	呼吸器病センター
	川崎市	聖マリアンナ医科大学病院	呼吸器病センター
	川崎市	新百合ヶ丘総合病院	呼吸器センター
新潟	長岡市	立川綜合病院	呼吸器センター
富山	富山市	富山市立富山市民病院	呼吸器・血管外科センター
福井	福井市	福井赤十字病院	呼吸器センター
山梨	甲府市	山梨県立中央病院	肺がん・呼吸器病センター
長野	諏訪市	諏訪赤十字病院	呼吸器センター

04 呼吸器関連

都道府県	市区町村	医療機関名	センター名
岐阜	関市	中濃厚生病院	呼吸器病センター
静岡	浜松市	総合病院聖隷三方原病院	呼吸器センター
愛知	名古屋市	日本赤十字社愛知医療センター名古屋第一病院	呼吸器センター
愛知	名古屋市	名古屋市立大学医学部附属西部医療センター	呼吸器腫瘍センター
滋賀	守山市	滋賀県立総合病院	肺がんセンター
滋賀	草津市	淡海医療センター	呼吸器疾患センター
京都	京都市	洛和会音羽病院	洛和会京都呼吸器センター
京都	京都市	京都医療センター	呼吸器センター
大阪	羽曳野市	大阪はびきの医療センター	気胸センター、呼吸ケアセンター
大阪	岸和田市	市立岸和田市民病院	呼吸器センター
大阪	堺市	ベルランド総合病院	呼吸器センター
大阪	堺市	近畿中央呼吸器センター	肺がんセンター
大阪	吹田市	大阪府済生会吹田病院	呼吸器病センター
大阪	大阪市	大阪警察病院	呼吸器センター
大阪	大阪市	大阪市立総合医療センター	呼吸器センター
大阪	大阪市	淀川キリスト教病院	呼吸器センター
兵庫	伊丹市	市立伊丹病院	呼吸器アレルギー診療センター
兵庫	神戸市	神戸大学医学部附属病院	呼吸器センター
兵庫	神戸市	神鋼記念病院	呼吸器センター
兵庫	西宮市	西宮市立中央病院	呼吸器センター
兵庫	姫路市	姫路赤十字病院	呼吸器センター
兵庫	姫路市	姫路医療センター	呼吸器センター
奈良	奈良市	奈良医療センター	呼吸器疾患センター
和歌山	和歌山市	和歌山労災病院	アスベスト疾患センター
和歌山	日高郡美浜町	和歌山病院	呼吸器センター
広島	呉市	NHO 呉医療センター	呼吸器センター
広島	広島市	広島市立北部医療センター安佐市民病院	呼吸器センター
広島	廿日市市	JA 廣島総合病院	循環器・呼吸器疾患センター
愛媛	松山市	松山赤十字病院	呼吸器センター

04 呼吸器関連

都道府県	市区町村	医療機関名	センター名
愛媛	東温市	愛媛大学医学部附属病院	呼吸器センター
福岡	大川市	高木病院	呼吸器センター

05 がん関連

都道府県	市区町村	医療機関名	センター名
北海道	旭川市	旭川医科大学病院	外来化学療法センター、腫瘍センター、乳腺疾患センター
	札幌市	静和記念病院	肝癌治療センター
	札幌市	札幌医科大学附属病院	肝胆膵キャンサーボード、腫瘍診療センター
	札幌市	勤医協中央病院	血液病センター、乳腺センター
	札幌市	札幌禎心会病院	がん化学療法センター、頭頸部腫瘍センター
	札幌市	北海道がんセンター	がんゲノム医療センター、サルコーマセンター、外来化学療法センター
	札幌市	恵佑会札幌病院	オンコロジーセンター(化学療法)
	室蘭市	製鉄記念室蘭病院	肝がんセンター
	帯広市	北斗病院	頭頸部腫瘍センター、乳腺・乳がんセンター
	函館市	函館中央病院	外来化学療法センター
宮城	仙台市	仙台厚生病院	化学療法センター、肝腫瘍治療センター
	仙台市	東北大学病院	がんセンター
福島	伊達市	北福島医療センター	血液センター、乳腺疾患センター
茨城	土浦市	総合病院土浦協同病院	化学療法センター、地域がんセンター
栃木	大田原市	那須赤十字病院	化学療法センター
群馬	前橋市	前橋病院	白血病治療センター
埼玉	さいたま市	埼玉メディカルセンター	ブレストセンター
	さいたま市	彩の国東大宮メディカルセンター	がん治療センター
	戸田市	戸田中央総合病院	がん緩和ケアセンター
千葉	旭市	総合病院国保旭中央病院	PET画像センター、化学療法センター、乳腺センター
	印西市	日本医科大学千葉北総病院	婦人科腫瘍センター
	浦安市	順天堂大学医学部附属浦安病院	がん治療センター
	鴨川市	亀田総合病院	化学療法センター、乳腺センター
	松戸市	千葉西総合病院	化学療法センター

05 がん関連

都道府県	市区町村	医療機関名	センター名
千葉	松戸市	新東京病院	消化器がん腹腔鏡・ロボット手術センター
千葉	船橋市	船橋市立医療センター	乳腺センター
千葉	柏市	東京慈恵会医科大学附属柏病院	がん診療センター
東京	江戸川区	江戸川病院	外来化学療法センター、東京がん免疫治療センター、東京江戸川がんセンター
東京	江戸川区	森山記念病院	化学療法センター
東京	江東区	がん研有明病院	サルコーマセンター、乳腺センター
東京	港区	虎の門病院	ブレストセンター、遺伝診療センター、食道がん治療センター
東京	港区	国際医療福祉大学三田病院	悪性リンパ腫・血液腫瘍センター、頭蓋底外科センター、頭頸部腫瘍センター、乳腺センター
東京	港区	東京慈恵会医科大学附属病院	腫瘍センター
東京	新宿区	東京女子医科大学病院	がんセンター
東京	新宿区	慶應義塾大学病院	ブレストセンター、遺伝性乳癌卵巣癌症候群センター、骨転移診療センター、頭蓋底センター、肉腫・メラノーマセンター
東京	新宿区	新宿ブレストセンタークサマクリニック	乳腺センター
東京	新宿区	東京医科大学病院	外来化学療法センター
東京	千代田区	三井記念病院	がん診療センター、乳腺センター
東京	大田区	東邦大学医療センター大森病院	がんセンター、化学療法センター
東京	中野区	総合東京病院	口腔癌センター
東京	中野区	東京警察病院	乳腺センター
東京	文京区	日本医科大学付属病院	がん診療センター
東京	文京区	東京医科歯科大学病院	みみ・はな・くち・のどがんセンター
東京	文京区	順天堂大学医学部附属順天堂医院	がん治療センター、ゲノム診療センター、乳腺センター
東京	目黒区	東邦大学医療センター大橋病院	乳がんセンター
東京	練馬区	順天堂大学医学部附属練馬病院	がん治療センター
東京	昭島市	東京西徳洲会病院	ＰＥＴセンター、化学療法センター、乳腺腫瘍センター
東京	東大和市	東大和病院	化学療法センター
東京	武蔵野市	武蔵野赤十字病院	がんゲノム医療センター
神奈川	横浜市	神奈川県立がんセンター	がんゲノム診察センター
神奈川	横浜市	横浜市南部病院	乳腺センター
神奈川	横浜市	けいゆう病院	ブレストセンター

05 がん関連

都道府県	市区町村	医療機関名	センター名
神奈川	横浜市	昭和大学藤が丘病院	血液センター、腫瘍センター
神奈川	横浜市	横浜市東部病院	東部がんセンター、内分泌腫瘍治療センター
神奈川	横浜市	昭和大学横浜市北部病院	臨床遺伝ゲノムセンター
神奈川	鎌倉市	大船中央病院	乳腺センター
神奈川	鎌倉市	湘南記念病院	乳がんセンター
神奈川	川崎市	川崎幸病院	がん治療センター
神奈川	川崎市	新百合ヶ丘総合病院	ＰＥＴセンター
神奈川	藤沢市	藤沢市民病院	ゲノムセンター
富山	高岡市	高岡病院	総合的がん診療センター
富山	富山市	富山大学附属病院	乳がん先端治療・乳房再建センター
石川	河北郡内灘町	金沢医科大学病院	ゲノム医療センター、耳鼻咽喉・頭頸部甲状腺センター、集学的がん治療センター
福井	坂井市	春江病院	乳腺センター
福井	福井市	福井赤十字病院	がん診療センター
福井	福井市	福井県済生会病院	ＰＥＴセンター
福井	吉田郡永平寺町	福井大学医学部附属病院	がん治療推進センター
山梨	甲府市	山梨県立中央病院	ゲノム解析センター、ゲノム診療センター、通院型がんセンター
長野	松本市	相澤病院	がん集学治療センター
長野	諏訪市	諏訪赤十字病院	がん診療センター
長野	長野市	長野市民病院	がんセンター(放射線治療センター、化学療法センター、がんゲノム医療センター)
静岡	磐田市	磐田市立総合病院	がん診療センター(外来化学療法センター、放射線治療センター、緩和ケアセンター、がん相談支援センター、がんゲノム診療センター)
静岡	浜松市	総合病院聖隷浜松病院	ＰＥＴセンター、臨床遺伝センター
静岡	浜松市	浜松医療センター	ゲノム診療センター
静岡	浜松市	総合病院聖隷三方原病院	腫瘍センター
愛知	岡崎市	岡崎市民病院	がんセンター、ゲノム医療センター
愛知	小牧市	小牧市民病院	がんゲノムセンター、がん診療センター、外来化学療法センター
愛知	瀬戸市	公立陶生病院	がんゲノムセンター、化学療法センター
愛知	豊橋市	豊橋市民病院	ゲノム診療センター
愛知	名古屋市	名古屋共立病院	ハイパーサーミアセンター

05 がん関連

都道府県	市区町村	医療機関名	センター名
愛知	名古屋市	日本赤十字社愛知医療センター名古屋第一病院	化学療法センター
愛知	名古屋市	中京病院	がん診療センター
愛知	名古屋市	名古屋市立大学医学部附属西部医療センター	がんゲノム医療センター、集学的がん治療センター、乳がん治療センター
滋賀	守山市	滋賀県立総合病院	遺伝子診療センター、頭頸部腫瘍センター、乳腺センター
滋賀	草津市	淡海医療センター	がん診療センター、乳腺センター、腹膜播種センター
京都	京都市	京都大学医学部附属病院	VHL病センター、がんセンター
京都	京都市	洛和会音羽病院	PET-CT画像診断センター、骨軟部腫瘍センター
京都	京都市	京都医療センター	がんセンター
京都	京都市	武田総合病院	血液病センター、腫瘍センター、乳腺センター
京都	宇治市	宇治徳洲会病院	ブレストセンター
大阪	羽曳野市	城山病院	消化器・乳腺センター
大阪	羽曳野市	大阪はびきの医療センター	腫瘍センター、乳腺センター
大阪	河内長野市	大阪南医療センター	がん疾患センター
大阪	高槻市	大阪医科薬科大学病院	化学療法センター
大阪	堺市	清恵会病院	化学療法センター
大阪	堺市	ベルランド総合病院	乳腺センター
大阪	堺市	近畿中央呼吸器センター	肺がんセンター
大阪	吹田市	大阪府済生会吹田病院	化学療法センター
大阪	大阪狭山市	近畿大学病院	がんセンター、ゲノム医療センター
大阪	大阪市	大阪公立大学医学部附属病院	がんセンター(化学療法センター、ゲノム医療センター)
大阪	大阪市	大阪急性期・総合医療センター	PET核医学センター、遺伝診療センター、肝がん治療センター、腫瘍センター(外来化学療法室)、前立腺がん治療センター、乳がん治療・乳房再建センター
大阪	大阪市	多根総合病院	がん診療センター
大阪	大阪市	大阪国際がんセンター	胃がんセンター、希少がんセンター、乳腺センター、膵がんセンター
大阪	大阪市	大阪警察病院	がん診療センター、前立腺がん治療センター
大阪	大阪市	大阪市立総合医療センター	がんセンター、ブレストセンター
大阪	大阪市	淀川キリスト教病院	がん診療センター
大阪	池田市	市立池田病院	外来化学療法センター、乳腺・乳房再建センター
大阪	枚方市	関西医科大学附属病院	がんセンター、光免疫療法センター、臨床遺伝センター、臨床検査医学センター

05 がん関連

都道府県	市区町村	医療機関名	センター名
大阪	和泉市	府中病院	化学療法センター、血液疾患センター、乳腺センター
兵庫	伊丹市	市立伊丹病院	遺伝子診断センター
	神戸市	神戸市立医療センター中央市民病院	がんセンター、外来化学療法センター
	神戸市	神戸大学医学部附属病院	腫瘍センター、臨床ゲノム診療・研究センター
	神戸市	神鋼記念病院	外来化学療法センター、血液病センター、乳腺センター
	姫路市	姫路赤十字病院	神経内分泌腫瘍(NEN)センター
	明石市	大西脳神経外科病院	脳腫瘍・頭蓋底外科センター
	明石市	兵庫県立がんセンター	外来化学療法センター
奈良	橿原市	奈良県立医科大学附属病院	乳腺センター
	奈良市	奈良県総合医療センター	集学的がん治療センター
鳥取	米子市	鳥取大学医学部附属病院	がんゲノム医療センター、がんセンター
岡山	岡山市	岡山大学病院	サルコーマセンター、メラノーマセンター、腫瘍センター、乳がん治療・再建センター
	岡山市	NHO 岡山医療センター	がんゲノム医療センター
	岡山市	岡山市立市民病院	血液腫瘍センター
	倉敷市	倉敷中央病院	オンコロジーセンター、外来化学療法センター
広島	広島市	広島市立北部医療センター安佐市民病院	ブレストセンター、通院治療センター
	広島市	広島市立広島市民病院	ブレストケアセンター、通院治療(化学療法)センター
	尾道市	JA 尾道総合病院	化学療法センター
	福山市	NHO 福山医療センター	がんゲノム医療センター、外来化学療法センター、頭頸部腫瘍センター
山口	宇部市	山口大学医学部附属病院	腫瘍センター
愛媛	松山市	愛媛県立中央病院	ＰＥＴセンター、がん治療センター
	松山市	松山赤十字病院	化学療法センター
	東温市	愛媛大学医学部附属病院	ＰＥＴセンター、腫瘍センター、造血細胞移植センター、低侵襲・がん治療センター、乳腺センター
高知	高知市	愛宕病院	脳神経センター(脳卒中センター・頭蓋底外科センター)
	高知市	高知県・高知市病院企業団立高知医療センター	がんセンター
	南国市	高知大学医学部附属病院	ＰＥＴセンター、がんゲノム医療センター、がん治療センター、乳腺センター
福岡	久留米市	古賀病院２１	PET画像診断センター
	大川市	高木病院	化学療法センター
	福岡市	福岡山王病院	ＰＥＴセンター、膵臓内科・神経内分泌腫瘍センター

05 がん関連

都道府県	市区町村	医療機関名	センター名
福岡	福岡市	福岡和白病院	外来化学療法センター
福岡	北九州市	戸畑共立病院	がん治療センター
福岡	北九州市	北九州市立医療センター	外来化学療法センター
長崎	大村市	NHO 長崎医療センター	県央がんセンター
熊本	熊本市	大腸肛門病センター高野病院	がん診療センター
鹿児島	鹿児島市	相良病院	外来化学療法センター
鹿児島	鹿児島市	米盛病院	脳腫瘍センター

がん関連

整形外科関連

06 整形外科関連

都道府県	市区町村	医療機関名	センター名
北海道	釧路市	釧路三慈会病院	内視鏡・人工関節センター
北海道	札幌市	勤医協中央病院	運動器・リウマチセンター
北海道	札幌市	札幌東徳洲会病院	整形外科外傷センター
北海道	札幌市	札幌禎心会病院	手外科センター
北海道	札幌市	五輪橋整形外科病院	人工関節センター
北海道	札幌市	麻生整形外科病院	脊椎外科センター
北海道	帯広市	北斗病院	関節センター
北海道	帯広市	帯広厚生病院	手外科センター
北海道	帯広市	帯広協会病院	スポーツ医学センター
北海道	函館市	函館中央病院	せぼね骨折センター、人工関節センター、脊椎センター
宮城	仙台市	仙台整形外科病院	脊椎脊髄内視鏡手術センター、膝関節センター
宮城	仙台市	泉整形外科病院	手・肘スポーツセンター、脊椎センター
秋田	大館市	秋田労災病院	勤労者脊椎・脊髄治療センター
山形	山形市	山形済生病院	人工関節センター
茨城	日立市	嶋崎病院	人工関節・関節機能再建センター
栃木	鹿沼市	御殿山病院	脊椎外科センター
栃木	日光市	獨協医科大学日光医療センター	脊椎センター
栃木	河内郡上三川町	新上三川病院	関節センター

06 整形外科関連

都道府県	市区町村	医療機関名	センター名
群馬	館林市	慶友整形外科病院	慶友スポーツ医学センター ,慶友外傷センター、慶友胸郭出口症候群センター、慶友肩関節センター、慶友股関節センター、慶友骨関節疾患センター、慶友手の外科センター、慶友人工関節センター、慶友脊椎センター、慶友脊椎内視鏡センター、慶友足の外科センター、慶友痛みセンター、慶友膝関節センター、慶友肘の外科センター
	高崎市	榛名荘病院	脊椎脊髄病センター
	前橋市	善衆会病院	人工関節センター
	利根郡みなかみ町	上牧温泉病院	ひざ治療・人工関節センター
埼玉	さいたま市	埼玉メディカルセンター	人工関節センター
	幸手市	東埼玉総合病院	埼玉脊椎脊髄病センター
	朝霞市	ＴＭＧあさか医療センター	人工関節センター、脊椎内視鏡手術センター
	富士見市	根本外科整形外科	脊椎センター
千葉	旭市	総合病院国保旭中央病院	脊椎・脊髄センター
	浦安市	順天堂大学医学部附属浦安病院	スポーツ医学センター、外傷・再建センター、手外科センター
	香取市	香取おみがわ医療センター	脊椎脊髄センター
	松戸市	松戸市立総合医療センター	人工関節センター、脊椎脊髄センター
	松戸市	新東京病院	手外科外傷センター、膝スポーツ・人工関節センター
	千葉市	千葉メディカルセンター	スポーツ医学センター
	船橋市	船橋整形外科病院	スポーツ医学・関節センター、人工関節センター、脊椎・脊髄センター
東京	江戸川区	江戸川病院	人工関節センター、脊椎センター
	港区	虎の門病院	人工関節センター、脊椎センター
	港区	国際医療福祉大学三田病院	脊椎脊髄センター
	港区	東京慈恵会医科大学附属病院	手外科センター、脊椎・脊髄センター
	新宿区	慶應義塾大学病院	側弯症診療センター
	世田谷区	玉川病院	股関節センター
	千代田区	日本大学病院	整形外科センター
	足立区	苑田第三病院	東京脊椎脊髄病センター
	大田区	牧田総合病院	人工関節センター、脊椎脊髄センター
	大田区	東邦大学医療センター大森病院	人工関節治療センター、脊椎脊髄病診療センター
	中野区	総合東京病院	脊椎脊髄センター

06 整形外科関連

都道府県	市区町村	医療機関名	センター名
東京	中野区	東京警察病院	人工関節センター
	品川区	稲波脊椎・関節病院	スポーツ・関節センター
	文京区	東京医科歯科大学病院	スポーツ医学診療センター
	文京区	順天堂大学医学部附属順天堂医院	スポートロジー・メディカルセンター、脊椎脊髄センター、足の疾患センター
	文京区	東京大学医学部附属病院	人工関節センター、脊椎脊髄センター
	豊島区	東京都立大塚病院	関節疾患治療センター
	目黒区	総合病院厚生中央病院	人工関節センター
	目黒区	東邦大学医療センター大橋病院	脊椎脊髄センター
	青梅市	高木病院	青梅脊椎外科センター、青梅膝関節センター
	武蔵村山市	村山医療センター	手外科センター、人工関節センター、脊椎脊髄センター
神奈川	横浜市	聖マリアンナ医科大学横浜市西部病院	足の外科センター
	横浜市	東戸塚記念病院	人工関節センター、低侵襲脊椎手術センター
	横浜市	横浜市南部病院	人工関節センター
	横浜市	けいゆう病院	人工関節センター、脊柱脊髄センター
	横浜市	横浜市東部病院	運動器センター
	横浜市	平和病院	横浜脊椎脊髄病センター
	横浜市	横浜保土ケ谷中央病院	人工関節センター
	鎌倉市	湘南鎌倉人工関節センター	人工関節センター
	川崎市	聖マリアンナ医科大学病院	人工関節センター、脊椎センター
	川崎市	日本鋼管病院	スポーツ整形外科センター、脊椎外科センター
	川崎市	総合新川橋病院	関節センター、脊椎・脊髄センター
	川崎市	太田総合病院	手外科センター、人工関節センター
	川崎市	新百合ヶ丘総合病院	外傷再建センター
	藤沢市	湘南藤沢徳洲会病院	脊椎センター・脊柱側彎症センター
	平塚市	湘南平塚病院	脊椎センター
新潟	新潟市	亀田第一病院	股関節センター、新潟股関節センター、新潟脊椎外科センター
	新潟市	新潟中央病院	関節外科センター、脊椎・脊髄外科センター
富山	高岡市	高岡病院	人工関節センター
福井	坂井市	春江病院	関節温存・スポーツ整形外科センター、手の外科センター

06 整形外科関連

都道府県	市区町村	医療機関名	センター名
福井	福井市	福井県済生会病院	人工関節センター
長野	松本市	相澤病院	整形外科センター
長野	千曲市	千曲中央病院	人工関節センター
長野	長野市	長野市民病院	四肢外傷・機能再建センター
長野	小県郡長和町	国民健康保険依田窪病院	脊椎センター
静岡	御殿場市	フジ虎ノ門整形外科病院	人工関節センター、脊椎センター
静岡	浜松市	浜松市リハビリテーション病院	スポーツ医学センター
静岡	浜松市	総合病院聖隷浜松病院	骨粗しょう症センター、 手外科・マイクロサージャリーセンター
静岡	浜松市	浜松医療センター	下肢関節再建・人工関節センター
愛知	豊橋市	豊橋市民病院	外傷・マイクロサージャリーセンター
愛知	豊田市	吉田整形外科病院	豊田人工関節・股関節疾患センター
愛知	北名古屋市	名古屋整形外科・人工関節クリニック	人工関節センター
愛知	名古屋市	藤田医科大学ばんたね病院	人工関節センター
愛知	名古屋市	名古屋共立病院	肩・膝・スポーツ関節鏡センター、人工関節センター
愛知	名古屋市	名古屋市立大学医学部附属西部医療センター	脊椎センター
愛知	丹羽郡大口町	さくら総合病院	運動器・形成センター
滋賀	守山市	滋賀県立総合病院	人工関節センター、脊椎・脊髄センター
滋賀	草津市	淡海医療センター	脊椎センター
滋賀	蒲生郡日野町	日野記念病院	滋賀脊椎センター
京都	京都市	洛和会音羽病院	人工関節センター、脊椎センター
京都	京都市	洛和会丸太町病院	関節センター、脊椎センター
京都	京都市	京都医療センター	スポーツ医学センター
大阪	羽曳野市	城山病院	人工関節・膝関節機能再建センター、 低侵襲脊椎センター
大阪	河内長野市	大阪南医療センター	骨・運動器疾患センター
大阪	堺市	清恵会病院	スポーツ関節鏡センター、骨折治療センター、 手外科マイクロサージャリーセンター、 脊椎脊髄センター
大阪	泉佐野市	りんくう総合医療センター	人工関節センター
大阪	大阪狭山市	近畿大学病院	人工関節センター
大阪	大阪市	大阪急性期・総合医療センター	関節リウマチ・バイオサポートセンター、 四肢外傷治療センター、人工関節センター

06 整形外科関連

都道府県	市区町村	医療機関名	センター名
大阪	大阪市	千船病院	関節センター
	大阪市	大阪警察病院	脊椎・脊髄センター
	大阪市	大阪市立総合医療センター	外傷センター、人工関節センター、側弯症センター
	大阪市	淀川キリスト教病院	人工関節センター
	大阪市	大阪整形外科病院	スポーツ医学センター、人工関節センター、脊椎・脊髄病センター
	大阪市	大阪中央病院	AIロボティックス人工関節センター
	大阪市	富永病院	人工関節センター
	八尾市	東朋八尾病院	人工関節センター
兵庫	尼崎市	尼崎中央病院	股関節センター
	伊丹市	市立伊丹病院	人工関節センター、脊椎外科センター
	加古川市	兵庫県立加古川医療センター	骨粗鬆症センター、脊椎外科センター
	加古川市	甲南加古川病院	人工関節センター
	神戸市	北須磨病院	脊椎・腰痛センター
	西宮市	西宮渡辺病院	人工関節センター、脊椎センター
	明石市	明石医療センター	ヒップフラクチャーセンター
奈良	橿原市	奈良県立医科大学附属病院	玉井進記念四肢外傷センター
	橿原市	大和橿原病院	人工関節センター
	生駒市	白庭病院	関節センター、脊椎センター
和歌山	田辺市	田辺中央病院	人工関節センター
	和歌山市	和歌山労災病院	脊椎センター
鳥取	米子市	鳥取大学医学部附属病院	スポーツ医科学センター
島根	松江市	玉造病院	人工関節センター、脊椎外科センター
岡山	岡山市	岡山旭東病院	スポーツ・関節外科センター
	岡山市	岡山大学病院	運動機能疼痛センター
	岡山市	岡山市立市民病院	人工関節センター
	倉敷市	倉敷中央病院	肩関節センター、手外科・四肢外傷センター、人工関節・関節機能再建センター、脊椎センター
広島	呉市	NHO 呉医療センター	骨運動器センター、人工関節センター
	広島市	広島市立北部医療センター安佐市民病院	整形外科・顕微鏡脊椎脊髄センター
	広島市	ヒロシマ平松病院	脊椎脊髄センター

06 整形外科関連

都道府県	市区町村	医療機関名	センター名
広島	廿日市市	JA 廣島総合病院	脊椎・脊髄センター
	福山市	NHO 福山医療センター	脊椎・人工関節センター
山口	防府市	米沢記念桑陽病院	脊椎・脊髄病センター
	防府市	山口県立総合医療センター	手外科センター、人工関節センター
愛媛	東温市	愛媛大学医学部附属病院	人工関節センター、脊椎センター
高知	高知市	近森病院	外傷センター
	南国市	高知大学医学部附属病院	脊椎脊髄センター
福岡	久留米市	古賀病院２１	整形外科センター
	八女市	川崎病院	関節症センター、手外科センター
	福岡市	福岡山王病院	関節外科センター
	福岡市	福岡和白病院	人工関節センター
	北九州市	北九州総合病院	重度四肢外傷センター、人工関節センター
	北九州市	北九州市立医療センター	肩肘関節・スポーツ障害センター
熊本	上益城郡嘉島町	リハビリテーションセンター熊本回生会病院	スポーツメディカルセンター
鹿児島	肝属郡肝付町	春陽会中央病院	人工関節センター、脊椎センター
	鹿児島市	米盛病院	骨粗鬆症センター、人工股関節センター、人工膝関節センター

07 リウマチ・膠原病関連

都道府県	市区町村	医療機関名	センター名
群馬	館林市	慶友整形外科病院	慶友リウマチセンター
	高崎市	井上病院	リウマチセンター
千葉	旭市	総合病院国保旭中央病院	アレルギーリウマチセンター
	浦安市	順天堂大学医学部附属浦安病院	膠原病・リウマチセンター
	松戸市	松戸市立総合医療センター	リウマチ膠原病センター
東京	大田区	東邦大学医療センター大森病院	リウマチ膠原病センター
神奈川	横浜市	横浜市立大学附属市民総合医療センター	リウマチ膠原病センター
静岡	浜松市	総合病院聖隷浜松病院	リウマチセンター
愛知	名古屋市	名古屋市立大学医学部附属東部医療センター	リウマチ・骨粗鬆症センター
	名古屋市	中京病院	膠原病リウマチセンター

07 リウマチ・膠原病関連

都道府県	市区町村	医療機関名	センター名
京都	京都市	京都大学医学部附属病院	リウマチセンター
	京都市	洛和会丸太町病院	リウマチセンター
	京都市	武田総合病院	リウマチセンター
大阪	堺市	清恵会病院	リウマチ人工関節センター
	大阪狭山市	近畿大学病院	リウマチセンター
	大阪市	大阪急性期・総合医療センター	関節リウマチ・バイオサポートセンター
	大阪市	大阪市立総合医療センター	リウマチセンター
	大阪市	淀川キリスト教病院	リウマチセンター
兵庫	加古川市	兵庫県立加古川医療センター	リウマチ膠原病センター
	神戸市	神戸大学医学部附属病院	リウマチセンター
	神戸市	神鋼記念病院	膠原病リウマチセンター
	西宮市	西宮渡辺病院	リウマチ・膠原病センター
愛媛	松山市	松山赤十字病院	リウマチ膠原病センター
高知	南国市	高知大学医学部附属病院	リウマチセンター
大分	大分市	明野中央病院	骨・かんせつ・リウマチセンター

08 糖尿病・内分泌・代謝関連

都道府県	市区町村	医療機関名	センター名
北海道	札幌市	勤医協中央病院	糖尿病内分泌・腎臓病センター
山形	山形市	山形市立病院済生館	地域糖尿病センター
埼玉	幸手市	東埼玉総合病院	地域糖尿病センター
東京	江戸川区	江戸川病院	糖尿病センター
	港区	虎の門病院	内分泌センター
	新宿区	慶應義塾大学病院	糖尿病先制医療センター
	千代田区	日本大学病院	糖尿病・肥満症治療センター
	大田区	東邦大学医療センター大森病院	糖尿病・代謝・内分泌センター
	中野区	総合東京病院	糖尿病センター
神奈川	横浜市	昭和大学横浜市北部病院	甲状腺センター
	海老名市	海老名総合病院	糖尿病センター

08 糖尿病・内分泌・代謝関連

都道府県	市区町村	医療機関名	センター名
神奈川	川崎市	聖マリアンナ医科大学病院	内分泌疾患センター
	川崎市	新百合ヶ丘総合病院	糖尿病センター
富山	射水市	真生会富山病院	糖尿病センター
	富山市	富山大学附属病院	糖尿病センター
福井	坂井市	春江病院	糖尿病センター
長野	松本市	相澤病院	糖尿病センター
	長野市	長野市民病院	糖尿病・腎センター
愛知	岡崎市	岡崎市民病院	糖尿病センター
	名古屋市	中京病院	糖尿病センター
滋賀	草津市	淡海医療センター	糖尿病センター
京都	京都市	洛和会音羽病院	糖尿病・内分泌・生活習慣病センター
	京都市	京都医療センター	糖尿病センター、内分泌・甲状腺・高血圧センター
	京都市	武田総合病院	糖尿病センター、内分泌センター
大阪	堺市	清恵会病院	糖尿病・生活習慣病センター
	大阪市	大阪公立大学医学部附属病院	生活習慣病・糖尿病センター
	大阪市	大阪急性期・総合医療センター	糖尿病・生活習慣病センター
	大阪市	千船病院	肥満・糖尿病内分泌センター
	大阪市	大阪市立総合医療センター	糖尿病・内分泌センター
	池田市	市立池田病院	生活習慣病・糖尿病センター
	八尾市	八尾市立病院	糖尿病センター
	箕面市	箕面市立病院	糖尿病センター
	和泉市	府中病院	糖尿病センター
兵庫	伊丹市	市立伊丹病院	糖尿病センター
	加古川市	兵庫県立加古川医療センター	生活習慣病センター
	西宮市	西宮市立中央病院	糖尿病センター
岡山	岡山市	岡山大学病院	糖尿病センター、内分泌センター
	倉敷市	倉敷中央病院	糖尿病・内分泌代謝センター
広島	広島市	広島市立北部医療センター安佐市民病院	糖尿病センター
	廿日市市	JA 廣島総合病院	糖尿病センター

08 糖尿病・内分泌・代謝関連

都道府県	市区町村	医療機関名	センター名
愛媛	松山市	愛媛県立中央病院	腎糖尿病センター
高知	南国市	高知大学医学部附属病院	糖尿病センター
福岡	北九州市	北九州市立医療センター	糖尿病センター
沖縄	那覇市	大浜第一病院	糖尿病センター

09 腎・泌尿器・透析関連

都道府県	市区町村	医療機関名	センター名
北海道	旭川市	北彩都病院	血液浄化センター
	旭川市	旭川医科大学病院	透析センター
	札幌市	坂泌尿器科病院	尿路結石治療センター
	札幌市	北海道泌尿器科記念病院	尿失禁・女性泌尿器科外来（センター）
	札幌市	北海道がんセンター	前立腺センター
	札幌市	恵佑会札幌病院	透析センター
	函館市	北美原クリニック	人工透析センター
	北見市	小林病院	前立腺センター、排尿機能センター
岩手	盛岡市	岩手県立中央病院	腎センター
茨城	水戸市	水戸済生会総合病院	血液浄化センター
	土浦市	総合病院土浦協同病院	血液浄化センター
栃木	那須塩原市	国際医療福祉大学病院	腎・尿管結石破砕センター、透析センター
群馬	前橋市	前橋病院	透析センター
埼玉	戸田市	戸田中央総合病院	腎センター
	志木市	ＴＭＧ宗岡中央病院	人工透析センター
	上尾市	上尾中央総合病院	泌尿器内視鏡・結石治療センター
千葉	旭市	総合病院国保旭中央病院	透析センター
	浦安市	順天堂大学医学部附属浦安病院	血液浄化センター
	佐倉市	東邦大学医療センター佐倉病院	泌尿器腹腔鏡センター
	千葉市	千葉県がんセンター	前立腺センター
東京	江戸川区	江戸川病院	腎移植透析統括センター、 生活習慣病ＣＫＤセンター
	江戸川区	森山記念病院	人工透析センター

09 腎・泌尿器・透析関連

都道府県	市区町村	医療機関名	センター名
東京	港区	虎の門病院	前立腺センター、尿路結石センター、泌尿器ロボットセンター
東京	港区	国際医療福祉大学三田病院	尿路結石破砕治療センター
東京	新宿区	東京女子医科大学病院	前立腺腫瘍センター
東京	新宿区	東京医科大学病院	人工透析センター
東京	世田谷区	玉川病院	透析センター
東京	大田区	東京蒲田病院	透析センター
東京	大田区	牧田総合病院	血液浄化センター
東京	大田区	東邦大学医療センター大森病院	腎センター、尿路再建センター
東京	中野区	東京警察病院	前立腺がん治療センター
東京	板橋区	東京腎泌尿器センター大和病院	結石破砕センター、血液浄化療法センター、前立腺センター
東京	文京区	東京医科歯科大学病院	腎・膀胱・前立腺がんセンター
東京	豊島区	東京都立大塚病院	尿路結石センター
東京	練馬区	順天堂大学医学部附属練馬病院	血液浄化センター
東京	稲城市	稲城市立病院	腎センター
東京	三鷹市	東京国際大堀病院	腎尿管結石センター
東京	東大和市	東大和病院	透析センター
東京	武蔵野市	武蔵野赤十字病院	透析センター
東京	福生市	公立福生病院	腎センター
神奈川	横浜市	横浜旭中央総合病院	血液浄化療法センター
神奈川	横浜市	神奈川県立がんセンター	前立腺センター
神奈川	横浜市	けいゆう病院	血液浄化センター
神奈川	横浜市	昭和大学藤が丘病院	透析センター
神奈川	横浜市	横浜市東部病院	前立腺治療センター
神奈川	鎌倉市	大船中央病院	前立腺がんセンター
神奈川	厚木市	厚木市立病院	血液浄化センター
神奈川	川崎市	川崎幸病院	泌尿器内視鏡治療センター
神奈川	川崎市	虎の門病院分院	腎センター
神奈川	川崎市	川崎市立多摩病院	腎センター
神奈川	川崎市	関東労災病院	血液浄化センター

09 腎・泌尿器・透析関連

都道府県	市区町村	医療機関名	センター名
神奈川	川崎市	新百合ヶ丘総合病院	血液浄化療法センター、尿路結石破砕治療センター
	藤沢市	湘南藤沢徳洲会病院	腎臓病センター
新潟	長岡市	長岡中央綜合病院	透析センター
富山	高岡市	高岡病院	血液浄化療法センター
	射水市	真生会富山病院	腎透析センター
福井	福井市	福井赤十字病院	腎センター
	福井市	福井県済生会病院	血液浄化療法センター
長野	松本市	松本市立病院	腎透析センター
	松本市	相澤病院	腎臓病・透析センター
岐阜	関市	中濃厚生病院	人工透析センター
静岡	熱海市	国際医療福祉大学熱海病院	血液浄化センター
	磐田市	磐田市立総合病院	腎センター
	浜松市	総合病院聖隷浜松病院	腎センター
愛知	岡崎市	岡崎市民病院	血液浄化センター
	小牧市	小牧市民病院	結石破砕センター、血液浄化センター、腎移植センター、排尿ケアセンター
	名古屋市	日本赤十字社愛知医療センター名古屋第一病院	心・腎・内分泌センター、透析センター
	名古屋市	中京病院	腎臓病センター、透析センター
	丹羽郡大口町	さくら総合病院	腎・尿路疾患センター、腎臓・糖尿病内分泌・総合内科センター、透析センター
三重	津市	遠山病院	透析センター
	鈴鹿市	村瀬病院	透析センター
滋賀	近江八幡市	近江八幡市立総合医療センター	腎臓センター
京都	京都市	洛和会音羽病院	透析センター
	京都市	武田総合病院	透析センター、尿路結石治療センター
大阪	河内長野市	大阪南医療センター	血液浄化センター
	高槻市	大阪医科薬科大学病院	血液浄化センター
	堺市	清恵会病院	血液浄化センター
	吹田市	大阪府済生会吹田病院	前立腺がんセンター、透析センター
	大阪市	大阪公立大学医学部附属病院	腎・泌尿器センター
	大阪市	大阪急性期・総合医療センター	腎(透析)センター、前立腺がん治療センター

09 腎・泌尿器・透析関連

都道府県	市区町村	医療機関名	センター名
大阪	大阪市	千船病院	腎センター
	大阪市	大阪警察病院	前立腺がん治療センター
	大阪市	大阪市立総合医療センター	腎センター
	池田市	市立池田病院	結石治療センター、人工透析センター
	枚方市	関西医科大学附属病院	腎センター
	枚方市	佐藤病院	前立腺センター
	和泉市	府中病院	人工透析センター
兵庫	加古川市	兵庫県立加古川医療センター	血液浄化センター
	神戸市	神戸大学医学部附属病院	腎・血液浄化センター
奈良	橿原市	大和橿原病院	人工透析センター
	大和高田市	大和高田市立病院	人工透析センター
鳥取	米子市	鳥取大学医学部附属病院	腎センター
島根	松江市	松江赤十字病院	透析センター
岡山	岡山市	NHO 岡山医療センター	透析センター
	倉敷市	倉敷中央病院	人工透析センター
広島	広島市	広島市立広島市民病院	人工腎臓センター
愛媛	松山市	愛媛県立中央病院	腎糖尿病センター
	松山市	松山赤十字病院	腎センター
高知	高知市	近森病院	腎・透析センター
	高知市	高知高須病院	人工透析センター
福岡	久留米市	古賀病院２１	血液浄化センター
	大川市	高木病院	腎・透析センター
	福岡市	福岡山王病院	血液透析センター
	福岡市	福岡和白病院	人工透析センター
	北九州市	小倉記念病院	腎センター
佐賀	伊万里市	前田病院	透析腎センター
鹿児島	鹿児島市	今村総合病院	腎センター、透析センター、尿路結石治療センター
沖縄	那覇市	大浜第一病院	透析センター

10 睡眠障害関連

都道府県	市区町村	医療機関名	センター名
千葉	松戸市	新東京病院	睡眠センター
東京	大田区	東邦大学医療センター大森病院	睡眠時呼吸障害センター
	文京区	東京医科歯科大学病院	快眠センター
	文京区	順天堂大学医学部附属順天堂医院	睡眠・呼吸障害センター
神奈川	川崎市	太田総合病院	睡眠障害センター
石川	河北郡内灘町	金沢医科大学病院	睡眠医学センター
長野	松本市	相澤病院	睡眠時無呼吸治療センター
愛知	名古屋市	藤田医科大学ばんたね病院	睡眠健康センター
大阪	大阪市	大阪公立大学医学部附属病院	睡眠センター
兵庫	神戸市	神戸大学医学部附属病院	睡眠呼吸管理センター
愛媛	東温市	愛媛大学医学部附属病院	睡眠医療センター
福岡	福岡市	福岡山王病院	てんかん・すいみんセンター

11 放射線治療・画像診断関連

都道府県	市区町村	医療機関名	センター名
北海道	札幌市	札幌東徳洲会病院	画像・IVRセンター
	札幌市	札幌禎心会病院	放射線治療センター
宮城	仙台市	東北大学病院	高精度適応放射線治療センター
栃木	那須塩原市	国際医療福祉大学病院	放射線治療センター
群馬	前橋市	群馬大学医学部附属病院	重粒子線医学センター
千葉	鴨川市	亀田総合病院	放射線治療センター
	市原市	帝京大学ちば総合医療センター	IVRセンター
東京	中野区	総合東京病院	放射線治療センター
	武蔵野市	武蔵野赤十字病院	高精度放射線治療センター
神奈川	横浜市	神奈川県立がんセンター	重粒子線治療センター
	横浜市	横浜市東部病院	放射線治療センター
	鎌倉市	大船中央病院	放射線治療センター
	川崎市	川崎幸病院	放射線治療センター
	川崎市	新百合ヶ丘総合病院	サイバーナイフセンター、高度放射線治療センター

11 放射線治療・画像診断関連

都道府県	市区町村	医療機関名	センター名
福井	福井市	福井県済生会病院	画像診断センター、放射線治療センター
静岡	静岡市	静岡市立静岡病院	放射線画像診断センター
	磐田市	磐田市立総合病院	画像診断センター、放射線治療センター
	浜松市	すずかけセントラル病院	放射線治療センター
	駿東郡長泉町	静岡県立静岡がんセンター	放射線・陽子線治療センター
愛知	名古屋市	名古屋共立病院	名古屋放射線外科センター
	名古屋市	名古屋市立大学医学部附属西部医療センター	放射線診療センター、陽子線治療センター
	丹羽郡大口町	さくら総合病院	放射線診断治療センター
滋賀	守山市	滋賀県立総合病院	放射線治療センター
	草津市	淡海医療センター	放射線診療センター
京都	宇治市	宇治武田病院	放射線治療センター
	京都市	洛西シミズ病院	ガンマナイフセンター
	京都市	京都医療センター	放射線治療センター
大阪	河内長野市	大阪南医療センター	IVRセンター
	高槻市	大阪医科薬科大学病院	放射線治療センター
	堺市	ベルランド総合病院	中央放射線センター
	吹田市	大阪府済生会吹田病院	IVRセンター
	大阪市	大阪公立大学医学部附属病院	高精度放射線治療センター
	大阪市	大阪急性期・総合医療センター	IVRセンター
	大阪市	富永病院	ガンマナイフセンター
	池田市	市立池田病院	放射線治療センター
兵庫	神戸市	神戸市立医療センター中央市民病院	血液造影・IVRセンター、放射線治療センター
	神戸市	神戸大学医学部附属病院	IVRセンター
	神戸市	神鋼記念病院	放射線センター
	姫路市	姫路医療センター	高精度放射線治療センター
奈良	橿原市	奈良県立医科大学附属病院	IVRセンター、総合画像診断センター
	大和高田市	大和高田市立病院	放射線治療センター
	天理市	高井病院	IVRセンター、高清会陽子線治療センター
岡山	岡山市	岡山旭東病院	サイバーナイフセンター

11 放射線治療・画像診断関連

都道府県	市区町村	医療機関名	センター名
岡山	岡山市	岡山大学病院	IVRセンター
	岡山市	岡山市立市民病院	IVRセンター
	倉敷市	倉敷中央病院	画像診断センター、放射線治療センター
広島	福山市	NHO 福山医療センター	画像センター
愛媛	松山市	愛媛県立中央病院	画像センター
高知	南国市	高知大学医学部附属病院	画像下治療(IVR)センター
福岡	久留米市	久留米大学病院	放射線腫瘍センター
	久留米市	古賀病院２１	放射線治療センター
	大川市	高木病院	放射線治療センター
	福岡市	福岡山王病院	放射線センター
	福岡市	福岡和白病院	ガンマナイフセンター、放射線診断・治療センター
	北九州市	戸畑共立病院	画像診断センター
熊本	荒尾市	荒尾市民病院	放射線治療センター
大分	大分市	大分岡病院	大分サイバーナイフがん治療センター
鹿児島	鹿児島市	相良病院	放射線治療センター、放射線診断センター
	鹿児島市	厚地脳神経外科病院	ガンマナイフセンター

12 ロボット手術関連

都道府県	市区町村	医療機関名	センター名
北海道	札幌市	恵佑会札幌病院	ロボット・内視鏡外科センター
群馬	高崎市	黒沢病院	腹腔鏡・ロボット手術センター
埼玉	上尾市	上尾中央総合病院	ロボット手術センター
千葉	松戸市	千葉西総合病院	ロボット手術センター
	松戸市	新東京病院	消化器がん腹腔鏡・ロボット手術センター
東京	港区	虎の門病院	ロボット手術センター
	新宿区	東京医科大学病院	ロボット手術支援センター
	板橋区	東京腎泌尿器センター大和病院	ロボット手術センター
	三鷹市	東京国際大堀病院	ロボット手術センター
神奈川	横浜市	横浜市東部病院	ロボット手術センター

12 ロボット手術関連

都道府県	市区町村	医療機関名	センター名
神奈川	川崎市	新百合ヶ丘総合病院	ロボット手術(ダヴィンチ)センター
富山	富山市	富山大学附属病院	ロボット手術センター
長野	長野市	長野市民病院	ロボット手術センター
静岡	浜松市	総合病院聖隷浜松病院	ロボット手術センター
愛知	岡崎市	岡崎市民病院	ロボット手術支援センター
滋賀	近江八幡市	近江八幡市立総合医療センター	ロボット手術センター
大阪	大阪市	大阪市立総合医療センター	ロボット支援手術センター
	豊中市	豊中敬仁会病院	内視鏡ロボット手術センター
	和泉市	府中病院	ロボット手術センター
兵庫	神戸市	神戸市立医療センター中央市民病院	ロボット手術センター
	明石市	明石医療センター	ロボット手術・低侵襲手術支援センター
広島	広島市	広島市立北部医療センター安佐市民病院	ロボット手術センター
福岡	北九州市	北九州総合病院	ロボット手術センター

13 女性・小児・周産期・生殖関連

都道府県	市区町村	医療機関名	センター名
北海道	旭川市	旭川医科大学病院	周産母子センター
	札幌市	北海道泌尿器科記念病院	小児・夜尿症外来(センター)
	帯広市	北斗病院	こども総合センター
	函館市	函館中央病院	ＮＩＣＵ・ＧＣＵセンター、周産期センター
岩手	盛岡市	岩手県立中央病院	小児・周産期センター
宮城	仙台市	東北大学病院	総合周産期母子医療センター
山形	山形市	山形済生病院	周産期医療センター
茨城	水戸市	水戸済生会総合病院	総合周産期母子医療センター
	土浦市	総合病院土浦協同病院	総合周産期母子医療センター
栃木	大田原市	那須赤十字病院	周産期センター
	那須塩原市	国際医療福祉大学病院	あかちゃんセンター、バースセンター、リプロダクションセンター、周産期センター
埼玉	さいたま市	自治医科大学附属さいたま医療センター	周産期母子医療センター
	さいたま市	さいたま赤十字病院	総合周産期母子医療センター(埼玉県立小児医療センター・さいたま赤十字病院共同)

13 女性・小児・周産期・生殖関連

都道府県	市区町村	医療機関名	センター名
千葉	旭市	総合病院国保旭中央病院	地域周産期母子医療センター
千葉	浦安市	順天堂大学医学部附属浦安病院	リプロダクションセンター、周産期母子医療センター
千葉	鴨川市	亀田総合病院	ARTセンター、周産期母子医療センター
千葉	佐倉市	東邦大学医療センター佐倉病院	リプロダクションセンター、地域周産期母子医療センター
千葉	松戸市	松戸市立総合医療センター	周産期母子医療センター、小児医療センター
千葉	千葉市	千葉メディカルセンター	不妊治療センター
千葉	柏市	辻仲病院柏の葉	骨盤臓器脱センター
東京	江東区	昭和大学江東豊洲病院	こどもセンター、周産期センター
東京	港区	虎の門病院	リプロダクションセンター
東京	港区	国際医療福祉大学三田病院	女性腫瘍センター
東京	港区	東京慈恵会医科大学附属病院	母子医療センター
東京	港区	山王病院	女性医療センター
東京	新宿区	東京女子医科大学病院	女性排尿障害センター、母子総合医療センター
東京	新宿区	慶應義塾大学病院	リプロダクションセンター、周産期・小児医療センター、小児頭蓋顔面センター、母斑症センター
東京	新宿区	東京医科大学病院	地域周産期母子医療センター
東京	千代田区	日本大学病院	レディースセンター
東京	大田区	東邦大学医療センター大森病院	リプロダクションセンター、小児医療センター、総合周産期母子医療センター
東京	中野区	総合東京病院	小児脳神経外科センター
東京	文京区	東京医科歯科大学病院	周産期母子医療センター
東京	文京区	順天堂大学医学部附属順天堂医院	周産期センター、女性低侵襲外科・リプロダクションセンター
東京	文京区	東京大学医学部附属病院	女性骨盤センター(骨盤臓器脱)
東京	練馬区	順天堂大学医学部附属練馬病院	小児・AYA世代ボーンヘルスケアセンター、小児周産期医療センター
東京	武蔵野市	武蔵野赤十字病院	地域周産期母子医療センター
神奈川	横浜市	けいゆう病院	小児アレルギーセンター
神奈川	横浜市	昭和大学藤が丘病院	こどもセンター
神奈川	横浜市	横浜市東部病院	こどもセンター、レディースセンター
神奈川	横浜市	昭和大学横浜市北部病院	こどもセンター、女性骨盤底センター
神奈川	横浜市	横浜市立大学附属市民総合医療センター	小児総合医療センター、生殖医療センター、総合周産期母子医療センター
神奈川	海老名市	海老名総合病院	マタニティセンター

13 女性・小児・周産期・生殖関連

都道府県	市区町村	医療機関名	センター名
神奈川	川崎市	新百合ヶ丘総合病院	リプロダクションセンター、低侵襲婦人科手術センター
神奈川	藤沢市	藤沢市民病院	こども診療センター
富山	高岡市	高岡病院	周産期母子センター
富山	富山市	富山大学附属病院	こども医療センター
石川	河北郡内灘町	金沢医科大学病院	女性総合医療センター
福井	福井市	福井赤十字病院	地域周産期母子医療センター
福井	福井市	福井県済生会病院	周産期センター、女性診療センター
山梨	甲府市	山梨県立中央病院	周産期センター、周産期遺伝子診療センター、小児循環器病センター
長野	長野市	長野市民病院	子どものこころ発達医療センター、生殖医療センター
静岡	磐田市	磐田市立総合病院	周産期母子医療センター
静岡	浜松市	総合病院聖隷浜松病院	リプロダクションセンター、総合周産期母子医療センター
静岡	浜松市	浜松医療センター	周産期センター
愛知	岡崎市	岡崎市民病院	小児総合センター
愛知	小牧市	小牧市民病院	生殖医療センター
愛知	瀬戸市	公立陶生病院	周産期母子センター
愛知	名古屋市	日本赤十字社愛知医療センター名古屋第一病院	バースセンター、産婦人科センター、女性センター、小児医療センター、総合周産期母子医療センター
愛知	名古屋市	中京病院	中京こどもハートセンター
愛知	名古屋市	名古屋市立大学医学部附属西部医療センター	周産期医療センター、女性腫瘍センター、小児医療センター
愛知	丹羽郡大口町	さくら総合病院	女性疾患センター
滋賀	草津市	淡海医療センター	周産期センター
京都	京都市	京都大学医学部附属病院	こども医療センター、高度生殖医療センター、児童思春期こころの相談センター、総合周産期母子医療センター
京都	京都市	洛和会音羽病院	産婦人科腹腔鏡手術センター、総合女性医学健康センター
京都	京都市	京都医療センター	新生児センター
大阪	羽曳野市	大阪はびきの医療センター	乳腺センター
大阪	河内長野市	大阪南医療センター	成育医療センター
大阪	高槻市	大阪医科薬科大学病院	周産期センター、小児医療センター
大阪	堺市	ベルランド総合病院	周産期母子センター、乳腺センター
大阪	吹田市	大阪府済生会吹田病院	周産期センター

13 女性・小児・周産期・生殖関連

都道府県	市区町村	医療機関名	センター名
大阪	大阪狭山市	近畿大学病院	地域周産期母子医療センター
大阪	大阪市	大阪公立大学医学部附属病院	地域周産期母子医療センター
大阪	大阪市	大阪急性期・総合医療センター	子宮筋腫治療センター、子宮脱治療センター、小児医療センター、生殖医療センター、乳がん治療・乳房再建センター
大阪	大阪市	千船病院	地域周産期母子医療センター
大阪	大阪市	大阪国際がんセンター	乳腺センター
大阪	大阪市	大阪警察病院	ウロギネセンター
大阪	大阪市	大阪市立総合医療センター	ウィメンズセンター、ブレストセンター、小児医療センター、総合周産期母子医療センター
大阪	大阪市	淀川キリスト教病院	周産期母子医療センター
大阪	池田市	市立池田病院	乳腺・乳房再建センター
大阪	枚方市	関西医科大学附属病院	小児医療センター、生殖医療センター、総合周産期母子医療センター
大阪	和泉市	府中病院	乳腺センター
兵庫	神戸市	神戸市立医療センター中央市民病院	総合周産期母子医療センター
兵庫	神戸市	神戸大学医学部附属病院	小児医療センター、総合周産期母子医療センター
兵庫	神戸市	神鋼記念病院	乳腺センター
兵庫	姫路市	姫路赤十字病院	周産期母子医療センター、小児センター
奈良	橿原市	奈良県立医科大学附属病院	メディカルバースセンター、小児センター、総合周産期母子医療センター、乳腺センター
奈良	奈良市	奈良県総合医療センター	周産期母子医療センター
鳥取	米子市	鳥取大学医学部附属病院	総合周産期母子医療センター
島根	松江市	松江赤十字病院	周産期センター
岡山	岡山市	岡山大学病院	小児医療センター、小児頭蓋顔面形成センター、乳がん治療・再建センター
岡山	岡山市	岡山市立市民病院	マタニティセンター
岡山	倉敷市	倉敷中央病院	総合周産期母子医療センター
広島	広島市	広島市立北部医療センター安佐市民病院	ブレストセンター、レディスケアセンター
広島	広島市	広島市立広島市民病院	ブレストケアセンター、総合周産期母子医療センター
広島	尾道市	JA 尾道総合病院	地域周産期母子医療センター
広島	福山市	NHO 福山医療センター	小児医療センター、新生児センター
山口	防府市	山口県立総合医療センター	総合周産期母子医療センター
愛媛	松山市	愛媛県立中央病院	小児医療センター、総合周産期母子医療センター

13 女性・小児・周産期・生殖関連

都道府県	市区町村	医療機関名	センター名
愛媛	松山市	松山赤十字病院	成育医療センター
愛媛	東温市	愛媛大学医学部附属病院	移行期・成人先天性心疾患センター、リプロダクションセンター(不妊症治療)、周産母子センター、小児総合医療センター、乳腺センター
福岡	大川市	高木病院	不妊センター
福岡	福岡市	福岡山王病院	バースセンター
福岡	北九州市	北九州市立医療センター	総合周産期母子医療センター
鹿児島	鹿児島市	いまきいれ総合病院	新生児フォローアップセンター
沖縄	那覇市	大浜第一病院	女性腹腔鏡センター

14 皮膚・眼・耳関連 その他

都道府県	市区町村	医療機関名	センター名
北海道	札幌市	斗南病院	血管腫・脈管奇形センター
北海道	札幌市	札幌禎心会病院	聴覚・めまい医療センター、低侵襲治療センター
北海道	札幌市	北海道がんセンター	高度先進内視鏡外科センター
北海道	札幌市	柏葉脳神経外科病院	先端医療研究センター
北海道	帯広市	北斗病院	リンパ浮腫センター、精密医療センター、地域包括ケア推進センター、難聴・耳手術センター
岩手	盛岡市	岩手県立中央病院	病理診断センター
宮城	仙台市	仙台厚生病院	鏡視下手術センター、集中治療センター
茨城	つくば市	筑波胃腸病院	短期滞在手術・内視鏡センター
茨城	つくば市	筑波記念病院	内視鏡外科センター
茨城	土浦市	総合病院土浦協同病院	造血幹細胞移植センター
栃木	大田原市	那須赤十字病院	低侵襲治療センター
栃木	那須塩原市	国際医療福祉大学病院	歯科口腔外科センター
群馬	館林市	慶友整形外科病院	慶友健康寿命延伸センター
群馬	前橋市	前橋病院	外科・腹腔鏡外科センター
埼玉	さいたま市	さいたま赤十字病院	移植センター(埼玉県立小児医療センター・さいたま赤十字病院共同)
埼玉	上尾市	上尾中央総合病院	フットケアセンター
千葉	旭市	総合病院国保旭中央病院	こころの医療センター、感染症センター、地域医療センター
千葉	鴨川市	亀田総合病院	リンパ浮腫センター、光学診療センター

14 皮膚・眼・耳関連 その他

都道府県	市区町村	医療機関名	センター名
千葉	市原市	帝京大学ちば総合医療センター	ペインセンター
千葉	松戸市	新東京病院	創傷治療センター
千葉	千葉市	ＱＳＴ病院	国際治療センター（外国からの症例対応）
千葉	船橋市	船橋市立医療センター	リエゾンセンター
千葉	船橋市	千葉徳洲会病院	日帰り手術センター
千葉	柏市	辻仲病院柏の葉	漢方未病治療センター
東京	江戸川区	森山記念病院	頭蓋底腫瘍センター
東京	江東区	昭和大学江東豊洲病院	内科系診療センター
東京	港区	虎の門病院	造血細胞移植後長期フォローアップセンター、聴覚センター
東京	港区	国際医療福祉大学三田病院	聴覚人工内耳センター、頭蓋底外科センター
東京	港区	東京慈恵会医科大学附属病院	超音波センター、鼻中隔外鼻クリニック
東京	新宿区	慶應義塾大学病院	アレルギーセンター、性分化疾患センター、臓器移植センター
東京	新宿区	東京医科大学病院	レーザー治療センター、外来エコーセンター、口唇口蓋裂センター、細胞・再生医療センター、聴覚・人工内耳センター
東京	千代田区	日本大学病院	アイセンター、脳腫瘍・頭蓋底センター
東京	大田区	東京蒲田病院	サブアキュートセンター
東京	大田区	牧田総合病院	高気圧酸素治療センター
東京	大田区	東邦大学医療センター大森病院	メンタルヘルスセンター、先端健康解析センター、総合診療・急病センター
東京	大田区	池上総合病院	低侵襲医療センター
東京	中野区	総合東京病院	ペイン緩和センター、形成・美容外科センター、口唇口蓋裂センター
東京	文京区	東京医科歯科大学病院	MEセンター、アレルギー疾患先端治療センター、オーラルヘルスセンター、コロナ外来診療センター、メンタルヘルス・リエゾンセンター、先端近視センター、低侵襲医療センター、輸血・細胞治療センター
東京	文京区	順天堂大学医学部附属順天堂医院	気分障害センター、超音波センター、病理診断センター
東京	文京区	東京大学医学部附属病院	マルファン症候群センター
東京	昭島市	東京西徳洲会病院	DSセンター
神奈川	横須賀市	横須賀市立うわまち病院	低侵襲手術センター
神奈川	横浜市	聖マリアンナ医科大学横浜市西部病院	めまいセンター
神奈川	横浜市	横浜市南部病院	顎変形症・矯正センター

14 皮膚・眼・耳関連 その他

都道府県	市区町村	医療機関名	センター名
神奈川	横浜市	けいゆう病院	網膜硝子体センター
神奈川	横浜市	昭和大学藤が丘病院	口唇口蓋裂センター
神奈川	横浜市	横浜市東部病院	こころのケアセンター、フットケア治療センター、感覚器・口腔外科センター、総合診療センター
神奈川	横浜市	昭和大学横浜市北部病院	メンタルケアセンター
神奈川	横浜市	横浜市立大学附属市民総合医療センター	精神医療センター
神奈川	藤沢市	湘南藤沢徳洲会病院	痛みセンター
富山	射水市	真生会富山病院	アイセンター(眼科)
富山	富山市	富山大学附属病院	ジェンダーセンター、総合感染症センター、痛みセンター
石川	河北郡内灘町	金沢医科大学病院	再生医療センター、耳鼻咽喉・頭頸部甲状腺センター、摂食・嚥下センター、総合医療センター
福井	福井市	福井県済生会病院	めまい・難聴センター、日帰り手術センター
福井	吉田郡永平寺町	福井大学医学部附属病院	頭頸部センター
長野	松本市	相澤病院	口腔病センター
長野	諏訪市	諏訪赤十字病院	鏡視下手術センター
長野	長野市	長野市民病院	フットケアセンター、地域包括ケアセンター
岐阜	大垣市	大垣市民病院	内視鏡外科センター
静岡	磐田市	磐田市立総合病院	病理診断センター
静岡	浜松市	浜松市リハビリテーション病院	えんげセンター
静岡	浜松市	総合病院聖隷浜松病院	頭頸部・眼窩顎顔面治療センター
静岡	浜松市	浜松医療センター	アレルギー疾患センター、口腔顎顔面センター、中耳手術センター
愛知	岡崎市	岡崎市民病院	摂食嚥下栄養サポートセンター、腹腔鏡手術・減量手術センター
愛知	豊橋市	豊橋市民病院	口唇口蓋裂センター
愛知	名古屋市	藤田医科大学ばんたね病院	総合アレルギーセンター、体に優しい内視鏡治療・手術センター、痛み緩和センター
愛知	名古屋市	日本赤十字社愛知医療センター名古屋第一病院	造血細胞移植センター、頭・頸部・泌尿器センター
愛知	名古屋市	中京病院	熱傷センター
愛知	丹羽郡大口町	さくら総合病院	デンタルセンター、眼の疾患センター、耳・鼻・喉疾患センター、皮膚疾患センター
滋賀	草津市	淡海医療センター	先進医療センター、頭頸部・甲状腺外科センター、肥満症外科治療センター
京都	京都市	京都大学医学部附属病院	黄斑疾患治療センター、摂食嚥下診療センター、頭蓋底腫瘍センター
京都	京都市	洛和会音羽病院	アイセンター、京都顎変形症センター、京都口腔健康センター
京都	京都市	京都医療センター	めまいセンター

14 皮膚・眼・耳関連 その他

都道府県	市区町村	医療機関名	センター名
大阪	羽曳野市	大阪はびきの医療センター	アトピー・アレルギーセンター、感染症センター
大阪	河内長野市	大阪南医療センター	免疫疾患センター
大阪	高槻市	大阪医科薬科大学病院	アレルギーセンター、難病総合センター
大阪	堺市	清恵会病院	フットケアセンター、堺清恵会LDセンター
大阪	堺市	ベルランド総合病院	めまい難聴センター
大阪	大阪狭山市	近畿大学病院	アレルギーセンター、スキンサージェリーセンター、高度先端総合医療センター(PET)、難病患者在宅支援センター、熱傷センター、輸血・細胞治療センター、疼痛制御センター(麻酔科)
大阪	大阪市	大阪公立大学医学部附属病院	疲労クリニカルセンター
大阪	大阪市	大阪急性期・総合医療センター	大阪難病医療情報センター
大阪	大阪市	大阪市立総合医療センター	感染症センター
大阪	大阪市	桜橋渡辺病院	フットケアセンター
大阪	大阪市	富永病院	再生医療センター
大阪	池田市	市立池田病院	口腔ケアセンター、超音波診断・治療センター、日帰り手術センター
大阪	枚方市	関西医科大学附属病院	アレルギーセンター、乾癬センター、歯科・口腔外科・口腔ケアセンター、総合リハビリテーションセンター、痛みセンター、難病センター
大阪	箕面市	箕面市立病院	外来治療センター
大阪	和泉市	府中病院	アイセンター、血液疾患センター、総合診療センター
兵庫	神戸市	神戸市立医療センター中央市民病院	総合聴覚センター
兵庫	神戸市	神戸大学医学部附属病院	ME機器管理センター、口腔機能管理センター
兵庫	神戸市	神鋼記念病院	感染対策センター、血液病センター、病理診断センター
兵庫	西宮市	西宮市立中央病院	超音波センター、疼痛・緩和センター
兵庫	姫路市	姫路聖マリア病院	アレルギーセンター
奈良	橿原市	奈良県立医科大学附属病院	ペインセンター、めまいセンター、移植細胞培養センター、感染症センター、高度治療技術センター、精神医療センター
和歌山	和歌山市	和歌山労災病院	勤労者医療総合センター
鳥取	米子市	鳥取大学医学部附属病院	MEセンター、高次感染症センター、先進内視鏡センター、低侵襲外科センター、脳とこころの医療センター
岡山	岡山市	岡山大学病院	ジェンダーセンター、デンタルインプラントセンター、口唇裂・口蓋裂総合治療センター、侵襲性歯周炎センター、臓器移植医療センター、低侵襲治療センター

14 皮膚・眼・耳関連 その他

都道府県	市区町村	医療機関名	センター名
岡山	岡山市	NHO 岡山医療センター	移植センター
	岡山市	岡山市立市民病院	低侵襲手術センター
	倉敷市	倉敷中央病院	血液治療センター、低侵襲カテーテル治療センター、病理診断センター
広島	広島市	広島市立北部医療センター安佐市民病院	感覚器・アレルギーセンター、口腔医療センター、通院治療センター、低侵襲手術センター
	広島市	広島市立広島市民病院	CEセンター、口唇裂口蓋裂センター、集中治療センター、人工内耳・きこえのセンター、通院治療センター
	広島市	広島記念病院	腹水治療センター
	廿日市市	JA 廣島総合病院	一般外科治療センター
	福山市	NHO 福山医療センター	エイズ治療センター、低侵襲治療センター、頭頸部腫瘍センター
	福山市	福山循環器病院	フットケアセンター、低侵襲治療センター
山口	宇部市	山口大学医学部附属病院	高度感覚器医療センター、先進救急医療センター
	防府市	山口県立総合医療センター	下肢創傷センター、感染症センター、超音波センター
香川	高松市	高松市立みんなの病院	内視鏡外科手術センター
愛媛	松山市	愛媛県立中央病院	創傷ケアセンター、総合診療センター
	松山市	松山赤十字病院	免疫統括医療センター
	東温市	愛媛大学医学部附属病院	屈折矯正センター、抗加齢・予防医療センター、細胞プロセシングセンター、臓器・組織移植センター、造血細胞移植センター
高知	高知市	近森病院	総合心療センター
	南国市	高知大学医学部附属病院	光線医療センター、低侵襲手術センター
福岡	福岡市	福岡山王病院	音声・嚥下センター
	福岡市	おだクリニック日帰り手術外科	日帰り手術センター
	福岡市	福岡赤十字病院	移植センター
	福岡市	福岡輝栄会病院	内視鏡手術センター
大分	大分市	大分岡病院	マキシロフェイシャルユニット、創傷ケアセンター
鹿児島	鹿児島市	いまきいれ総合病院	顎変形症センター、脈管治療センター
沖縄	那覇市	大浜第一病院	ＣＶポートセンター

15 救命救急関連

都道府県	市区町村	医療機関名	センター名
北海道	旭川市	旭川医科大学病院	救命救急センター
	札幌市	勤医協中央病院	救急センター
	札幌市	札幌東徳洲会病院	救急集中治療センター
	函館市	函館新都市病院	救急センター
	函館市	函館中央病院	ＩＣＵセンター
茨城	水戸市	水戸済生会総合病院	救命救急センター
	土浦市	総合病院土浦協同病院	救命救急センター
埼玉	さいたま市	自治医科大学附属さいたま医療センター	救命救急センター
	さいたま市	さいたま赤十字病院	高度救命救急センター
	狭山市	埼玉石心会病院	ER総合診療センター
	上尾市	上尾中央総合病院	救急医療センター
千葉	旭市	総合病院国保旭中央病院	救命救急センター
	浦安市	順天堂大学医学部附属浦安病院	救急救命センター
	鴨川市	亀田総合病院	救命救急センター
	市原市	帝京大学ちば総合医療センター	救命救急センター
	松戸市	松戸市立総合医療センター	救命救急センター
	船橋市	船橋市立医療センター	重度外傷センター
	柏市	東京慈恵会医科大学附属柏病院	救命救急センター
東京	江戸川区	江戸川病院	救急センター
	江戸川区	森山記念病院	救急医療センター
	江東区	昭和大学江東豊洲病院	救急センター
	港区	虎の門病院	外傷センター
	新宿区	東京女子医科大学病院	救命救急センター
	新宿区	東京医科大学病院	救命救急センター
	千代田区	日本大学病院	救命救急センター
	足立区	東京女子医科大学附属足立医療センター	ACS (Acute Care Surgery) センター、救命救急センター
	大田区	牧田総合病院	救急センター
	大田区	東邦大学医療センター大森病院	救命救急センター
	文京区	日本医科大学付属病院	高度救命救急センター

15 救命救急関連

都道府県	市区町村	医療機関名	センター名
東京	文京区	東京医科歯科大学病院	救命救急センター
	文京区	順天堂大学医学部附属順天堂医院	救急プライマリケアセンター
	練馬区	順天堂大学医学部附属練馬病院	救急プライマリケアセンター
	武蔵野市	武蔵野赤十字病院	救命救急センター
神奈川	横浜市	昭和大学藤が丘病院	救急医療センター、集中医療センター
	横浜市	横浜市東部病院	救命救急センター(重症外傷センター)、集中治療センター
	横浜市	昭和大学横浜市北部病院	救急センター
	横浜市	横浜市立大学附属市民総合医療センター	高度救命救急センター
	海老名市	海老名総合病院	救命救急センター
	川崎市	聖マリアンナ医科大学病院	救命救急センター
	川崎市	川崎市立多摩病院	救急災害医療センター
	川崎市	新百合ヶ丘総合病院	救急センター
	藤沢市	藤沢市民病院	救命救急センター
富山	高岡市	高岡病院	救命救急センター
福井	福井市	福井県済生会病院	救急センター
山梨	甲府市	山梨県立中央病院	高度救命救急センター
長野	長野市	長野市民病院	救急センター
岐阜	関市	中濃厚生病院	救命救急センター
静岡	沼津市	沼津市立病院	救命救急センター
	磐田市	磐田市立総合病院	救命救急センター
	浜松市	総合病院聖隷浜松病院	救命救急センター
	浜松市	総合病院聖隷三方原病院	高度救命救急センター
愛知	岡崎市	岡崎市民病院	救命救急センター、集中治療センター
	小牧市	小牧市民病院	救命救急センター、集中治療センター
	瀬戸市	公立陶生病院	救命救急センター
	名古屋市	日本赤十字社愛知医療センター名古屋第一病院	救命救急センター
	丹羽郡大口町	さくら総合病院	ER救命センター
滋賀	草津市	淡海医療センター	ICU・HCUセンター、救急医療センター、災害治療センター
京都	京都市	洛和会音羽病院	救急救命センター

15 救命救急関連

都道府県	市区町村	医療機関名	センター名
京都	京都市	京都医療センター	救命救急センター
京都	京都市	武田総合病院	救急医療センター
大阪	羽曳野市	城山病院	救急総合診療センター
大阪	河内長野市	大阪南医療センター	救急センター
大阪	岸和田市	市立岸和田市民病院	救急センター
大阪	堺市	清恵会病院	救急医療センター
大阪	堺市	ベルランド総合病院	総合急病救急センター
大阪	吹田市	大阪府済生会吹田病院	救急センター
大阪	大阪狭山市	近畿大学病院	救命救急センター
大阪	大阪市	大阪公立大学医学部附属病院	救命救急センター、集中治療センター
大阪	大阪市	大阪急性期・総合医療センター	救急初期診療センター、高度救命救急センター
大阪	大阪市	千船病院	救急センター
大阪	大阪市	大阪市立総合医療センター	救命救急センター、集中治療センター
大阪	枚方市	関西医科大学附属病院	高度救命救急センター
大阪	和泉市	府中病院	急病救急センター
兵庫	加古川市	兵庫県立加古川医療センター	救命救急センター
兵庫	加古川市	順心病院	救急センター
兵庫	神戸市	神戸大学医学部附属病院	救命救急センター
奈良	橿原市	奈良県立医科大学附属病院	高度救命救急センター
奈良	奈良市	奈良県総合医療センター	救急・集中治療センター（救命救急センター）
鳥取	米子市	鳥取大学医学部附属病院	救命救急センター
島根	松江市	松江赤十字病院	救命救急センター
岡山	岡山市	岡山市立市民病院	救急センター
岡山	倉敷市	倉敷中央病院	救命救急センター、集中治療統括センター
広島	広島市	広島市立北部医療センター安佐市民病院	地域救命救急センター
広島	広島市	広島市立広島市民病院	ICU（集中治療センター）、救命救急センター
広島	廿日市市	JA 廣島総合病院	地域救命救急センター
広島	尾道市	JA 尾道総合病院	地域救命救急センター
広島	福山市	福山市民病院	救命救急センター

15 救命救急関連

都道府県	市区町村	医療機関名	センター名
山口	防府市	山口県立総合医療センター	救命救急センター
愛媛	松山市	愛媛県立中央病院	救命救急センター、災害医療センター、集中治療センター
	松山市	松山赤十字病院	救急センター
高知	高知市	愛宕病院	ER救急蘇生センター
	高知市	近森病院	救命救急センター、集中治療センター
長崎	大村市	NHO 長崎医療センター	救命救急センター
大分	大分市	大分岡病院	救急・総合診療センター
鹿児島	鹿児島市	いまきいれ総合病院	救急センター
沖縄	那覇市	大浜第一病院	救急センター

16 リハビリテーション関連

都道府県	市区町村	医療機関名	センター名
群馬	高崎市	榛名荘病院	総合リハビリテーションセンター
埼玉	上尾市	上尾中央総合病院	リハビリテーションセンター
千葉	習志野市	東京湾岸リハビリテーション病院	手の麻痺治療センター
東京	江戸川区	江戸川病院	リハビリセンター
	新宿区	東京医科大学病院	リハビリテーションセンター
	世田谷区	玉川病院	リハビリテーションセンター
	武蔵村山市	村山医療センター	リハビリテーションセンター
神奈川	横浜市	横浜市東部病院	リハビリテーションセンター
	川崎市	虎の門病院分院	回復期リハビリテーションセンター
新潟	新潟市	新潟中央病院	リハビリテーションセンター
石川	野々市市	金沢脳神経外科病院	リハビリテーションセンター
福井	福井市	福井県済生会病院	リハビリテーションセンター
愛知	名古屋市	中京病院	リハビリテーションセンター
京都	京都市	洛西シミズ病院	回復期リハビリテーションセンター
	京都市	武田総合病院	リハビリセンター
大阪	堺市	清恵会病院	リハビリテーションセンター、心臓リハビリセンター
	枚方市	関西医科大学附属病院	総合リハビリテーションセンター

16 リハビリテーション関連

都道府県	市区町村	医療機関名	センター名
大阪	箕面市	箕面市立病院	リハビリテーションセンター
兵庫	西宮市	西宮市立中央病院	リハビリテーションセンター
	明石市	大西脳神経外科病院	回復期リハビリテーションセンター
和歌山	西牟婁郡白浜町	白浜はまゆう病院	南紀白浜温泉リハビリテーションセンター
島根	松江市	松江赤十字病院	リハビリテーションセンター
岡山	倉敷市	倉敷中央病院	リハビリテーションセンター
広島	廿日市市	JA 廣島総合病院	急性期リハビリテーションセンター
	福山市	NHO 福山医療センター	心臓リハビリテーションセンター
	福山市	福山循環器病院	心臓リハビリセンター
福岡	福岡市	福岡山王病院	リハビリテーションセンター
熊本	上益城郡嘉島町	リハビリテーションセンター熊本回生会病院	リハビリテーションセンター

17 緩和ケア関連

都道府県	市区町村	医療機関名	センター名
北海道	札幌市	勤医協中央病院	ホスピスケアセンター
	札幌市	北海道がんセンター	緩和ケアセンター
	帯広市	北斗病院	在宅緩和療養センター
茨城	土浦市	総合病院土浦協同病院	緩和ケアセンター
千葉	旭市	総合病院国保旭中央病院	緩和ケアセンター
東京	大田区	東邦大学医療センター大森病院	緩和ケアセンター
	文京区	順天堂大学医学部附属順天堂医院	緩和ケアセンター
神奈川	横浜市	昭和大学横浜市北部病院	緩和ケアセンター
	藤沢市	藤沢市民病院	緩和ケアセンター
富山	高岡市	高岡病院	緩和ケアセンター
	射水市	真生会富山病院	緩和ケアセンター(緩和ケア内科)
福井	福井市	福井県済生会病院	緩和ケアセンター
山梨	甲府市	山梨県立中央病院	緩和ケアセンター
長野	長野市	長野市民病院	緩和ケアセンター
岐阜	関市	中濃厚生病院	緩和ケアセンター

17 緩和ケア関連

都道府県	市区町村	医療機関名	センター名
静岡	磐田市	磐田市立総合病院	緩和ケアセンター
愛知	岡崎市	岡崎市民病院	緩和ケアセンター
	小牧市	小牧市民病院	緩和ケアセンター
	瀬戸市	公立陶生病院	緩和ケアセンター
	名古屋市	日本赤十字社愛知医療センター名古屋第一病院	緩和ケアセンター
	名古屋市	名古屋市立大学医学部附属西部医療センター	緩和ケアセンター
大阪	河内長野市	大阪南医療センター	緩和ケアセンター
	高槻市	大阪医科薬科大学病院	緩和ケアセンター
	大阪市	大阪公立大学医学部附属病院	緩和ケアセンター
	大阪市	大阪市立総合医療センター	緩和ケアセンター
	八尾市	八尾市立病院	緩和ケアセンター
	枚方市	関西医科大学附属病院	緩和ケアセンター
兵庫	伊丹市	市立伊丹病院	緩和ケアセンター
	神戸市	神戸市立医療センター中央市民病院	緩和ケアセンター
奈良	橿原市	奈良県立医科大学附属病院	緩和ケアセンター
広島	広島市	広島市立広島市民病院	緩和ケアセンター
	尾道市	JA 尾道総合病院	緩和ケアセンター
愛媛	東温市	愛媛大学医学部附属病院	緩和ケアセンター
福岡	北九州市	北九州市立医療センター	緩和ケアセンター

疾患センター解説

疾患センターでは、ある特定の病気や医療技術に特化した治療を行っています。センター名には、対象となる疾患や特徴的な治療法が含まれることが多く、どこにいけば希望する治療を受けられるかが、一目でわかるようになっています。

今回、医療新聞社編集部では代表的な17種類のセンターを厳選し、センター機能に精通する各分野の名医が「センターの特徴」「対象疾患」「治療法」という観点から解説しています。

医療機関選びの際には、専門領域に特化したスペシャリストが診療するセンター機能をご参考にしてみてください。

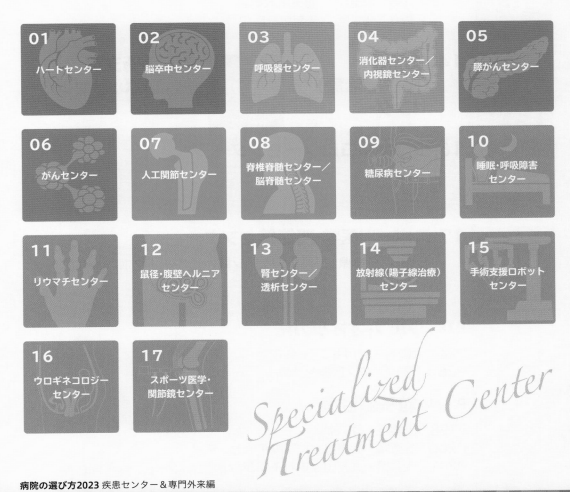

Specialized Treatment Center

疾患センター解説

特別広告企画
頼れる疾患センター

Specialized Treatment Center

01 心臓外科と循環器内科が一致協力して心疾患を治療する

ハートセンター

虚血性心疾患や心臓弁膜症、不整脈、先天性心疾患と心臓を襲う病気は枚挙にいとまがありません。しかも、どの疾患も、生命に直接関わるものばかりです。これらの疾患に対して、心臓外科と循環器内科が互いの叡智を結集して治療にあたるのがハートセンターです。

川崎幸病院　副院長
川崎心臓病センター長
心臓外科主任部長
高梨 秀一郎（たかなし・しゅういちろう）

榊原記念病院 副院長・心臓血管外科主任部長などを経て、2019年4月より現職。冠動脈バイパス手術や弁膜症手術の第一人者として、現在も年数百件の手術を行う。

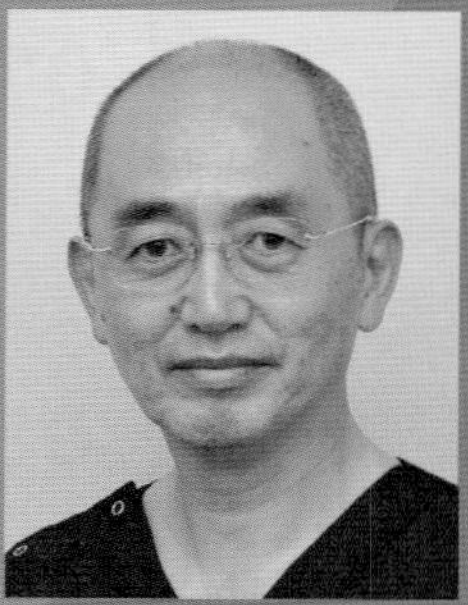

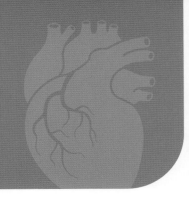

ハートセンターとは

循環器内科と心臓外科が一致協力して、
心臓に関する難症例を治療します

合同カンファレンスを行うなど整った協力体制

心臓疾患は、患者さんの生命維持に直接関わるものが多く、一刻を争う事態に陥ることがあります。また今は軽度でも、悪化したり、合併症を引き起こしたりして、重篤な状態になることも珍しくありません。その一方で、疾患ごとにさまざまな治療法が開発され、難治症例への対応も以前よりかなり進んできました。

しかしながら、心臓疾患の治療には繊細さが求められることに変わりはなく、また治療法の適用を誤ると容態を悪化させることになりかねません。

そこで心臓外科と循環器内科（心臓内科）が一致協力し、互いの得意分野を活かしながら患者の治療方針を決め、共に治療に参加し、その経過を見守るシステムを採用する医療機関が増えてきました。

これがハートセンター（心臓病センター）と呼ばれるものです。

ハートセンターを構成するメンバーは、医師だけではありません。看護師やコメディカルといった、それぞれの診療科に属するメンバーがそのまま全員ハートチームとなります。そしてメンバー全員が共通の認識を持ち、患者の治療に携わることが最も重要なので、患者の治療方針の検討・決定を行うカンファレンスにも参加します。

また、循環器疾患をもつ患者さんの再発予防、あるいは新たな循環器疾患の初発予防のために、心臓リハビリテーションにも深く関わっています。

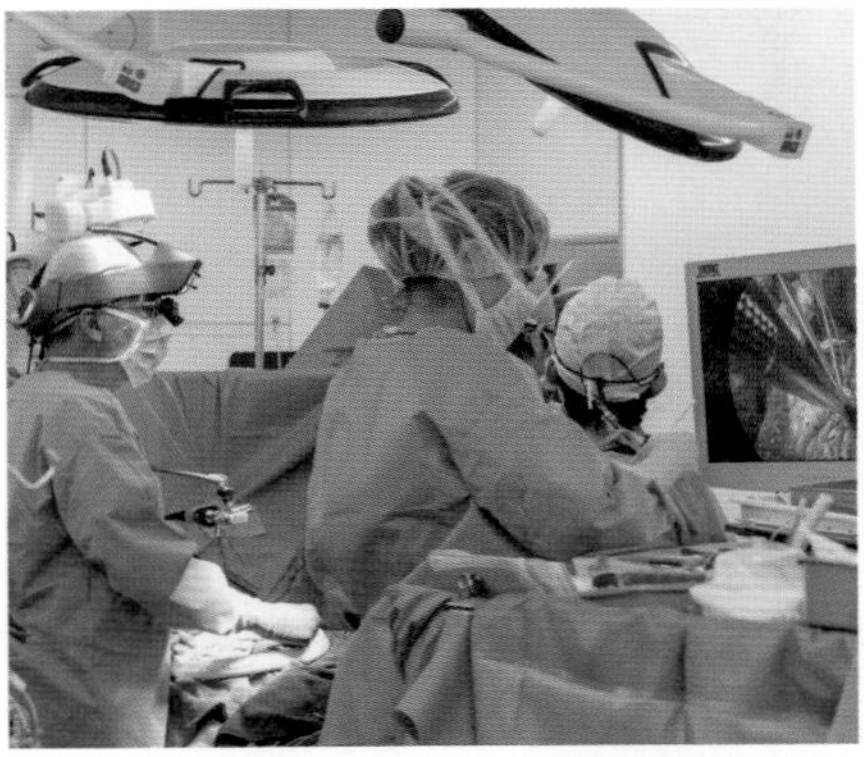

心臓外科手術の様子

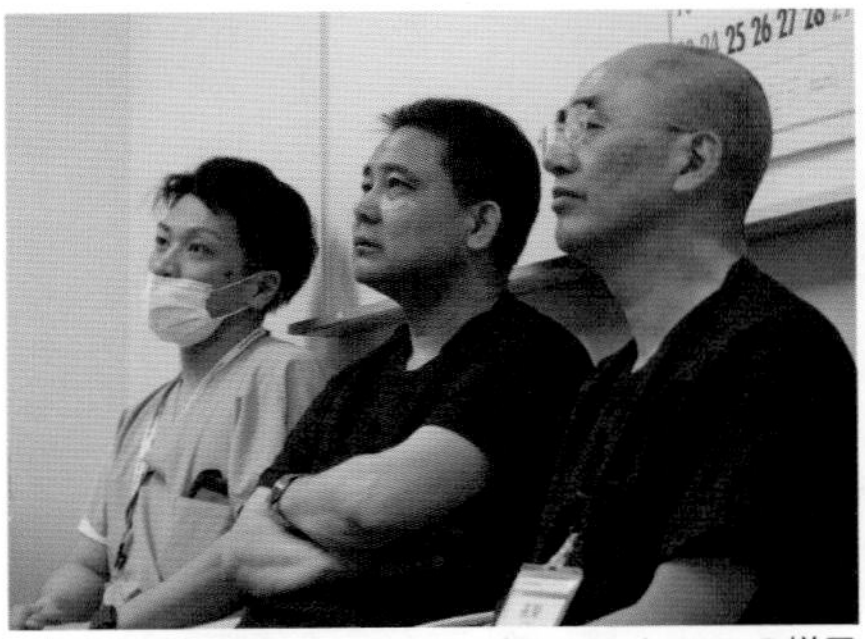

カンファレンスの様子

心臓疾患とは

胸が締め付けられるような、圧迫感のある痛みを感じます。
場合によっては、背中、肩、腕、あごなどにも痛みが出ます

刺すような胸痛を感じたら迷わず医療機関へ

虚血性心疾患（狭心症や心筋梗塞など）は、心臓の筋肉に必要な栄養や酸素を運ぶ血管（冠動脈）が細くなったり詰まったりすることによって、心臓に十分な血液が送られなくなることによって起こります。胸が苦しくなって痛みや絞めつけられるような症状が出ます。広い範囲に症状を感じるのが特徴です。

虚血の状態が長く続くと、心臓を収縮させる心筋の動きが悪くなるので、心臓のポンプ機能にも影響が出てきて、息苦しくなるなど心不全の症状が表れてきます。重症になると、血圧が下がってショック状態となり、全身が虚血状態になってしまいます。

心臓弁膜症になると、動悸や息切れ、胸の痛みなどの症状が出てきます。これらの症状はゆっくりと進行していくため、自身で活動範囲を狭めてしまい、症状に気がつかない場合があります。しかし無症状でも、心臓には負担がかかっています。重い症状には、めまいや失神などを伴います。

大動脈弁狭窄症は大動脈弁が開かなくてはならないときに完全には開かず、左心室から大動脈へと送られる血流が妨げられるため左心室に負担がかかります。また、送り出される血液量も少なくなるので、心筋も酸素不足に陥ります。特徴的な症状は、胸痛、失神、呼吸困難です。これらの症状が出たら突然死のリスクがあるので早期手術が必要です。

主な対象疾患

狭心症

動脈硬化のため冠動脈が狭くなり一時的に酸素が不足する心筋虚血状態になる

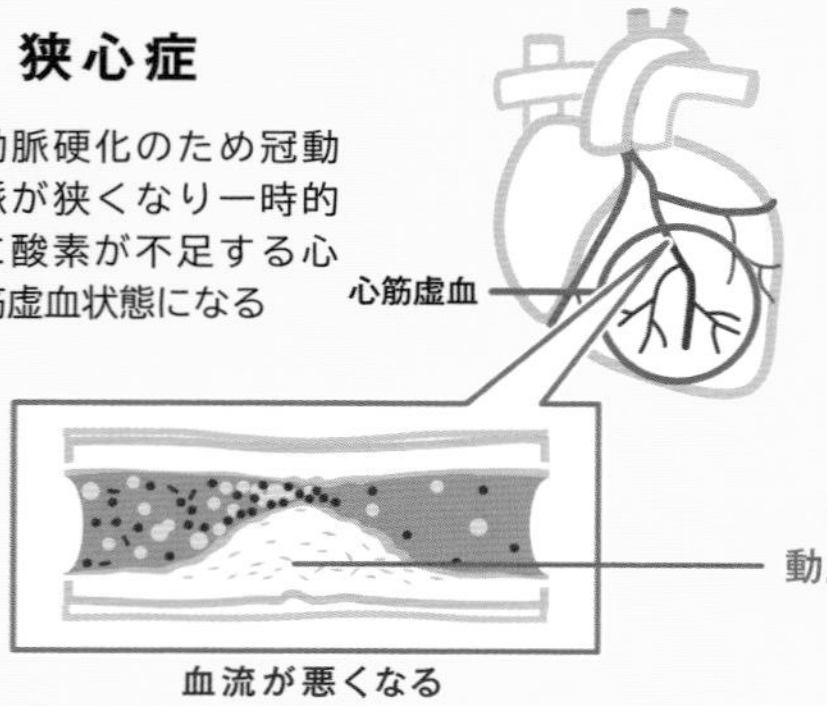

血流が悪くなる

心筋梗塞

動脈硬化で狭くなっているところに血栓ができて血流の供給が途絶えて心臓が壊死する

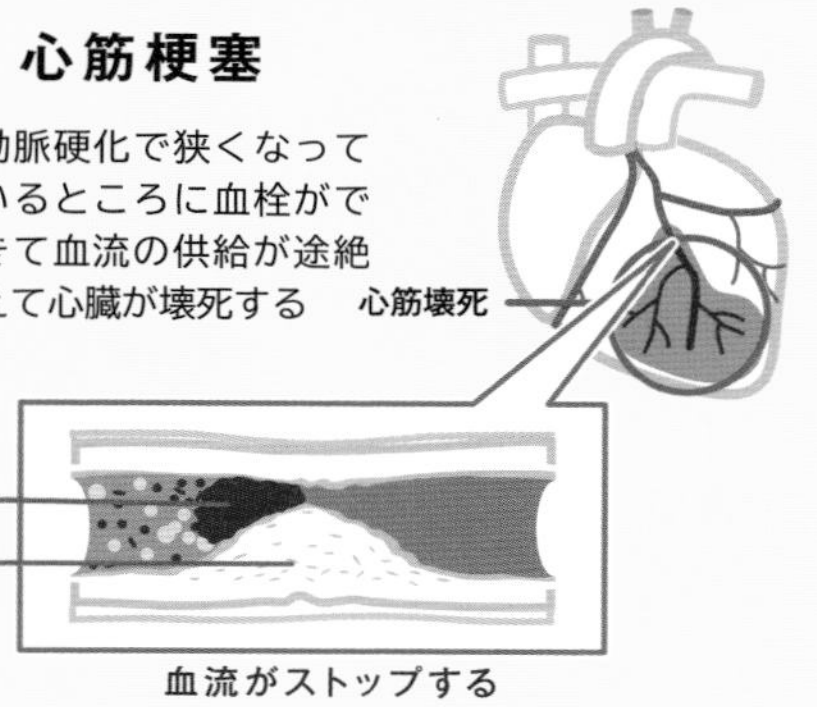

血流がストップする

治療法について

心臓疾患の治療法は、薬物療法、カテーテル治療（PCI）、開胸手術の３つに大別されます

年々患者負担の少ない低侵襲な治療法が増加

虚血性心疾患（狭心症・心筋梗塞）の治療は、軽度な場合は薬物投与によって症状を緩和し、経過観察を行います。冠動脈の血流確保を急ぐ場合は、カテーテル治療を行います。脚の付け根や腕、手首などの血管から、カテーテルという医療用の細く柔らかいチューブを差し込んで、冠動脈の一部の動脈硬化で狭くなった部分を治療する方法です。局所麻酔で行えるため、手術より患者さんの負担は少ないといえます。血管の狭くなった部分をカテーテルの先に取り付けたバルーンで血管を押し広げ、再び冠動脈が細くなるのを予防するため、ステントとよばれる器具を血管内に留置し、内側から補強します。金属アレルギーの患者さんや、カテーテルを通せない箇所に狭窄がみられる場合、カテーテルの挿入により、ほかの血管に影響が出ると判断される場合には、冠動脈バイパス術が検討されます。

冠動脈の狭窄や閉塞に対し、その先に別の血管（グラフト）をつなげ血液がその道（バイパス）を通るようにしてあげる手術が冠動脈バイパス術です。

大動脈弁狭窄症に対する治療法は、症状の進行度によって変わってきます。症状が軽い場合は、薬によって保存的治療が選択されますが、重症の狭窄に対する治療法は弁を取り換えることになります。ＴＡＶＩは重症の大動脈弁狭窄症に対する治療法で、開胸することなく、また心臓も止めることなく、カテーテルを使って人工弁を患者さんの心臓に留置します。

「TAVI」4つのアプローチ

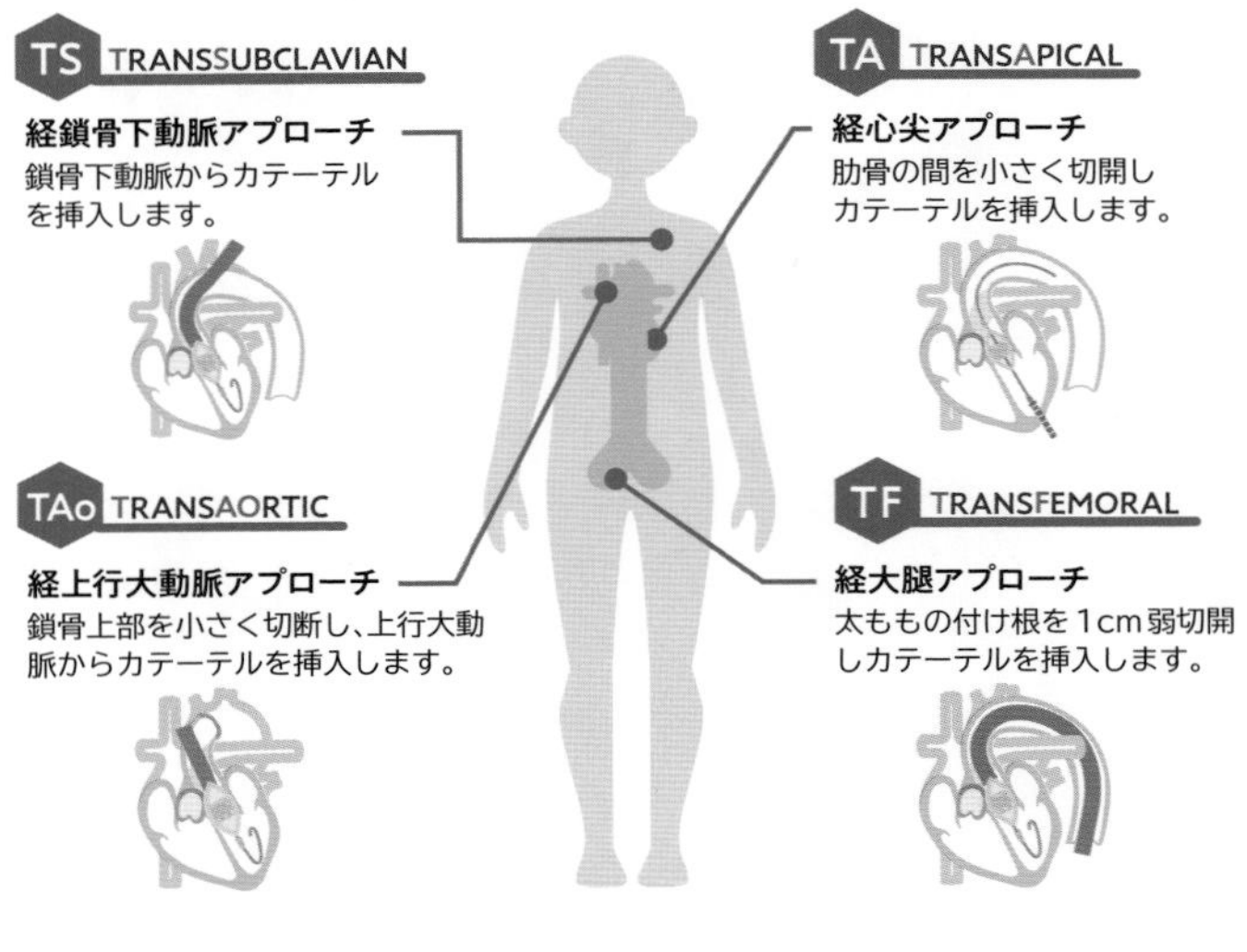
TS TRANSSUBCLAVIAN
経鎖骨下動脈アプローチ
鎖骨下動脈からカテーテルを挿入します。
TA TRANSAPICAL
経心尖アプローチ
肋骨の間を小さく切開しカテーテルを挿入します。
TAo TRANSAORTIC
経上行大動脈アプローチ
鎖骨上部を小さく切断し、上行大動脈からカテーテルを挿入します。
TF TRANSFEMORAL
経大腿アプローチ
太ももの付け根を1cm弱切開しカテーテルを挿入します。

02 一分一秒が命に直結する

脳卒中センター

発症から治療開始までが重要な脳卒中治療。脳神経内科と脳神経外科の連携はもとより、看護師らコメディカルが連動し、チーム医療を実現している。超急性期からリハビリテーションまで患者をサポート。

順天堂大学附属浦安病院
副院長／脳神経内科教授／
脳神経・脳卒中センター センター長

卜部 貴夫（うらべ・たかお）

1986年、順天堂大学医学部卒業。順天堂大学医学部神経学講座入局後、東京都立荏原病院などを経て、2011年順天堂大学医学部附属浦安病院に着任。日本脳卒中学会理事。

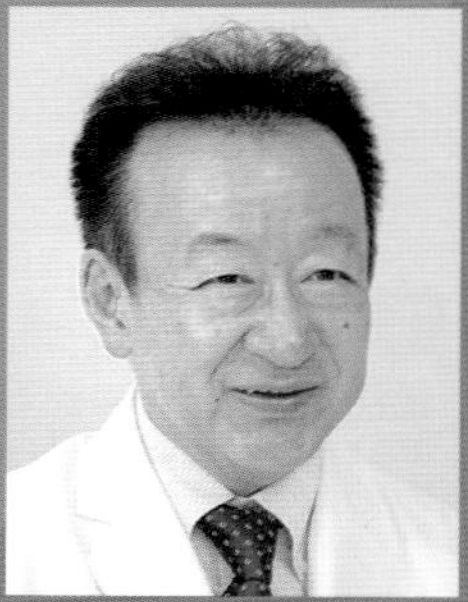

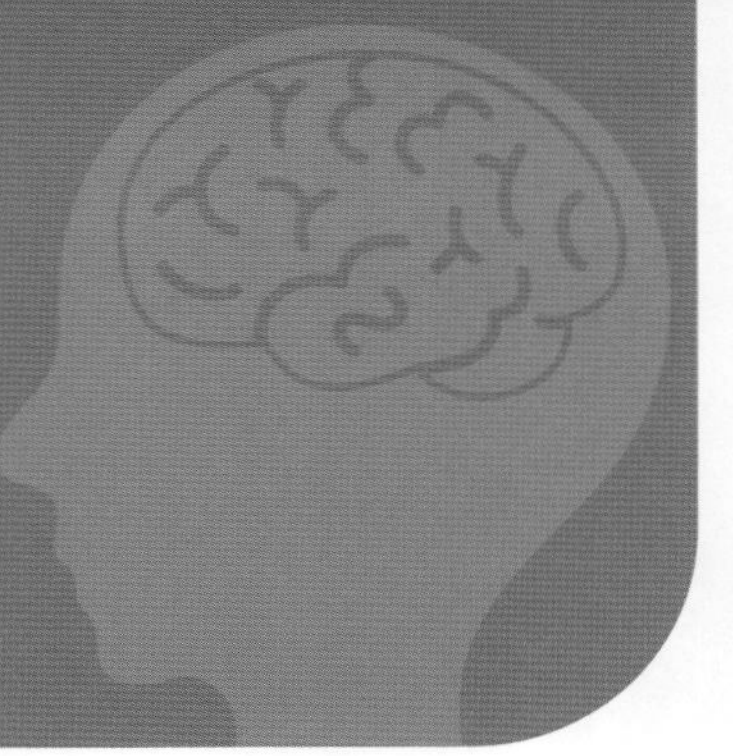

脳卒中センターとは

医師を中心とした多職種チームが、超急性期から
リハビリテーションまで対応

脳卒中に特化したチーム医療を実践

脳卒中は一刻を争う疾患。発症から治療開始までをスムーズに行うチーム医療が大切です。脳卒中センターでは脳神経内科と脳神経外科の医師が診断・治療を伴うことはもちろん、放射線科や脳卒中治療に特化したメディカルスタッフと緊密に協働します。

脳卒中を発症した際に大切な指標が「ACT-FAST」。顔や腕、言語などの異常があれば迅速に救急車を呼びましょう。中には医師と直通でつながる脳卒中ホットラインを設けている医療機関もあります。

突然、言語障害や半身まひなどの症状が現れ、すぐに消える一過性脳虚血発作（TIA）は脳卒中の前兆といわれ、要注意です。搬送後は限られた時間内で適切な診断が求められます。脳卒中のスペシャリストがCT、MRI、MRAなど画像診断を用いながら脳の状態を確認し、経過観察、薬物療法、血管内治療、開頭手術など治療方針を決定します。日頃からカンファレンスを実施し、搬送から治療に至るまで詳細な症例の検証を行い、治療の精度向上に尽力しています。

発症早期の治療やリハビリテーションが、後遺症や回復具合を左右します。そこで重要な役割を務めるのが脳卒中ケアユニット（SCU）。脳卒中に特化した病室を用意し、初期治療を効率的に行います。医師や看護師、リハビリテーションスタッフ（理学療法士、作業療法士、言語聴覚士）ら多職種が連携し、質の高い医療を提供します。

日本脳卒中学会から認定された施設を「一次脳卒中センター（PSC）」といいます。「24時間365日の患者受け入れ、SCUの設置、患者搬入後可及的速やかな診療」など複数の基準項目を満たすのが条件です。

関連施設にはパーキンソン病など脳神経疾患治療も行う脳神経センターや、カテーテル治療に注力する脳血管内治療センターなどがあります。

ACT-FAST

一般の方でも脳卒中発症時に迅速に対応するためのスローガン。

Face

顔の異常（左右非対称、まひ）

Arm

腕の異常（片方の腕が上がらない、力が入らない）

Speech

言葉が出てこない。呂律が回らない。

F、A、Sのどれかひとつでも当てはまった場合、Time（発症時刻）に注視し、救急車を呼びましょう。

脳卒中とは

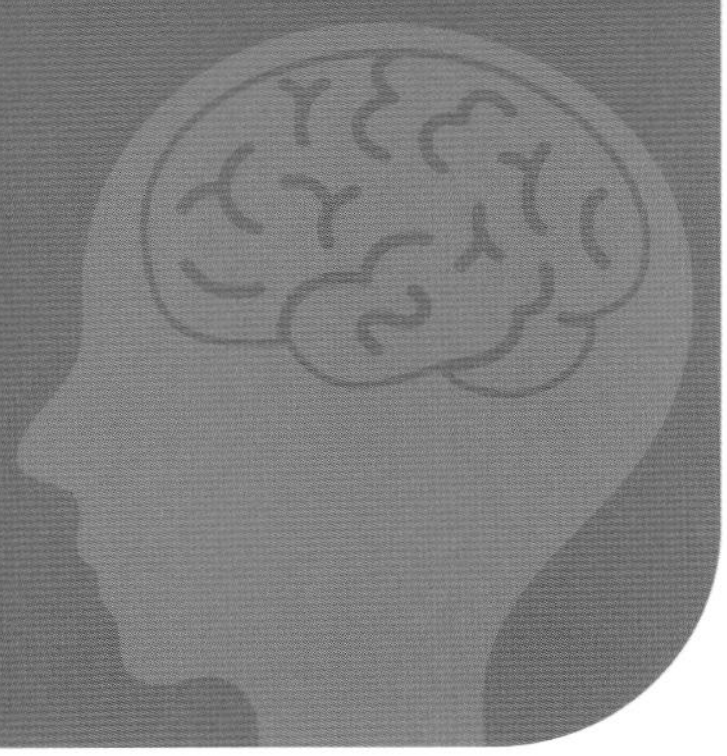

発症の予測が困難な脳血管の障害、
命に関わります。

脳の血管が「詰まる」か「破れる」

脳卒中は脳の血管の病気のひとつ。血管が詰まれば脳梗塞、破れれば脳出血となります。

脳梗塞は脳動脈自体に動脈硬化が起こり、それが原因で脳の血管が詰まる疾患です。主に3種類。細い血管が詰まるのがラクナ梗塞。血の塊(血栓)が血管を閉塞することを血栓症といい、太い血管に血栓ができるのがアテローム血栓性脳梗塞です。心房細動(不整脈の一種)を原因に心臓から血栓が飛んでくる心原性脳塞栓症は患者数の多い疾患です。脳梗塞の中には原因が特定できないものもあり、そういった判別が難しいものをESUS(塞栓源不明脳塞栓症)と呼んでいます。

脳出血は脳実質内(大脳・小脳・脳幹など)で起こる出血です。多いのは高血圧性のもので、血管に圧力がかかり血管の壁が薄くなって破れます。主に脳実質内の被殻、視床、橋、小脳の4カ所が好発部位です。高齢者に多いのが、アミロイド(たんぱく質の一種)が脳血管に沈着し、発症するアミロイド血管症由来の皮質下出血。アルツハイマーにも関与する疾患です。

脳血管内にできる瘤破裂は命に直結

くも膜下出血も症例数の多い脳出血の一種です。動脈硬化などを原因に脳血管が枝分かれする部分に血流の負荷がかかって瘤(脳動脈瘤)が生じます。それが破裂し、脳の外側にあるくも膜下腔という隙間に血が流れこみます。

症状はバットで頭を殴られた衝撃に例えられます。家族歴など遺伝要素もある疾患で、脳梗塞や脳出血が70代で好発するのに対し、40~50代と比較的若い世代でも発症しやすい疾患です。

脳動静脈奇形(AVM)と呼ばれる脳内の動脈と静脈の間にできる破れやすい異常な血管の塊や、もやもや病などを原因にくも膜下出血を発症することもあります。

主な対象疾患
脳梗塞
一過性脳虚血発作
脳出血
くも膜下出血 脳動脈瘤、脳動静脈奇形など

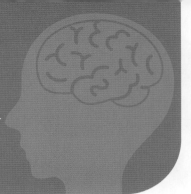

治療法について

薬物療法、脳血管内治療、開頭手術、状況によって経過観察を選択することも

早期の治療が大切な脳卒中 近年、脳血管内治療が普及

脳梗塞の発症後4・5時間以内であれば、まず薬剤（t-PA）で血栓を溶かす静注血栓溶解療法を検討します。t-PAの効果が不十分や投与が難しい場合、足の付け根などの動脈からカテーテルを挿入し、血栓を取り除く血栓回収療法を検討します。血栓回収療法は脳血管内治療専門医の資格が必要です。t-PAや血栓回収を行っても必ずしも、うまくいくわけではありません。脳保護薬、腫れを抑える薬（グリセオール）など薬物療法も行います。また心原性脳梗塞には抗凝固薬、アテローム血栓性脳梗塞やラクナ梗塞には抗血小板薬を用い、急性期の段階から再発予防に取り組みます。

脳出血は小さな血腫には血圧を下げ、腫れを抑える点滴など薬物治療が中心です。出血が拡大し、症状が悪化していくときは手術を行います。

くも膜下出血の発症原因のほとんどは脳動脈瘤です。血管造影で瘤の位置を確認し、治療を行います。頭を切開する開頭クリッピング術、またはコイル塞栓術を検討します。体への負担を考慮し、近年は侵襲の少ない脳血管内治療が増えていますが、瘤の位置などから開頭手術を必要とする症例もあります。

脳ドックなどで未破裂脳動脈瘤が見つかった場合、瘤の大きさや年齢によっては経過観察を選択することもあります。5ミリ以上の大型脳動脈瘤に適応となるフローダイバーターステント治療もあります。

主な治療法

開頭手術

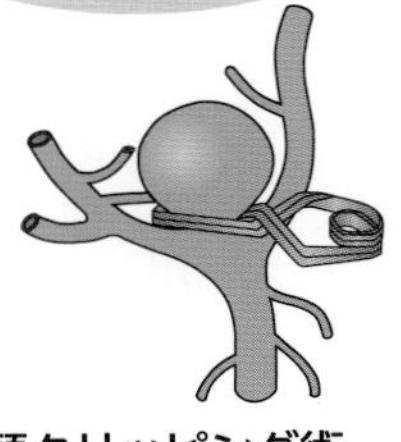

開頭クリッピング術

頭を切開し、脳動脈瘤の根元をクリップで挟み、血流を止める

脳血管内治療

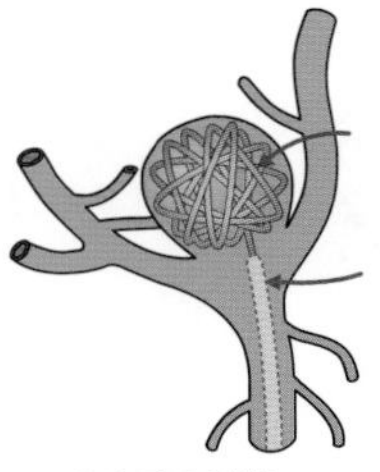

フローダイバーターステント治療

脳動脈瘤のある部位にステントを置く

コイル塞栓術

脳動脈瘤の中にコイルを詰めて、血流を止める

血栓回収療法

血管内に送り込んだ器具で血栓を絡めて回収

薬物療法

血栓融解薬（t-PA）、脳保護薬、グリセオール、抗凝固薬、抗血小板薬

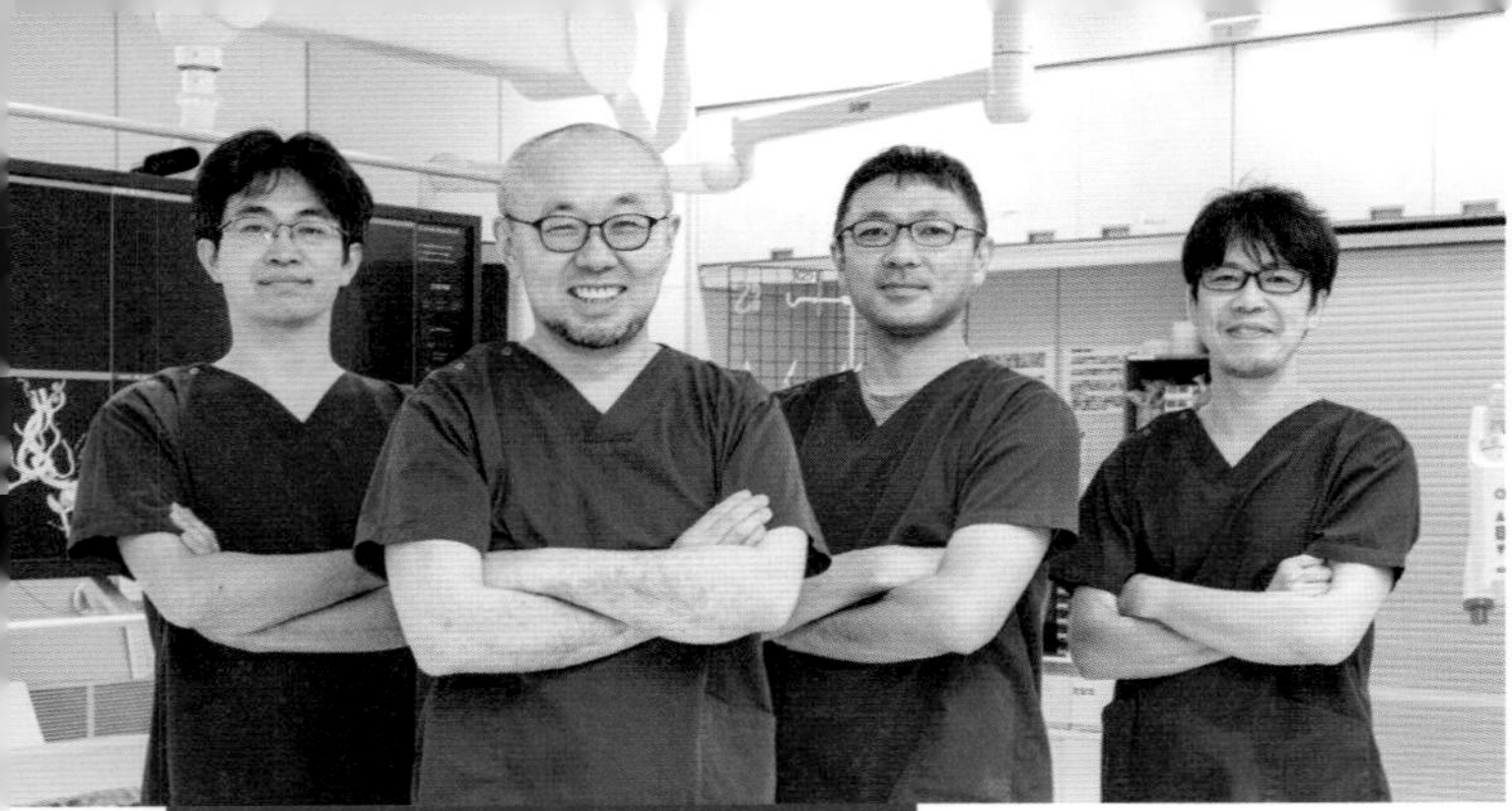

脳血管内治療センターメンバー

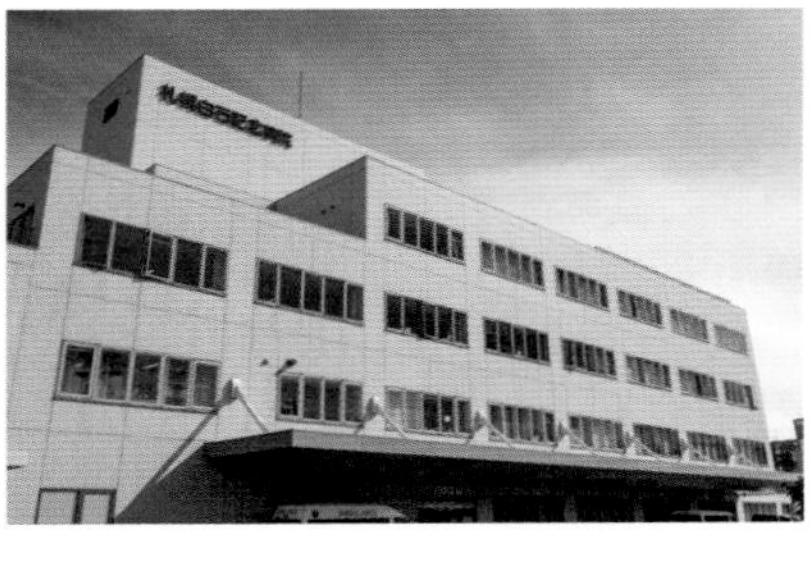

人生100年時代
低侵襲の血管内治療で社会に貢献

主な治療実績（2021年4月～2022年3月）

手術・治療総数		1,535件
うち血管内治療数		246件
脳梗塞	t-PA治療	32件
	血栓回収治療	57件
脳動脈瘤	コイル塞栓術	73件
頸動脈狭窄症	ステント留置術	59件
その他		25件

社会医療法人 医翔会
札幌白石記念病院

医療新聞DIGITALで更に詳しい病院情報が見られます。

【診療時間】月～金9:00 ～ 12：00 ／ 13:00 ～ 17：00
土9:00 ～ 12：00
【休診日】土午後、日・祝日　※救急は24 時間受付

〒003 -0026
札幌市白石区本通8 丁目南1-10
TEL.011-863-51511（代表・緊急連絡）https://www.ssn-hp.jp/cms/

頭から足の先まで全身の動脈硬化をサポート

全国でも有数の症例数を持つ脳血管内治療センターを筆頭に、脳卒中・心疾患に特化した医療機関として、札幌市東部の地域医療に貢献する札幌白石記念病院（札幌市白石区）。「頭から足の先まで全身の動脈硬化をみる」という治療方針で各分野のエキスパートが診療にあたっている。

特筆すべきは毎朝（月～金）のブレインハートカンファレンス。全ての診療科（脳神経外科、脳神経内科、循環器内科、心臓血管外科、透析センター、麻酔科・長堀かな子）の医師らが集まり、最新の血管撮影装置（DSA）などを用いて診断、診療方針を決定する。

「不整脈が見つかれば循環器内科がカテーテルアブレーション、頸動脈狭窄があれば私が血管内治療にあたるなど、その場で決断します」と脳血管内治療センター長の野村達史医師は話す。診療科の垣根のない密なコミュニケーションが、検査から治療までを加速させる。

一刻を争う脳卒中には脳神経外科・脳神経内科を中心としたチームで診療にあたる。

第一選択肢は血管内治療。橈骨動脈（手首の血管）や鼠径部などからカテーテルを挿入するため侵襲が小さい。治療時間も1～2時間程度と短いため高齢化の進む現在、重要性は増している。それが難しい場合、開頭手術を検討する。

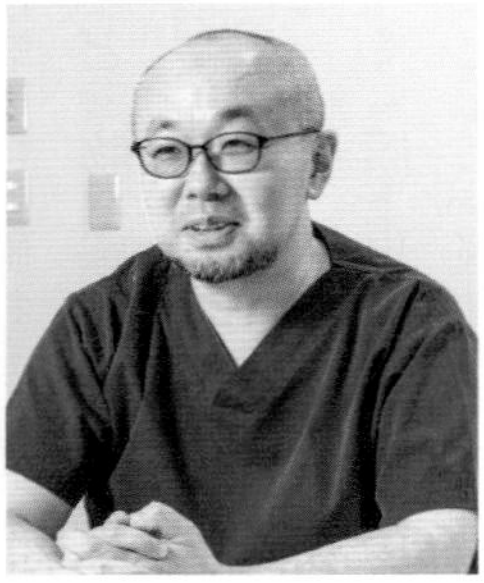

脳血管内治療センター長
野村達史

のむら・たつふみ●日本脳神経外科学会認定脳神経外科専門医、日本脳神経血管内治療学会認定脳血管内治療専門医

進化する血管内治療で脳卒中に立ち向かう

破裂リスクのある脳動脈瘤には従来のコイル塞栓術（コイルを詰めて瘤を塞ぐ）に加え、進化する血管内治療で、さらなる低侵襲化を追求する。

　その画期的なデバイスが、網目の細かいステント（金属製の筒）の「フローダイバーター」。適用となるのは5ミリ以上の未破裂脳動脈瘤で、動脈瘤入り口の血管にステントを置くだけで治療が完了する。

「瘤の中に何も入れないので、動脈瘤の壁を傷つけません。早ければ治療時間は30分程度。脳動脈瘤の治療がよりスムーズになり、今まで治せなかった大きい瘤にも対応できるようになりました」と野村医師は強調する。

　根治性の高い治療法ではあるが、抗血小板剤の継続や瘤が閉塞しないときの対応など、リスク管理には脳血管内治療のスペシャリストとしての知見が求められる。同院では脳動脈瘤の位置や形状によって3種類のフローダイバーターを使い分けている。

　野村医師は若い頃「こんなに短い手術時間で、患者さんがよくなる治療法があるのか」と脳血管内治療に衝撃を受けたという。豊富な症例数を持つ札幌白石記念病院では医療レベルの向上に励みつつ、若い医師の教育にも取り組んでいる。社会貢献とともに、脳血管内治療の普及・未来づくりにも尽力する。

脳血管内治療センター

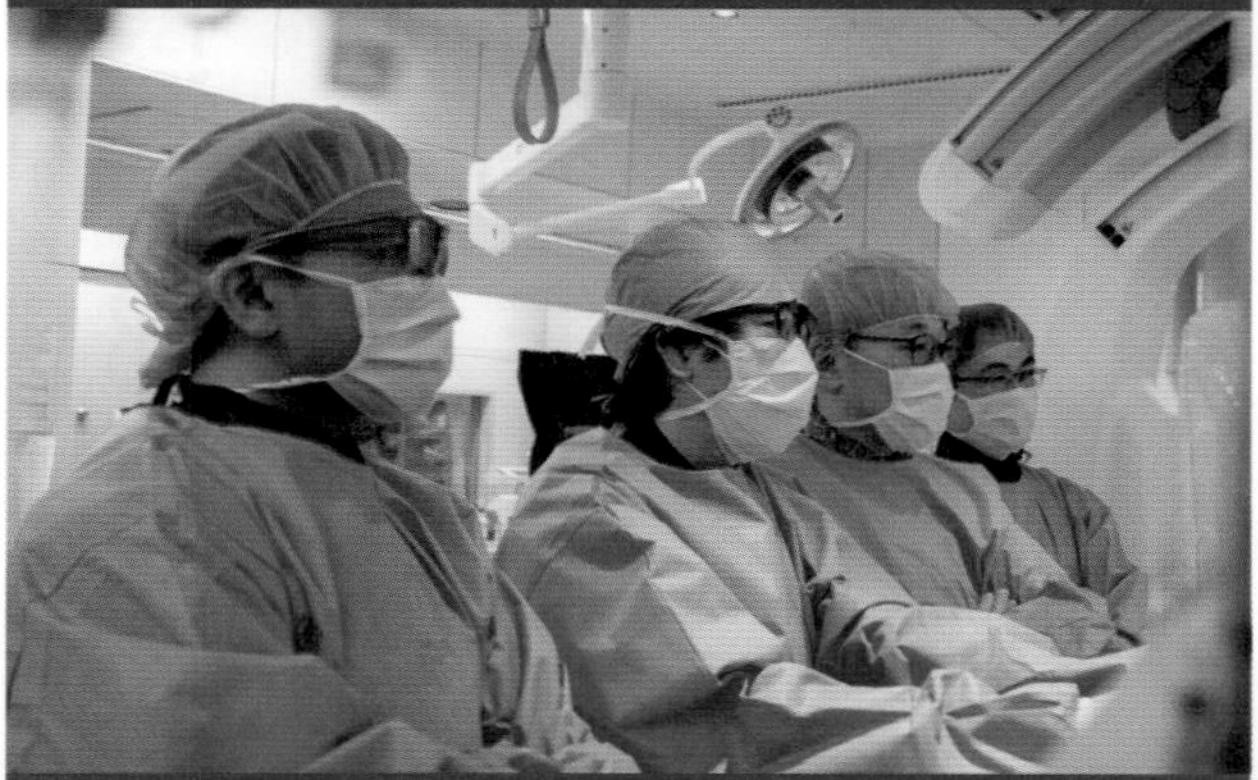

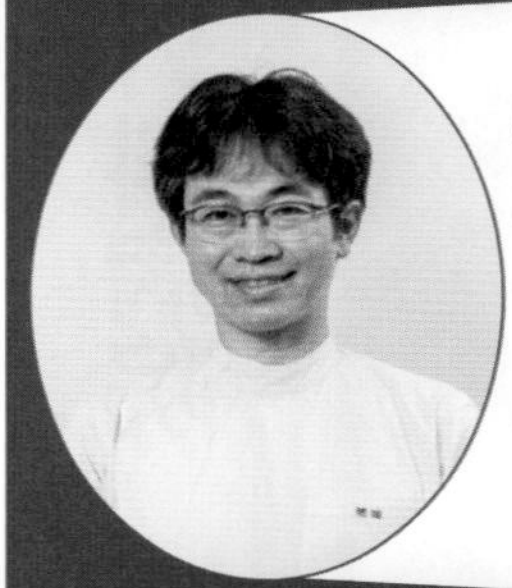

脳神経外科 **恩田敏之**

「脳卒中には主に脳梗塞、脳出血、くも膜下出血の3種類があり、発症部位、時間経過、全身状態などによって、治療法が異なります。少しでも患者さんや、ご家族の不安を和らげられるよう、疾患・治療法の丁寧な説明を心がけています」

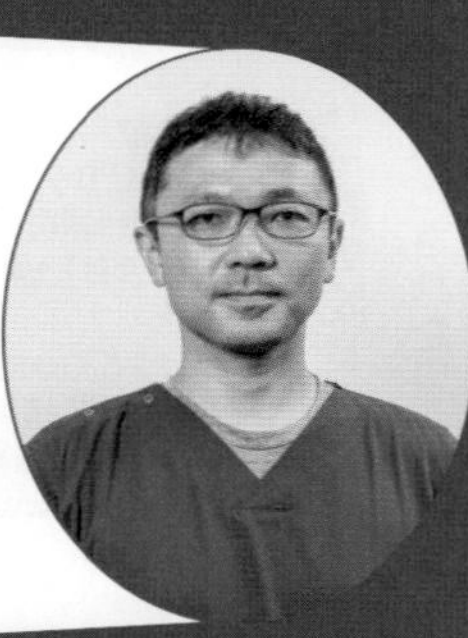

脳神経内科 **髙橋賢**
（脳卒中センター長）

「t-PA療法や血栓回収療法による急性期医療は大切。同じくらい再発予防も重要です。患者さん、それぞれの危険因子を調べ、適切な治療薬・検査を選択する攻めの予防に努めています。心原性の脳卒中には循環器内科、心臓血管外科とも連携し、予防に取り組んでいます」

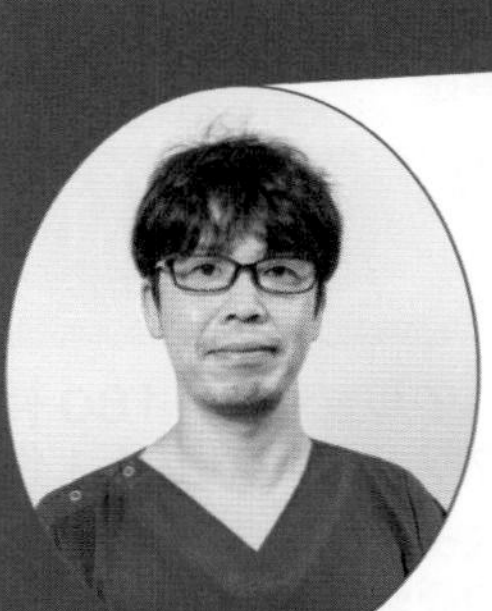

脳神経内科 **倉内麗徳**

「急性期は迅速に行いますが、時間のある場合は、じっくり診察・検査をして、患者さんに満足いただける治療を心がけています。脳卒中の中には脳炎やギランバレー症候群など神経変性疾患がまぎれていることがあります。内科的治療や血管内治療、外科のサポートはもちろん、疾患の原因解明も脳神経内科の重要な役割です」

医療法人社団明芳会
横浜新都市脳神経外科病院

高度な医療と断らない姿勢で脳卒中から地域を守る

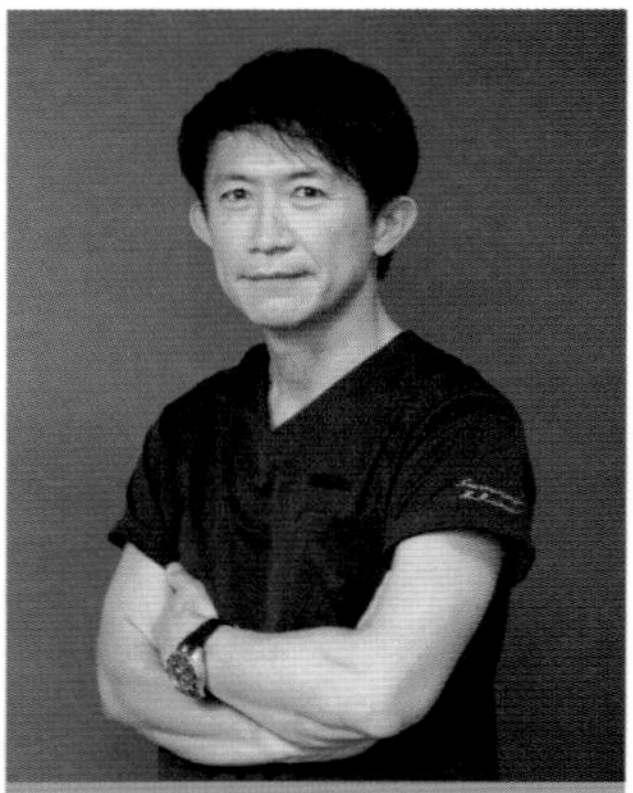

院長　森本将史
もりもと・まさふみ●日本脳神経外科学会認定脳神経外科専門医、日本脳神経血管内治療学会認定脳血管内治療専門医

【診療科目】脳神経外科、整形外科、内科、循環器内科、リハビリテーション科、麻酔科（里見憲昭/三村大悟）
【診療時間】月～金9:00 ～／14:00 ～　土9:00 ～
【休診日】土午後、日・祝日　※救急は24時間受付

〒225-0013
神奈川県横浜市青葉区荏田町433
TEL.045-911-2011（代表）
https://www.yokohama-shintoshi.jp/

医療新聞DIGITALで更に詳しい病院情報が見られます。

血管内治療と開頭手術を臨機応変に選択

「断らない医療」をテーマに24時間365日救急対応する横浜新都市脳神経外科病院は、患者はもちろん、地域医療機関からも頼りにされる存在だ。年間救急搬送数6684件（うち脳疾患4260件）※1という数字が信頼の厚さを裏付けている。血管が詰まる脳梗塞や血管が破れる脳出血、くも膜下出血など脳卒中に特化し、地域医療の中心的な役割を担う。患者第一主義を貫き、搬送から治療開始まで60分以内が理想とされる中、同院は中央値「20分台」を実現した。

「脳卒中は時間との勝負。医師を中心にパラメディカル（スタッフ）らとチーム一丸で取り組んでいます。症例一つひとつを検証し、タイムロスの原因を探り、日常的にフィードバックを行いながら、実践を繰り返すことで時短化を追求しています」と森本将史院長は話す。

1階に搬送された患者はMRI検査後、2階にあるカテーテル室に運ばれ、血栓を溶かすt-PA治療や血栓回収治療を行う。2022年7月にはカテーテル室を1階MR室隣に増設し、さらに治療開始までを早めた。

10名もの脳神経外科専門医が在籍し、全員が血管内治療と開頭手術を適宜使い分ける。高齢社会で「脳に直接触れない、手術時間が短い」などメリットの大きい血管内治療に近年は力を注ぐ。ただ、カテーテルだけでは対応できない症例もあるため、開頭手術の安全性が高い場合、臨機応変に開頭を選択している。

FDS、循環器内科との連携で予防を強化

全国に約90しかない認定施設※2のひとつとして、実施する最新治療が「フローダイバーターステント治療（FDS）」。脳動脈瘤の大きさが5ミリを超え

※2　2022年7月現在

脳神経外科の治療実績
※1 2021年4月～2022年3月

手術全件		773件
（内訳）	脳血管内治療	401件
	開頭手術・その他	372件
脳動脈瘤	コイル塞栓術	180件
	クリッピング術	51件
頸動脈狭窄症	ステント留置術	47件
	内膜剝離術	7件
脳梗塞（847件）	t-PA治療	62件
	血栓回収治療	101件

る脳動脈瘤に対する新たな治療法だ。脳血管に細かい網目のステントを留置するだけで、瘤への血流を制御し、治療は完了。動脈瘤の薄い壁に一切触れずに済むメリットがある。一方、必ずしも瘤が固まるとは限らないなどのリスクもあるため、その適応と手技には豊富な血管内治療の経験が求められる。

　循環器内科との連携強化も進めている。

「脳梗塞には脳内に原因がある症例だけでなく、心臓で生じた血栓が脳に飛んで閉塞させる心原性脳梗塞もあります。脳の治療はもちろん、血栓の原因となる不整脈の治療が大切です。脳疾患があった場合、心臓の検査も必ず行います」と森本院長。不整脈・心筋梗塞などの治療を行う循環器内科も22年4月から24時間救急受け入れを開始し、脳も心臓も手厚いサポート体制を整える。

充実した設備と一貫したケアで患者をサポート

　充実した設備と豊富なスタッフも大きな魅力。急性期集中治療を行うSCU（脳卒中ケアユニット）21床、回復期リハビリテーション病床60床を備え、リハビリスタッフも言語聴覚士、理学療法士、作業療法士など総勢約120人※2と豊富な人材を揃える。超急性期から慢性期までワンストップのケアを受けられるのは心強い。

「病院で患者さんをサポートしていくのは医師とチームスタッフです。チーム医療、笑顔とあいさつ、地味な仕事を大切に、患者さんの満足と安心を第一に」と森本院長は日々言い続けている。愚直なまでに真摯な姿勢を貫く「チーム新都市」が神奈川県の地域医療を支えている。

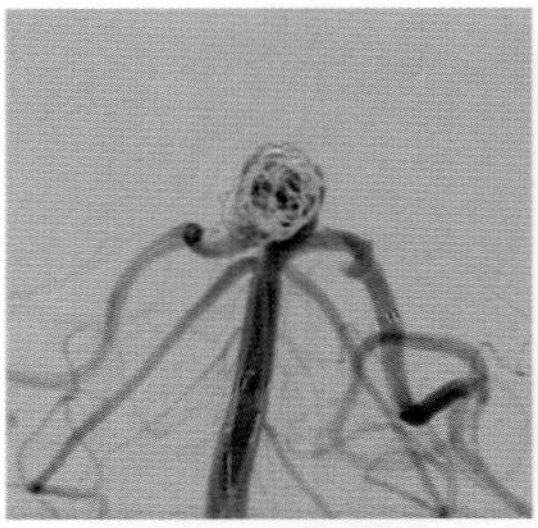

【脳動脈瘤コイル塞栓術】
瘤にコイルを詰めて血流を止める血管内治療

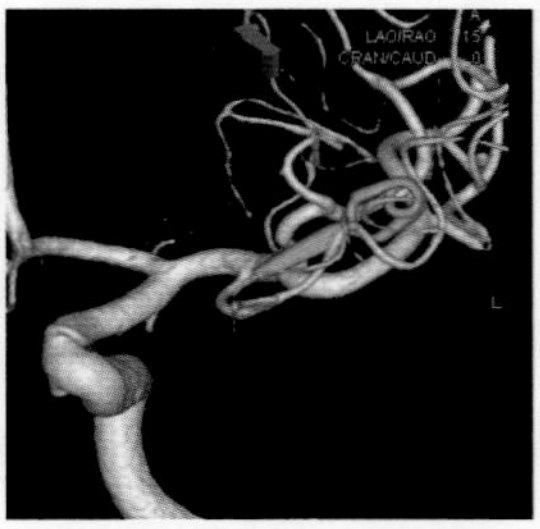

【開頭クリッピング術】
開頭し、瘤の根元をクリップで挟み、血流を止める

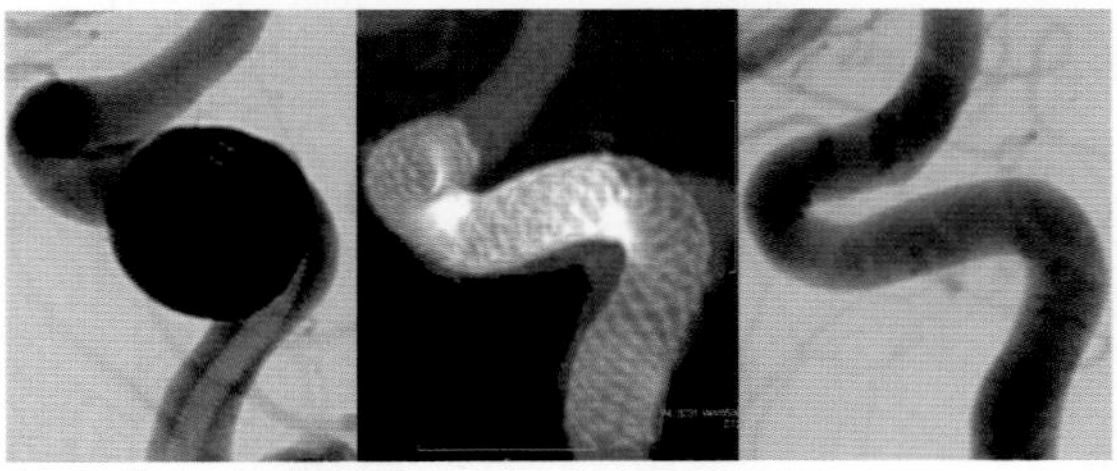

【フローダイバーターステント治療】
(左)脳動脈瘤のある位置に(中)網目の細かいステントを留置する
(右)瘤へ流入する血液量が減少し、徐々に血栓化することで破裂を防ぐ

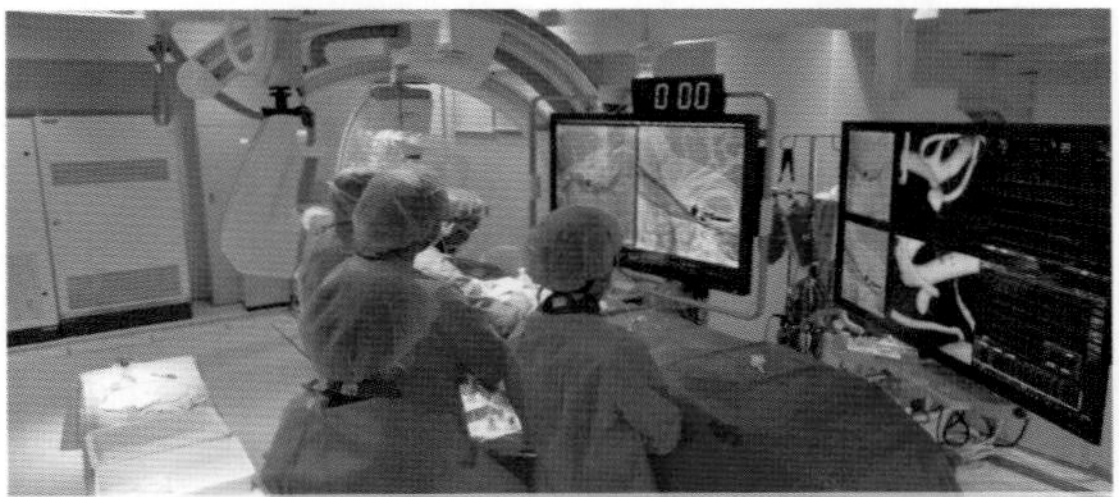

血管内治療を行うカテーテル室（2022年7月増設）

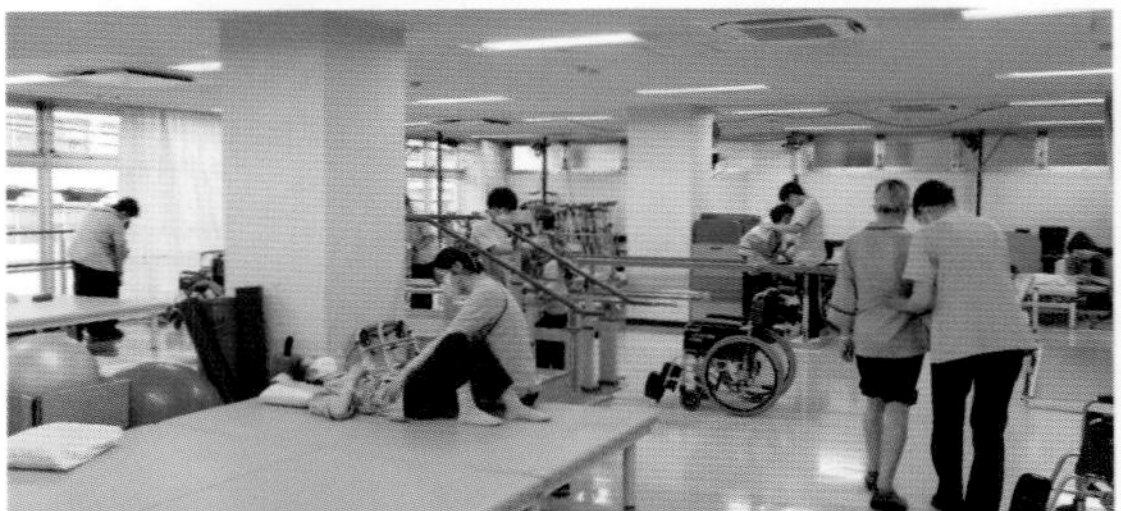

充実したリハビリ環境

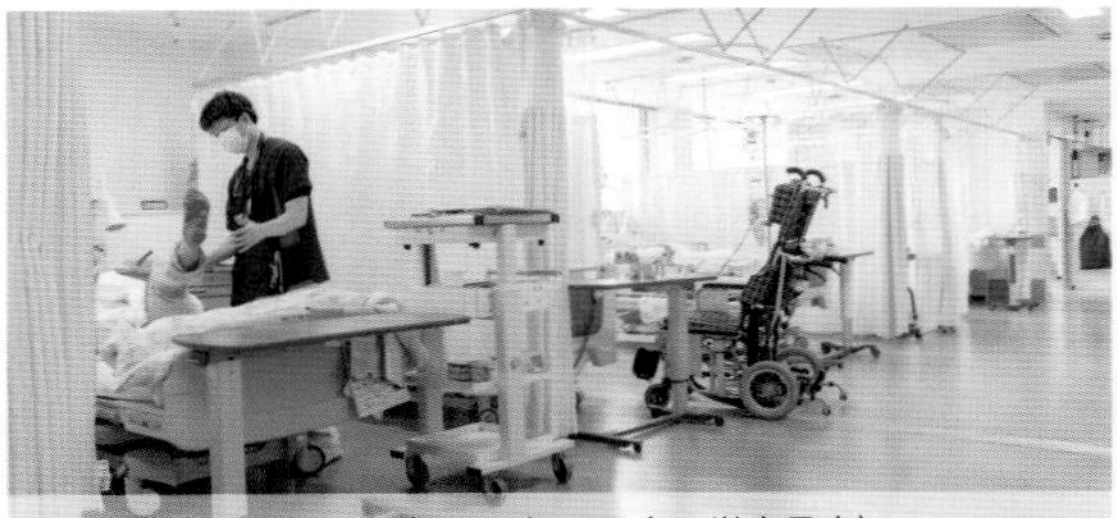

全国有数のSCU21床（2023年、30床に増床予定）

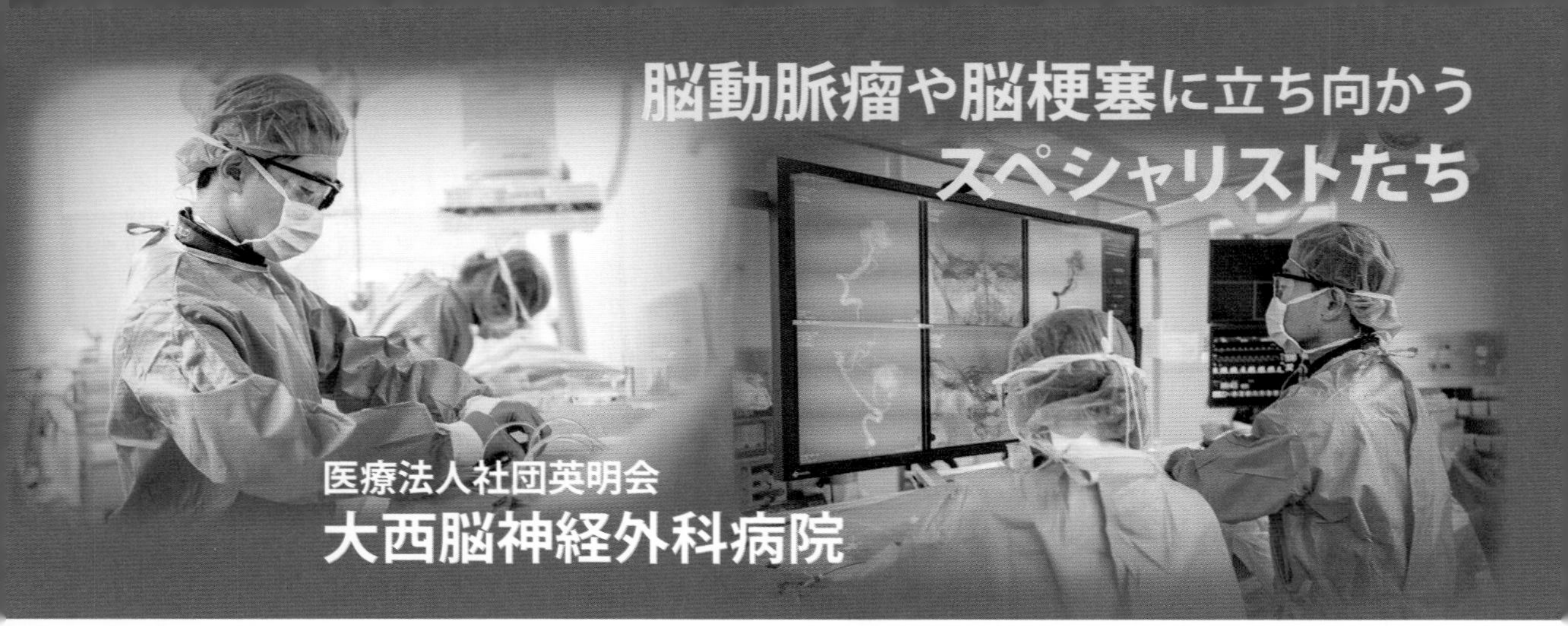

脳動脈瘤や脳梗塞に立ち向かうスペシャリストたち

医療法人社団英明会

大西脳神経外科病院

高い技術で患者に応じた治療を提供

東播磨医療圏における脳神経外科治療の核として、開院から20年以上にわたり地域住民の健康に貢献する大西脳神経外科病院。特に脳卒中や脳動脈瘤を多く手掛ける。

脳卒中センターを開設しており、脳卒中の治療総数は年間1362件（2021年1月～12月）を数える。脳卒中は時間との戦い。手術室内で画像診断が行える血管撮影装置を導入したことで、搬送から治療開始までの時間が大幅に短縮された。

「脳神経外科病院ですから、医師だけでなく看護師や放射線技師などのコメディカルも脳神経外科のエキスパート。地域の患者さんを守るという責任感を持ってスピーディーに動く、チーム医療を実践しています」と大西宏之副院長は語る。

脳動脈瘤の治療では開頭クリッピング術やカテーテルによる血管内治療を実施。カテーテル治療ではコイル塞栓術だけでなく、難易度の高さから全国的にも実施している医療機関の少ないフローダイバーターステント治療も行う。

「低侵襲なカテーテル治療や根治性の高いフローダイバーターステント治療を望まれる患者さんは増えています。ただ、ご年齢や併存疾患によっては、開頭手術が適しているケースも。当院は開頭手術とカテーテル治療、どちらも得意とする医師が複数名在籍し、幅広い治療法を選択しています」（大西副院長）

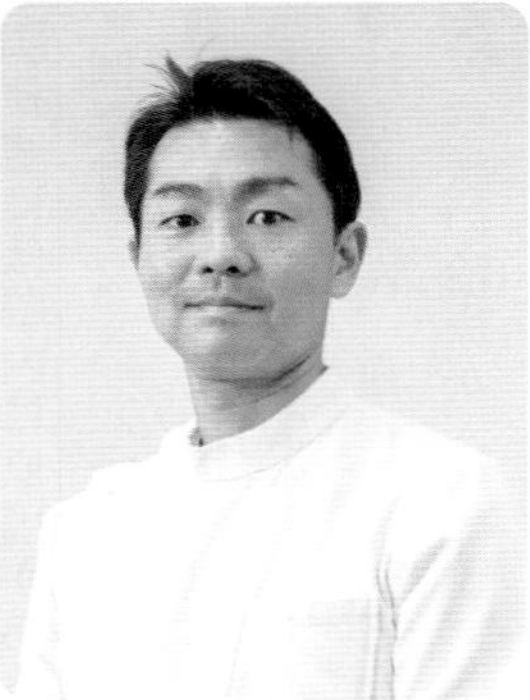

副院長・脳神経外科部長・脳血管内治療主任部長・脳卒中センター長

大西 宏之

予防から治療、リハビリまで一貫して診療にあたる

回復期リハビリテーション病棟も併設し、脳卒中のリハビリに特化したスタッフが患者に対応する。主治医も一貫して患者の診療にあたることができる。

また明石駅前のサテライトクリニックを中心に予防医療にも取り組む。緊急を要する患者はすぐに本院に紹介して治療を開始し、その後も継続して脳神経外科医によるフォローが可能だ。

〒674-0064
兵庫県明石市大久保町江井島 1661-1
TEL.078-938-1238
FAX.078-938-1236
http://www.onc.akashi.hyogo.jp/
【受付時間】8:30 ～ 11:30/13:30 ～ 16:30
【休診日】土・日・祝・年末年始

医療新聞DIGITALで更に詳しい病院情報が見られます

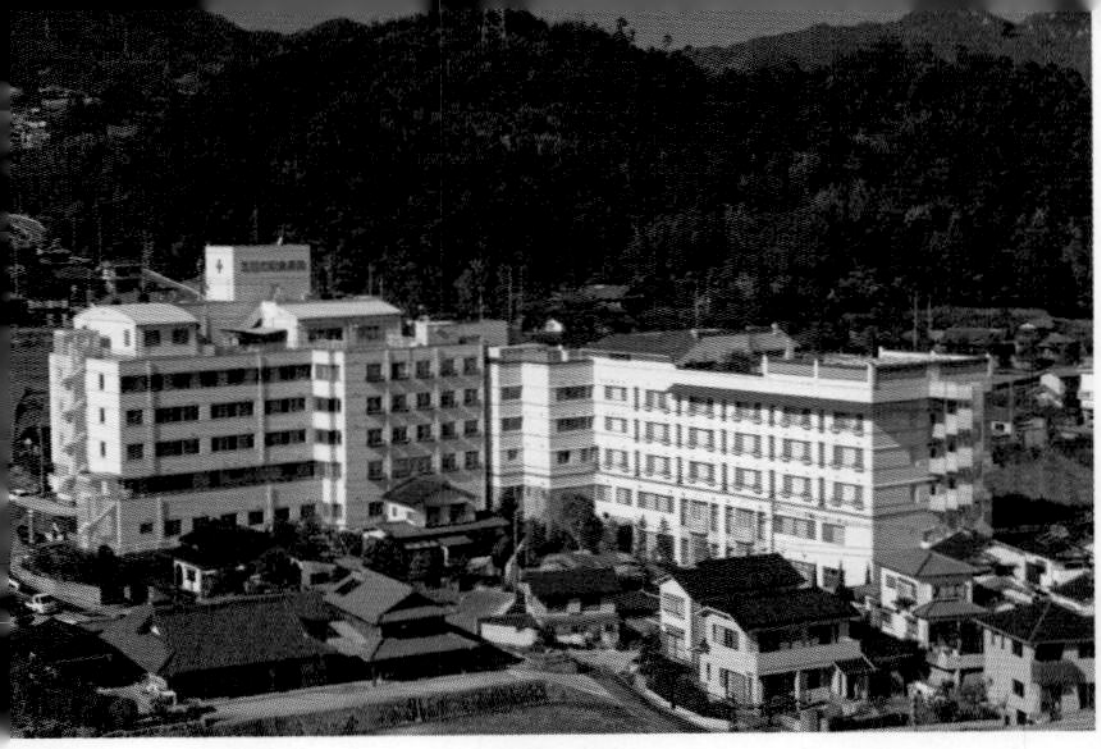

一分一秒の命を救う
脳のエキスパートが脳卒中から患者を守る

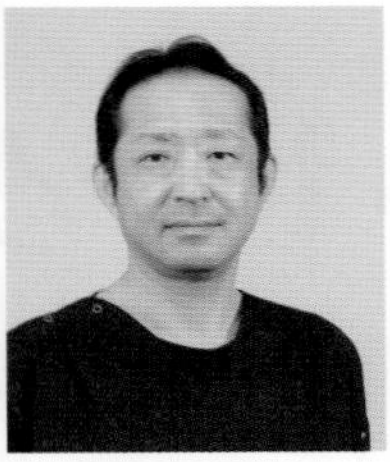

脳卒中・血管内治療センター長
坂本 繁幸

さかもと・しげゆき●1997年広島大学医学部卒業。20年以上、脳血管内治療に従事し、22年4月から現職。日本脳神経外科学会認定脳神経外科専門医。日本脳神経血管内治療学会認定脳血管内治療専門医。

社会医療法人清風会
五日市記念病院

【診療時間】
月～金　9:00～13:00
　　　　14:30～17:30
土　9:00～13:00
【休診日】日・祝

〒731-5156
広島県広島市佐伯区倉重1-95
TEL.082-924-2211
https://www.seifu.or.jp/imh/

医療新聞DIGITALで更に詳しい病院情報が見られます。

適切に診断・提供する開頭手術と血管内治療

「脳卒中治療を中心とした全身管理のできる急性期病院」を基本方針に広島市西部地域約30万人の健康を支える180床の五日市記念病院（広島市佐伯区）は2021年、開院30周年を迎えた。

2022年4月、脳卒中・血管内治療センターを新設。センター長の坂本繁幸医師は「脳卒中は一分一秒を争います。脳疾患治療のエキスパート6名が在籍し、開頭手術と血管内治療、どちらもできる体制を整え、迅速な対応を心がけています」と話す。救急搬送後、1時間以内に治療を開始する。例えば、くも膜下出血を発症し、未破裂動脈瘤も同時に見つかったケース。根治性の高い開頭手術で止血し、頭蓋内に出た血液を洗い流す。開頭と洗浄によって、血管の収縮が2週間程度続く脳血管攣縮《れんしゅく》による、脳梗塞の予防に努める。

術後4週間あけて、未破裂動脈瘤には侵襲の少ない血管内治療を選択。脳動脈瘤の壁は薄く破れると危険だ。動脈瘤にコイルを入れて封鎖する従来のコイル塞栓術に対し、網目の密なステント（フローダイバーター）を使う新しい治療法では、動脈瘤入口の動脈にステントを置くだけで治療が完了する。

「くも膜下出血の発症ということは、他にも瘤がある可能性があります。同じ疾患でも、患者さんによって病態はさまざま。カンファレンスで話し合い、一人ひとりに合った治療法を選択しています」と坂本医師。

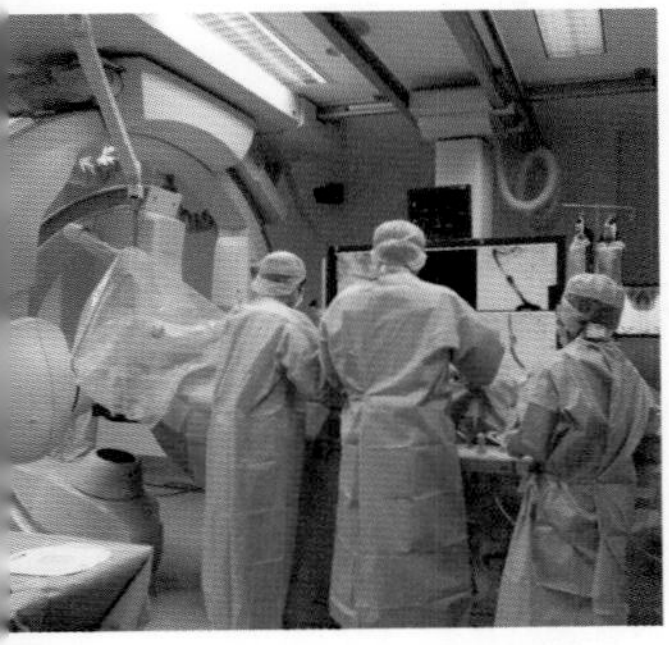

最新のバイプレーン式血管撮影装置を用いた血管内治療

急性期から回復期まで充実した患者サポート

後遺症を抑えるため、早ければ手術の翌日からリハビリを開始する。理学療法、作業療法、言語聴覚療法と豊富なメニューを揃える。急性期病棟、脳卒中ケアユニット（SCU）に加え、系列の126床の廿日市記念病院と合わせて回復期リハビリテーション140床を整えた。

「我々にとっては慣れた治療でも、患者さんにとっては一生に一度の特別な治療。細心の注意を払い、より丁寧に行います」と患者第一主義で、地域医療への貢献を誓う。

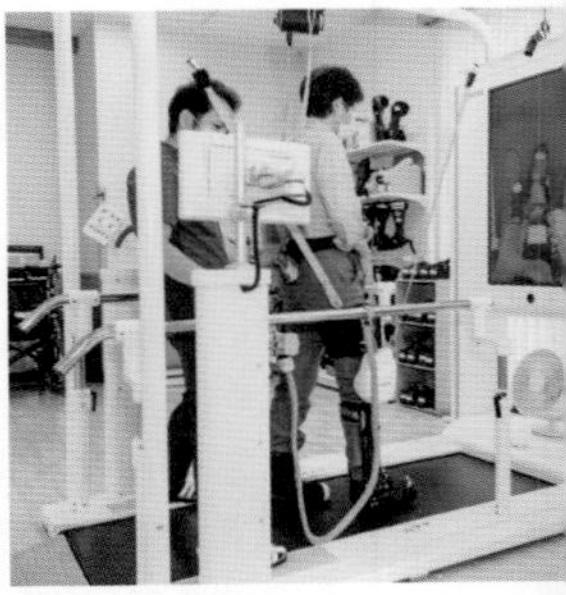

下肢麻痺用の最新リハビリ支援ロボットで早期復帰をサポート

実力医療機関
頼れる「脳卒中センター」

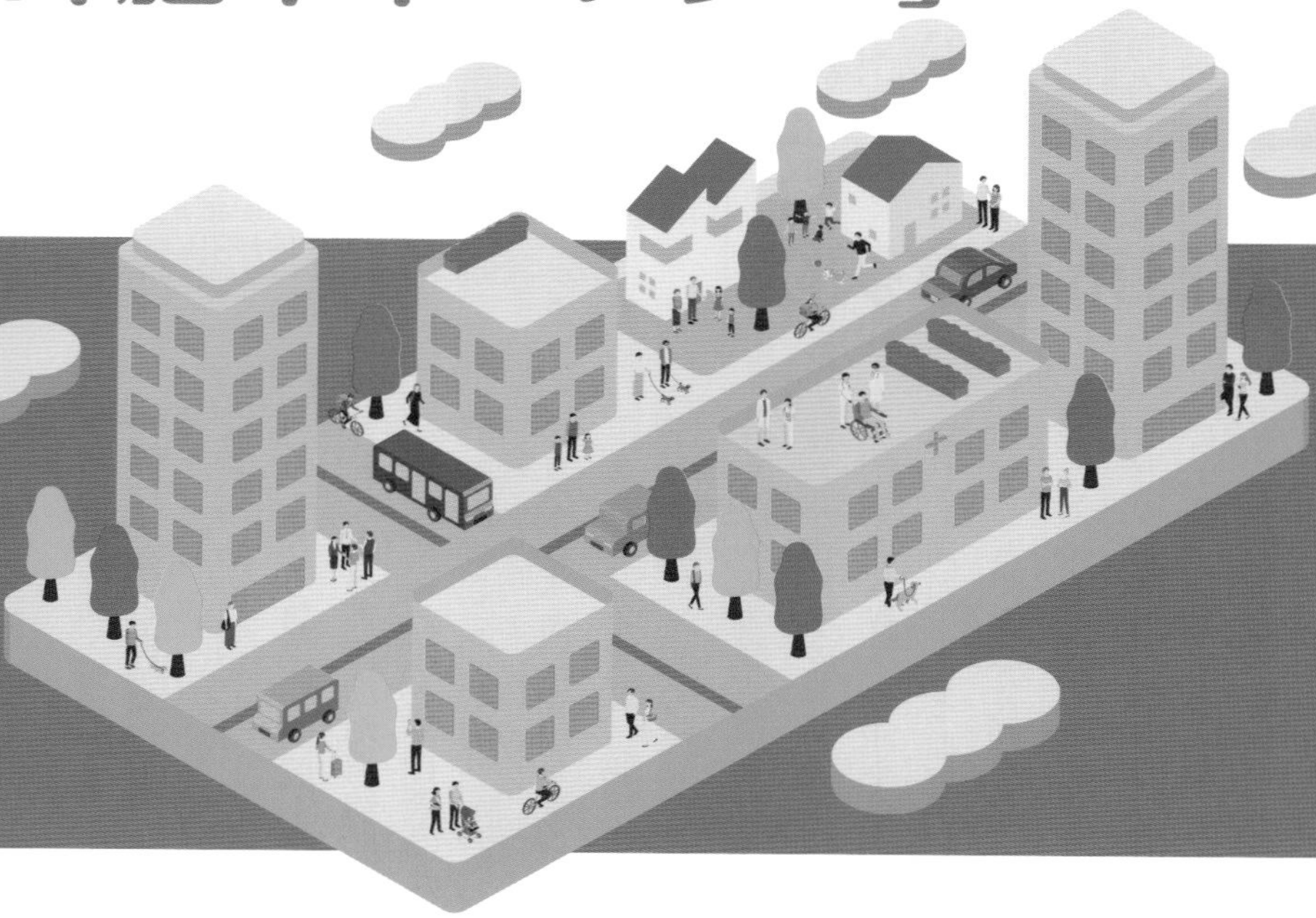

宮城

社会医療法人将道会
総合南東北病院

医療新聞DIGITALで更に詳しい病院情報が見られます

【診療科目】脳神経外科・脊髄脊椎外来ほか
【受付時間】8:30～11:30
【休 診 日】日・祝・年末年始(12／31～1／3)

〒989-2483 宮城県岩沼市里の杜1-2-5
TEL.0223-23-3151 FAX.0233-23-3150
http://www.minamitohoku.jp/

開頭手術と血管内治療での最良の治療を目指して

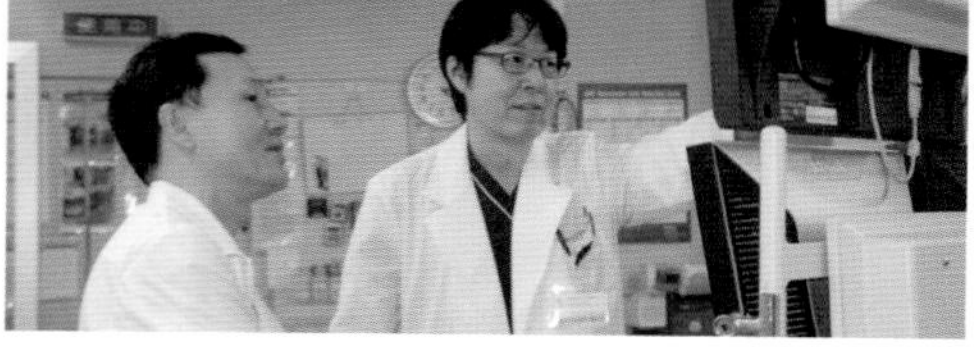

当科では脊椎脊髄手術を含め、年間約300件(2021年1月～12月)の脳外科手術をしています。未曾有の我が国の少子高齢化に伴い、当科では高齢者の健康寿命を考慮し、早め早めに適切な治療介入が重要と考えています。

急性期脳梗塞に対するt-PA静注療法や血栓回収治療はもちろんですが、当脳卒中センターではこれまで、術中モニタリングを必須とし、ナビゲーションや蛍光血管撮影とリンクした最新の顕微鏡下に頭蓋底手術のテクニックやバイパス術を併用した手術を行って参りました。

今後、血管内治療の発展・進歩に伴い、治療困難な脳動脈瘤などへの対応が必要です。特に救急科、循環器内科、神経内科、麻酔科(麻酔科科長・井上洋)、臨床検査科、臨床工学科、リハビリ科などと協力し、より良い治療を継続して参ります。

本年度より、新しく脳卒中センター長として脳卒中の外科手術および脳血管内治療に秀でた竹村篤人医師が赴任し、今後ますます充実した安全な治療を目指していきます。どうぞよろしくお願いいたします。

院長兼脳神経外科部長 **西村 真実**
日本脳神経外科学会認定 脳神経外科専門医
日本脳神経血管内治療学会認定 脳血管内治療専門医

フローダイバーターステント治療

未破裂脳動脈瘤の最新治療

文／五十嵐幸司

医療技術が進歩する脳卒中の治療

脳卒中（脳血管障害）は日本で死者数の多い三大疾病のひとつです。ただし、死因第1位だった1960〜70年代をピークに減少傾向※にあります。理由として、救急医療の充実による発症から治療開始までの時間短縮や、治療法の進歩が挙げられています。

しかしながら、依然として脳卒中が危険な疾患であることに変わりはありません。迅速な治療で生命の危機を脱したとしても、運動機能障害や言語障害などの後遺症を発症し、場合によっては要介護となるリスクもあります。

脳卒中のひとつが、くも膜下出血。脳血管の分岐点にできた脳動脈瘤が破裂して出血します。もし未破裂脳動脈瘤（破裂する前）を発見し、治療できれば、リスク回避につながります。また脳卒中発症時に見つかるケースもあり、再発予防も重要です。

未破裂脳動脈瘤は状態によっては経過観察、破裂リスクがあると判断した場合は手術を検討します。開頭して瘤の根元をクリップで止める開頭クリッピング術や、血管内からカテーテルを挿入し、瘤にコイルを詰めるコイル塞栓術などで治療します。

網目の密なステントで瘤への血流を制御

2015年、5ミリ以上の未破裂脳動脈瘤に対する画期的な治療法「フローダイバーターステント治療」が保険適用となりました。従来は頭を開く、内側からコイルを挿入するなど、何かしら脳動脈瘤に触れて治療していたのに対し、瘤に触れない安全性の高い治療法として注目されています。網目の密なステントを瘤の入口部分に設置することで、瘤への血流が減り、時間の経過とともに徐々に瘤が血栓化し、なくなる計画です。

ただ、まれに瘤がかたまらないときもあるため、周術期のリスク管理など成熟した技術と経験が求められます。実際、治療できる施設は全国でも、ごく一部に限られます。つまり、フローダイバーターステント治療は技術の証といっても過言ではありません。

脳卒中でお困りのことがあれば、フローダイバーターステント治療実施施設で、検索してみるのもよいでしょう。

※ 平成30年（2018）人口動態統計月報年計（概数）の概況」（厚生労働省）より

03 生命活動に不可欠な「呼吸」を守る

呼吸器センター

肺がん・感染症・びまん性肺疾患・喘息・COPD（慢性閉塞性肺疾患）など幅広い呼吸器疾患に対応。内科と外科の連携に加え、放射線治療科、緩和ケア内科などとチーム医療を実践し、高度な治療を提供します。

国立病院機構 東京病院 病院長
松井 弘稔（まつい・ひろとし）

1989年、東京大学医学部卒業。同大学老年病科呼吸器内科グループに入局、東京逓信病院、東京都立駒込病院、ノースカロライナ大学留学を経て、2022年4月から現職。日本呼吸器学会認定呼吸器専門医。

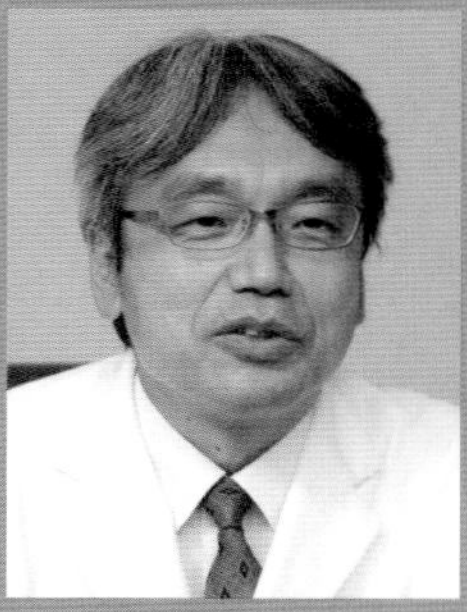

呼吸器センターとは

種類の豊富な呼吸器疾患に対し、各分野のプロフェッショナルが連携し、高度な医療を提供

多種多様な呼吸器疾患に高度な医療を提供

呼吸器疾患は多種多様です。腫瘍もあれば、感染症、びまん性肺疾患、ＣＯＰＤなども存在し、ひと口に呼吸器疾患といっても判別の難しいケースがあります。そこで重要になるのが呼吸器センターの存在。確実性の高い診断を実施するため、分野ごとの呼吸器疾患のプロフェッショナルが集い、横断的に診療しています。

診療に欠かせないのがレントゲン、ＣＴ、ＭＲＩなど画像診断。異常が見つかった場合、気管支鏡検査で肺や気管、気管支の病気を診断します。全身の病変を追跡できるシンチグラフィーや、肺の機能を評価する呼吸機能検査なども併せて最適な治療を探します。

治療方針は主治医を中心にセンター内・院内全体など、さまざまなレベルで適宜カンファレンスを行い、決定していきます。他の診療科スタッフの意見も診療に反映させ、また各科で連携を図ることで、偏りのない質の高い医療の提供を目指しています。

肺がんなど手術が必要な患者さんには呼吸器外科と内科だけでなく、放射線治療科、病理診断科などが連携し、治療にあたります。医師・歯科医師・看護師・薬剤師・栄養士・臨床工学士・リハビリスタッフ・医療ソーシャルワーカーなどを加えたさまざまな多職種チームもリハビリから緩和ケアまで、いろいろな角度から患者さんをサポートする体制を整えています。

関連センター

特定の呼吸器疾患にフォーカスし、高度な医療を提供するセンターをいくつか紹介します。

肺がんセンター

肺がんを中心に転移性肺腫瘍、縦隔腫瘍、悪性胸膜中皮腫などを治療。

気胸センター

肺から空気の漏れる「気胸」に特化し、治療と再発予防に取り組んでいます。

COPDセンター

喫煙などを主な原因に増加傾向にあるCOPD（慢性閉塞性肺疾患）。治療だけでなく、リハビリテーションにも力を入れています。

睡眠障害センター

日本人の約5人に1人が悩んでいるといわれる睡眠に特化し、検査から治療まで行います。

呼吸器疾患とは

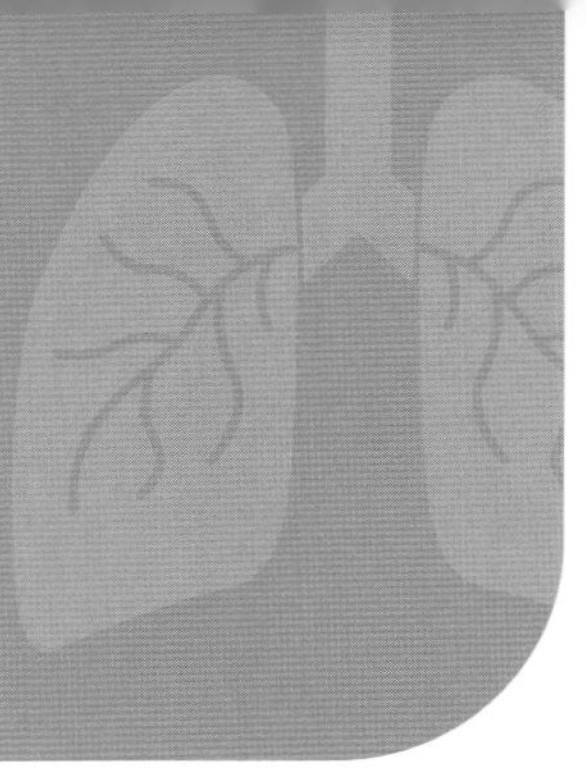

肺の病気に罹ると「咳が止まらない」「痰がからむ」
「息苦しい」「胸が痛い」など多様な症状が現れます

合併症のある肺がんには要注意

多様な呼吸器疾患の代表例が「肺がん」。悪性腫瘍のひとつとして知られ、喫煙や遺伝子変異など、さまざまな原因によって発症します。発生箇所や、がん細胞の性質によって進行速度や有効な治療法が異なります。治療の際、基礎疾患や感染症などの合併症にも注意が必要です。

「感染症」は微生物が体内に侵入し、炎症を起こす病気です。年間死亡者数約10万人を数える肺炎なども、その一種。感染症をもたらす病原体にはウイルス、一般的な細菌、抗酸菌、真菌などがあります。結核菌（抗酸菌の一種）を原因とする結核は減少傾向にありますが、非結核性抗酸菌による感染症は徐々に増加しています。

左右両側の肺全体に病変が広がる疾患を総称して「びまん性肺疾患」といいます。そのほとんどが、間質（酸素と二酸化炭素を交換する肺の組織）が侵され、線維化する間質性肺炎。難治性の疾患で、治療法や予後は疾患の種類や程度によってかなり異なるため、正確な診断が重要です。気管支鏡や胸腔鏡による肺生検を組み合わせて診断します。

日常生活に潜む呼吸器疾患

「COPD」は肺気腫や慢性気管支などを含む慢性閉塞性肺疾患を指します。喫煙を原因とする肺機能の低下によって、長く続く息切れ、咳、痰などが主症状。禁煙が一番の特効薬かつ予防策です。COPDを原因に肺から空気が漏れる気胸を発症することもあります。

ニュースなどで話題に上ることも多いのが「睡眠時無呼吸症候群（SAS）」。睡眠中に呼吸が止まるため、息が苦しくなり何度も目が覚め、日中の眠気を引き起こします。

主な対象疾患

腫瘍 肺がん、縦隔腫瘍、胸膜中皮腫ほか	**感染症** 肺炎、結核、非結核性抗酸菌症、肺アスペルギルス症ほか
びまん性肺疾患 間質性肺炎、サルコイドーシスほか	**気道疾患その他** 気管支喘息、COPD、慢性気管支炎、睡眠時無呼吸症候群ほか

治療法について

種類の豊富な呼吸器疾患に対応する治療法もさまざまです

チームで連携する呼吸器疾患の治療

肺がんの主な治療法は外科手術・放射線治療・薬物療法。がんの種類・病期・患者さんの全身状態などを考慮し、選択します。肺気腫や間質性肺炎といった合併症を伴う肺がんにも対応できるのが呼吸器センターの強みです。外科的治療だけでなく、内科的治療も併せて実施し、多職種チームもリハビリ、治療副作用対応から緩和ケアまでサポートします。

細菌が原因となる感染症は内科的治療が主体です。ただし、肺非結核性抗酸菌症、肺アスペルギルス症、膿胸などでは病巣を切除するため手術が必要になることもあります。従来は開胸による手術をしていましたが、現在は軽度の場合、完全胸腔鏡下手術を実施しています。大きく切開せずに、胸壁に数カ所の小さな穴をあけてモニターを見ながら行う低侵襲の術式のため、入院期間の短縮が期待できます。

肺がんや感染症などを原因に起こる血痰・喀血は大量出血した場合、生命を脅かす危険性があります。気管支動脈塞栓術(BAE)は、その効果的な治療法です。股の付け根からカテーテルを挿入し、止血を目的とした検査・治療を行います。

主に呼吸器疾患の診断・検査に用いられる気管支鏡ですが、重症喘息に対する新しい治療法としても注目されています。気管支サーモプラスティという特殊な気管支鏡で患部を熱で温め治療します。

主な治療法(肺がんの場合)

患者さんの状態に応じて、これらの治療法を選択・組み合わせて治療にあたります。

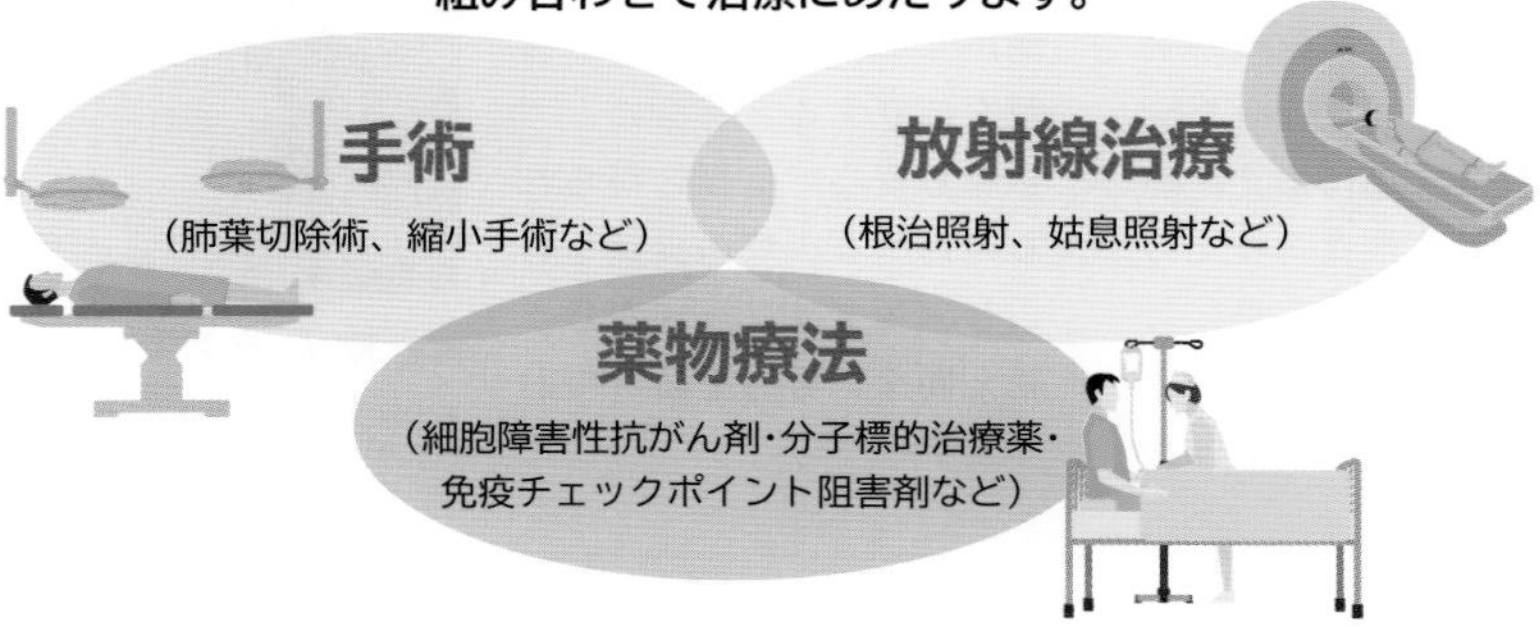

サポート(下支え)

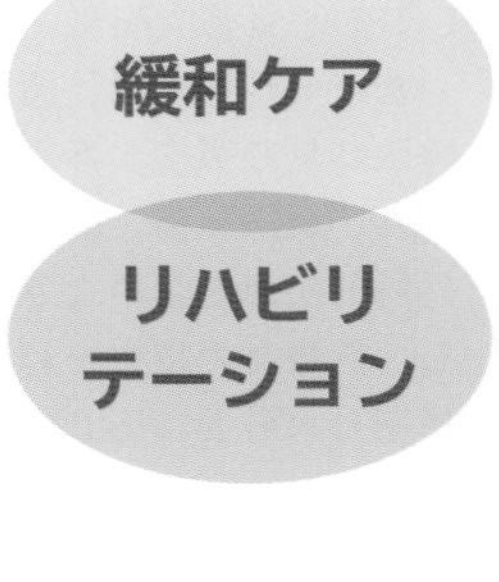

実力医療機関
頼れる「呼吸器センター」

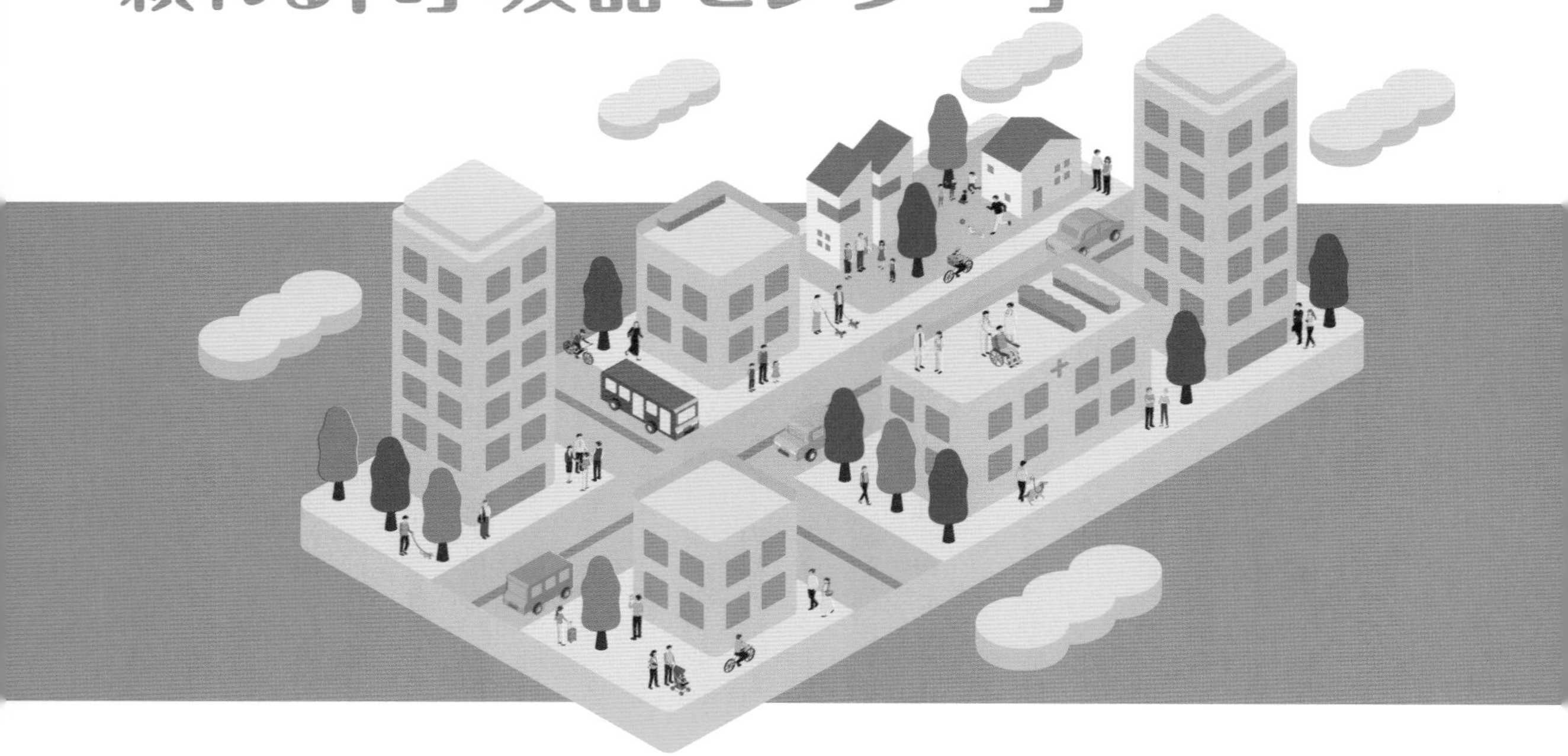

和歌山

国立病院機構
和歌山病院 呼吸器センター

さまざまな呼吸疾患に充実した診療体制で対応

医療新聞DIGITALで更に詳しい病院情報が見られます。

【受付時間】8:30〜11:30
【診療時間】9:00〜17:00
【休診日】土・日・祝・年末年始（12/29〜1/3）

〒644-0044
和歌山県日高郡美浜町大字和田1138
TEL.0738-22-3256
https://wakayama.hosp.go.jp

呼吸器疾患は、消化器疾患や循環器疾患に比べ全国的に患者数に対する専門医数が少なく、呼吸器に特化した施設も決して多くはありません。このような状況下で、当院では日本呼吸器学会認定呼吸器専門医３名を含む7名の常勤呼吸器内科医と、常勤の日本呼吸器外科学会認定呼吸器外科専門医を配置し、和歌山県内で唯一の呼吸器センターを設置しています。肺気腫や慢性気管支炎を含めたCOPD、気管支喘息、肺がん、肺炎、肺結核、アレルギー性肺疾患、間質性肺疾患、慢性呼吸不全、睡眠時無呼吸症候群などの内科的疾患に加え、肺がん、縦隔腫瘍、膿胸、気胸、外傷性血胸などの外科的疾患を含めたさまざまな呼吸器系疾患に対し、診療科の垣根を超えたスムーズな診療体制を構築し、必要に応じ内科・外科が連携あるいは共同で治療にあたっております。また、常勤の放射線科医師を含めた定期カンファレンスにより診断・治療方針の精度を高め、悪性腫瘍に対しては、手術・化学療法・放射線を含めた集学的治療から緩和ケア対応まで、充実した診療内容を維持しています。

呼吸器疾患を患って受診された患者さんにとって、満足していただける診療体制を確立するとともに、さらなる安心で信頼の得られる先進的な医療の提供を目指し、スタッフ一同が日々絶え間ない努力を続けております。

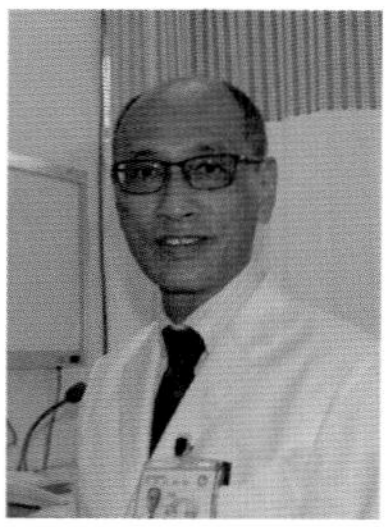

院長 **南方 良章**
日本呼吸器学会認定呼吸器専門医
日本内科学会認定総合内科専門医

血液循環を発見した「近代生理学の創始者」

―ウイリアム・ハーベイ1

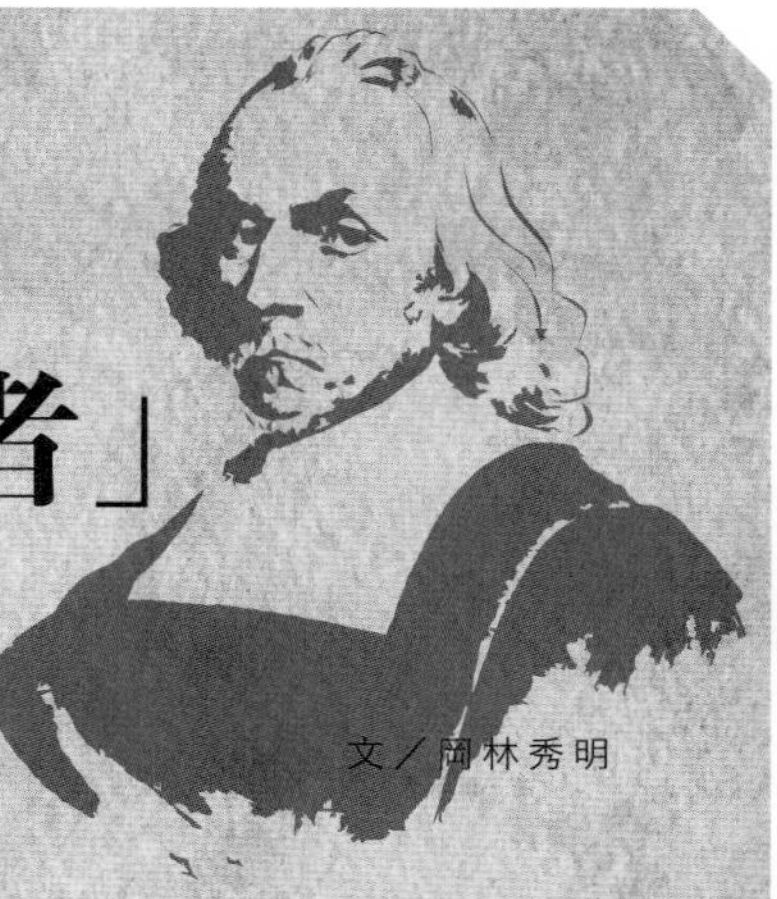

文／岡林秀明

心臓血管外科と循環器内科の関係は

　本誌の編集に携わるようになって気になったことのひとつは医療機関の診療科目の呼称でした。一般の方にはわかりにくいと思われるものが、いくつかありました。そのひとつが循環器内科です。

　一般的に脳関係の診療科の場合、外科は脳神経外科、内科が脳神経内科、呼吸器関係のそれは呼吸器外科と呼吸器内科と、きわめてわかりやすいのに対して、心臓血管系は心臓血管外科と循環器内科であることが多く、統一がとれていないように思いました。

　しかも「循環器」という名前がとっつきにくい。循環器が心臓、血管、リンパ節など体液を循環させている器官を指す名称であることを知っている人は（医療機関が思っているほど）多くはありません。一部に「心臓内科」という呼称を使う医療機関があるのは、そのへんを考慮したためかもしれませんね。

　いずれにせよ循環器内科を含めて各診療科が、いったいどういうことをしているのかを、わかりやすくお伝えしていくのも私たち医療新聞社の使命・役割であると肝に銘じています。

心臓の弁は一方向にだけ開く

　血液が循環していることが発見されたのは17世紀でした。16～17世紀に活躍したイギリスの医師、ウイリアム・ハーベイは臨床より研究に興味を持ち、実際に解剖して心臓の上の2つの室（心房）と下の2つの室（心室）の間にある弁が一方向だけに開くことを発見しました。

　血液は心房から心室へ流れますが、逆方向には流れません。静脈に一方通行の弁があることはハーベイの師匠であるファブリキウス（イタリア）が発見していました。つまり静脈中の血液は心臓方向にのみ流れていました。

　ハーベイが動脈を固くしばると血液が止まって心臓側がふくらみ、静脈を固くしばると心臓と反対側がふくらみました。血液は静脈から心臓へと流れ込み、心臓から動脈へと流れ出していたわけです。

　1628年、ハーベイは、この成果を72ページの小冊子として発表しました。

コラム「近代医学・生理学の幕開け」は『科学技術人名事典』アイザック・アシモフ、共立出版を参考にさせていただきました。

04 患者さんにやさしい、質の高い医療を追求

消化器センター／内視鏡センター

消化管の中でも、日本人の患者数が増加し続けているのが大腸がん。しかし早期発見ができれば、根治を目指すことが可能で、最近では内視鏡や腹腔鏡を使った、低侵襲な治療も広く行われています。また、世界初のAI（人工知能）を搭載した内視鏡検査が登場しました。

昭和大学横浜市北部病院　消化器センター
センター長・教授
工藤 進英（くどう・しんえい）

新潟大学医学部卒。秋田赤十字病院胃腸センター長などを経て現職。日本大腸検査学会　理事長
日本消化器内視鏡学会　学術評議員・専門医
大腸癌研究会　世話人・規約委員
日本ロボット外科学会　評議員

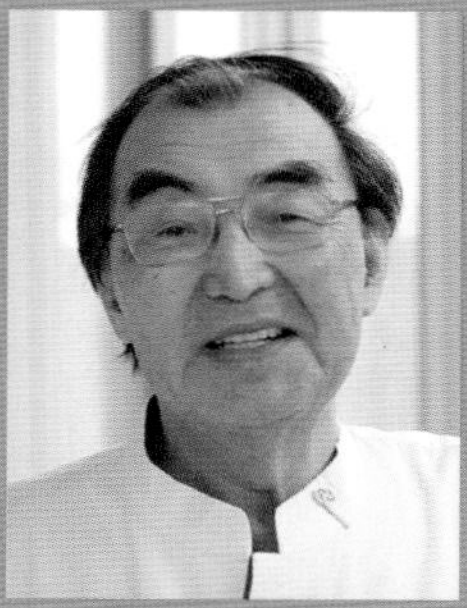

消化器センターとは

内科と外科が協力し、ワンチームとして診断から治療まで
シームレスな医療を実現しています

低侵襲な内視鏡治療や腹腔鏡手術を提供

患者さんや疾患について、いつでも症状や治療方針について意見交換することができ、ワンチーム医療で最善の治療法を提供できるのが大きな特徴です。特に消化管領域は、大腸を中心に最新の内視鏡による早期発見と、根治性を損なわない限り内視鏡治療や腹腔鏡手術による最小の負担を目指し、患者さんにやさしい、質の高い医療を追求しています。

当院の場合でいえば、上部・下部内視鏡は、それぞれ年間6000～7000件以上の検査を行っています。内視鏡的粘膜下層切除術（ESD）は、胃、大腸を中心に年間300件以上、咽頭、食道、十二指腸と難易度が高い臓器にも対応してきました。

外科手術は、胃・大腸悪性腫瘍を中心に年間300件以上の手術を実施しています。特に大腸の腹腔鏡手術率は80～90％以上を達成。なお、内視鏡治療や外科治療で根治が得られない進行がんには、分子標的治療薬、免疫チェックポイント阻害薬を併用した、がん薬物療法を行っており、ゲノム医療連携病院として遺伝子パネル検査も行っています。

肝胆膵疾患にも柔軟に対応しており、胆道感染症や閉塞黄疸に対し、年間300件前後の内視鏡的逆行性胆管膵管造影（ERCP）による胆道ドレージを行っており、内科と外科が協力して原因疾患の治療を行っています。胆嚢摘出術は年間200件以上行っていますが、ほとんどが腹腔鏡手術です。また、肝疾患にも幅広く対応し、慢性肝炎、肝硬変、肝細胞がんの治療にも取り組んでいます。

最新トピックス

肉眼では見えづらい
陥凹《かんおう》型がんを発見

大腸がん診断の常識を変える、世界初のAI（人工知能）を搭載した内視鏡検査が登場しました。大腸がんは、良性のポリープが悪性化するといわれてきましたが、盲点は、陥凹型の大腸がんです。通常の内視鏡検査では、発見することが非常に困難でしたが、AIを搭載した内視鏡検査により、陥凹型がんが発見できるようになってきました。

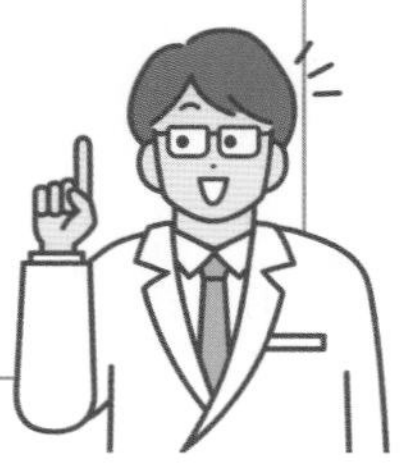

消化器疾患とは

消化管（食道、胃、十二指腸、小腸、大腸）をはじめとして
肝臓、胆のう、膵臓などに関係する多くの病気があります

さまざまな上部消化管と下部消化管の疾患がある

下部消化管の大腸腫瘍疾患には、大腸にできる良性腫瘍の大腸腺腫と、悪性腫瘍の大腸がんがあります。大腸がんは大腸腺腫から、がんになることもありますが、主にデノボがんからなると考えられています。深達度診断のため、拡大内視鏡におけるpit パターン診断や拡大内視鏡におけるEC分類やEC-V分類により、腺腫とがんだけでなく、浸潤がんか否かも診断が可能となりました。その他疾患としては、感染性腸炎、腸結核、炎症性腸疾患（潰瘍性大腸炎、クローン病）、腸管ベーチェットなどがあります。特に、近年増加傾向にあるのが、潰瘍性大腸炎とクローン病。潰瘍性大腸炎は、現在22万人が罹患しているといわれ、直腸から連続した大腸粘膜の炎症により起こる疾患で、腹痛、血便を伴い、患者さんのQOLを著しく低下させる疾患です。クローン病は、主に小腸や大腸、肛門などに炎症が起きる病変で、腸管の全層で炎症が起こります。現在は、7万人が罹患しているといわれています。

上部消化管としては、腫瘍（食道がん、胃がん）、炎症疾患（逆流性食道炎、慢性胃炎、胃・十二指腸潰瘍）があげられます。食道がんは、タバコや飲酒がリスク因子となる扁平上皮がんで、胃がんには、ピロリ菌が原因となる腺がんと、スキルス胃がんといわれる低分化がんがあります。罹患者数は減少傾向にありますが、依然としてがんの中での死亡率が高いことは見逃せません。

肝疾患は、B型肝炎やC型肝炎などウイルスやアルコール、NASH（非アルコール性脂肪肝炎）、薬剤、自己免疫などが原因となる肝炎・肝硬変があります。

主な対象疾患

食道疾患 逆流性食道炎、食道潰瘍、早期食道がん	**胃・十二指腸疾患** 胃潰瘍、胃炎、胃悪性リンパ腫、早期・進行胃がん、十二指腸潰瘍、十二指腸腫瘍
大腸疾患 早期・進行大腸がん、感染性腸炎、腸結核、炎症性腸疾患（潰瘍性大腸炎、クローン病）	**肝疾患** 急性肝炎、慢性肝疾患、非アルコール性脂肪肝疾患、肝硬変、原発性肝がん、転移性肝がん、肝内胆管がん
胆道疾患 急性胆嚢炎、急性胆管炎、閉塞性黄疸、胆石、胆嚢ポリープ、胆のうがん、胆管がん	**膵疾患** 急性膵炎、慢性膵炎、膵がん
肛門疾患　肛門がん、痔核、痔瘻、直腸脱　ほか	

治療法について

世界初のAI（人工知能）を搭載した内視鏡検査も登場。
内視鏡的治療から外科切除、化学療法などを実施しています

症状によって外科的切除や化学療法を選択

大腸腫瘍の治療法として、大腸腺腫には、ポリペクトミー、内視鏡的粘膜切除術（EMR）、内視鏡的粘膜下層切除術（ESD）があります。大腸がんに対しては、早期がんであれば内視鏡的に切除が可能で、T1b（がんが粘膜下層にとどまっている場合）がんの場合は、ESD後の病理を確認し、追加で外科的切除が必要な場合もあります。その他の進行がんは、外科的切除が基本ですが、遠隔転移を認めれば化学療法となることが多いです。

潰瘍性大腸炎は、軽症であれば5―ASA製剤を使用し、効果がない場合はステロイド、生物学的製剤、透析治療、免疫抑制剤などで、劇症型の場合は、手術で大腸全摘を検討します。クローン病に対しては、潰瘍性大腸炎同様の薬物治療を施しますが、狭窄や瘻孔があれば外科的手術を行います。虚血性腸炎は絶食補液で腸管を休めることにより改善しますが、血便の原因が他にある場合が考えられるため、炎症が落ち着いたころに大腸内視鏡を行います。ウイルス、細菌性腸炎に対しては、抗菌薬使用を検討し、絶食補液で腸管を休め治療をします。

上部消化管の食道がんは、粘膜固有層までであれば、ESDで治療は可能です。ただし、粘膜筋板にかかれば、リンパ節転移の可能性があるため、化学放射療法や外科手術の適応となります。胃がんは、早期がんであればESD、進行がんであれば外科治療で、遠隔転移を認めれば化学療法を行います。炎症疾患である逆流性食道炎や慢性胃炎、胃・十二指腸潰瘍に対してはPPIによる投薬治療などが施されます。

肝炎・肝硬変には、ウイルスに対する投薬治療や食事療法を提供。肝細胞がんに対しては、外科的治療やTACE（肝動脈化学塞栓療法）、TAE（肝動脈塞栓療法）、化学療法を行います。

消化器がんの主な治療法

内視鏡治療

- ポリペクトミー
- 内視鏡的粘膜切除術（EMR）
- 内視鏡的粘膜下層切除術（ESD）

外科治療

全身への転移が見られ切除が難しい場合は、抗がん剤を用いた化学療法や放射線治療による治療

東京

北里大学北里研究所病院
Kitasato University Kitasato Institute Hospital

病院長
渡邊昌彦

〒108-8642 東京都港区白金5-9-1
TEL.03-3444-6161
https://www.kitasato-u.ac.jp/hokken-hp/

胃腸、肝胆膵、IBD、…
患者さま一人ひとりの病態に合わせた内視鏡診療を

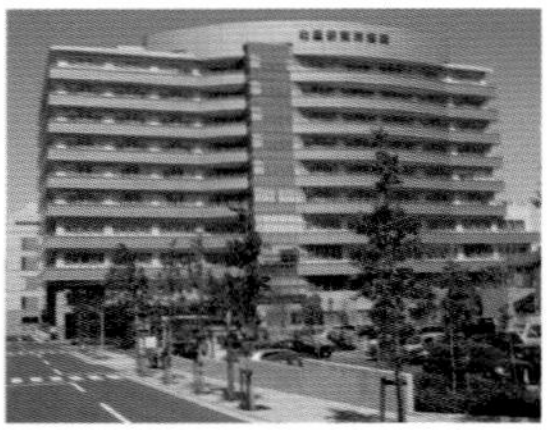

東京都港区にある当院は、急性期医療を支える地域の中核病院です。内視鏡センターでは、消化器救急診療の根幹である緊急内視鏡検査はもとより、健診（人間ドック、住民健診、企業健診）運営の主体である予防医学センターとも緊密に連携し、消化器がん検診施設として年間約10,000件の上部消化管内視鏡検査、約3,500件の大腸内視鏡検査を実施しております（2021年4月～2022年3月）。拡大内視鏡や超音波内視鏡といった最新技術を駆使して発見し得た病変は、低侵襲な内視鏡的治療（内視鏡的粘膜切除術：EMR、内視鏡的粘膜下層剥離術：ESD、胆膵内視鏡による結石除去術など）により治療を行うのみならず、病期に応じた適切な外科手術への移行も実現しております。また、わが国屈指の炎症性腸疾患（IBD）診療施設であり、本疾患特有の高度な内視鏡診療（小腸・大腸内視鏡検査、内視鏡的狭窄拡張術、カプセル内視鏡検査）の実績も豊富です。病院理念である「心ある医療」の実践を目指し、当センタースタッフ一同力を合わせ、質の高い内視鏡診療を提供してまいります。

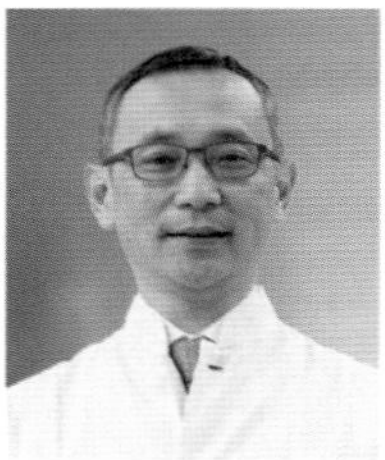

副院長
消化器内科部長
内視鏡センター長
中野　雅

医療新聞DIGITALで更に詳しい病院情報が見られます。

東京

日本医科大学付属病院
内視鏡センター

医療新聞DIGITALで更に詳しい病院情報が見られます。

【休診日】日、祝、年末年始（12/30～1/4）、創立記念日
【診療受付時間】月～金 8:00～11:00／11:30～15:00
土 8:00～11:00／11:30～14:00

〒113-8603
東京都文京区千駄木1-1-5
TEL.03-3822-2131(代表)
https://www.nms.ac.jp/hosp.html

最新の診断・治療技術を用いて安全・確実な内視鏡診療を追求しています

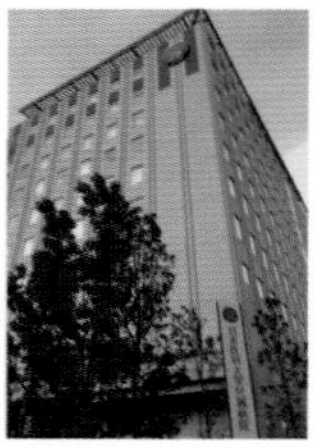

当センターでは消化器・肝臓内科、消化器外科、呼吸器内科、呼吸器外科の医師による内視鏡診療を年間約12,000例※行っており、特殊技術を要する内視鏡治療にも積極的に取り組んでいます。

・内視鏡的粘膜下層剥離術(ESD)

早期がんに対する低侵襲治療法として、消化器・肝臓内科の内視鏡治療チームが食道、胃、十二指腸、大腸合わせて年間300例※を超えるESDを行っています。また、内視鏡的手縫い縫合法を用いて病変切除後の創部を閉鎖することで術後出血のリスクを低くする試みも行っております。

・腹腔鏡内視鏡合同手術(LECS)

切除が必要な粘膜下腫瘍には、内科と外科とのコラボレーション治療であるLECSで身体への負担が少ない局所切除法を選択しています。当院は開発当初よりLECSの発展・普及に関わってきた内視鏡医を擁しており、治療件数は2022年7月現在で70例を超えています。

・経口内視鏡下筋層切開術(POEM)

つかえ感をきたす食道運動異常症の代表疾患である食道アカラシアに対して、診断チームによる精密検査と治療チームによるPOEMで正確かつ確実な低侵襲診療を心がけています。

「外科手術が必要といわれたけど内視鏡で治療できないか」とお考えの際は是非当院にお問い合わせください。

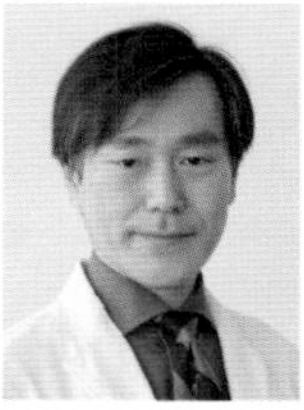

内視鏡センター長
後藤　修
日本消化器内視鏡学会認定
消化器内視鏡専門医

※2021年1月～12月

静岡

日本赤十字社

静岡赤十字病院

消化器病の早期発見から治療まで一貫して行います

医療新聞DIGITALで更に詳しい病院情報が見られます。

【診療時間】
月曜日～金曜日 8:30～17:00
【休診日】土曜日・日曜日・祝日
5月1日（日本赤十字社創立記念日）
年末年始（12月29日より翌年1月3日まで）

〒420-0853 静岡県静岡市葵区追手町8番2号
TEL.054-254-4311
https://www.shizuoka-med.jrc.or.jp/

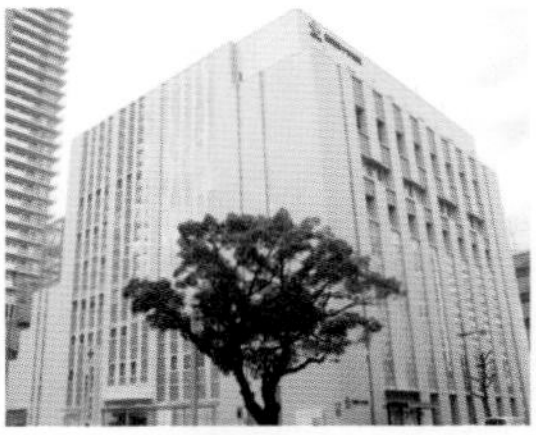

静岡赤十字病院内視鏡センターは、2019年にセンター内を改装し、2020年に次世代内視鏡システムを導入、2022年に内視鏡医師・看護師増員を行い、診療規模の拡充を図りました。

当センターの特徴として、病気の早期発見を目的とする健診部門と精密検査や治療を行う診療部門からなり、病気の発見から治療まで一貫して対応しております。さらに、当センターを中心に、消化器内科、消化器外科、放射線科と弛まぬ連携をとり、さまざまな消化器疾患に対して、全方向から質の高い治療を提供できる体制を構築しております。

近年の内視鏡技術の進歩により、従来は外科手術の対象となっていた消化器疾患が、内視鏡治療で対応できることも多くなってきました。特に食道、胃、大腸の早期がんに対して、内視鏡を用いた低侵襲治療に力を入れております。

スタッフ一同、患者さんの立場に立ち、病状に応じた適切な治療法を提案し、全力を尽くして治療を行うように努力します。お困りのことがございましたら、何なりとご相談ください。一緒により良い治療法を見つけましょう。

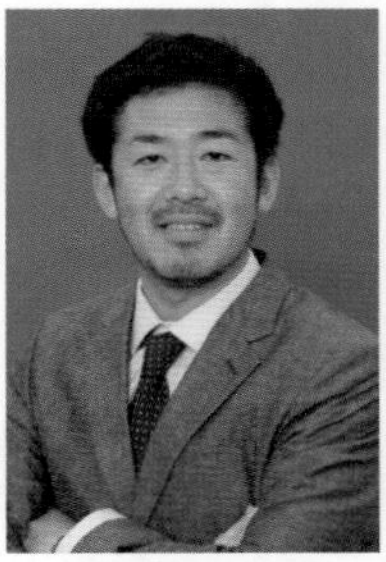

内視鏡センター長
消化器内科部長
魚谷 貴洋
日本消化器内視鏡学会認定 消化器内視鏡専門医
日本消化器病学会認定 消化器病専門医

愛知

名古屋鉄道健康保険組合

MEITETSU HOSPITAL

名鉄病院 内視鏡センター

医療新聞DIGITALで更に詳しい病院情報が見られます。

最新の内視鏡機器を導入し、鎮静剤を使った当日検査も可能！名古屋駅より2分　名鉄栄生駅直結の病院です

【診療日】月～金
【診療受付時間】8:30～11:00
【休診日】土日祝、年末年始

〒451-8511
愛知県名古屋市西区栄生2-26-11
TEL:0570-023100
https://www.meitetsu-hospital.jp/

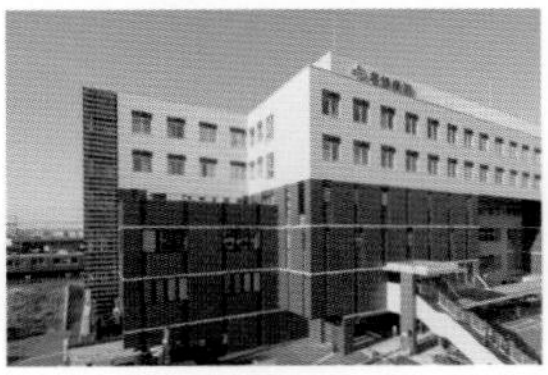

当センターは2015年の名鉄病院 新1号館竣工と同時に、運用を開始しました。当院は中規模の病院に当たりますが、フットワークは軽く、胃カメラは絶食で来院されれば当日でも施行可能です。大腸カメラも2週間以内には実施できる場合がほとんどで、大腸ポリープ切除は基本的に日帰りで行っています。胃カメラ、大腸カメラを同日に施行することも可能です。また、不安の強い方や以前の検査で苦痛があった方には、積極的に鎮静剤での検査も勧めています。その場合、当日の自動車、自転車の運転は控えて頂いていますが、名古屋駅からひと駅の名鉄栄生駅と直結しており、鎮静剤使用時も無理なく来院できます。

最新の内視鏡機器を導入しており、検査、治療とも負担が少なく受けられると自負しています。当初よりカプセル内視鏡や小腸内視鏡も導入し、クローン病などの炎症性腸疾患についても診断、治療まで一貫して行うことが可能です。早期胃がん、早期大腸がんの内視鏡治療や、総胆管結石から胆道がん、膵がんなどの胆膵疾患の内視鏡検査や治療はもちろん、外科手術も外科と連携して進めています。

胃腸症状でお困りの方は、いつでも直接、もしくはご紹介で来院頂けますと幸いです。

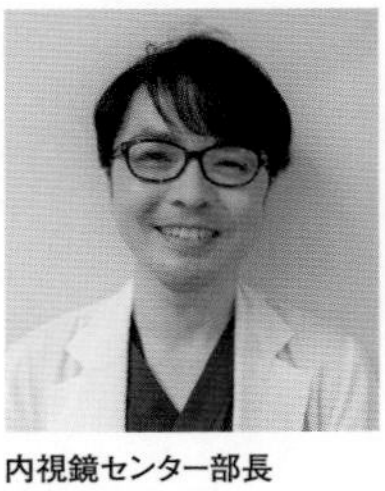

内視鏡センター部長
大林 友彦
日本内科学会認定総合内科専門医
日本消化器病学会認定消化器病専門医
日本消化器内視鏡学会認定
消化器内視鏡専門医

05 各診療部門が連携し、難治性がんの根治を目指す

膵がんセンター

膵臓をはじめ、胆道の疾患を検査、診断し、病態や体の状態に応じて治療法を選択し、施術します。膵臓がんは早期発見が難しく、予後が悪い疾患でした。しかし近年、目覚ましく進歩した化学療法と手術を組み合わせる集学的治療の成績が向上しています。

東京医科大学病院副院長
消化器内科 主任教授・診療科長
糸井 隆夫（いとい・たかお）

医学博士。1991年、東京医科大学卒業。日本消化器病学会財団評議員、日本消化器内視鏡学会財団評議員、日本膵臓学会理事、日本膵臓病研究財団評議員など。

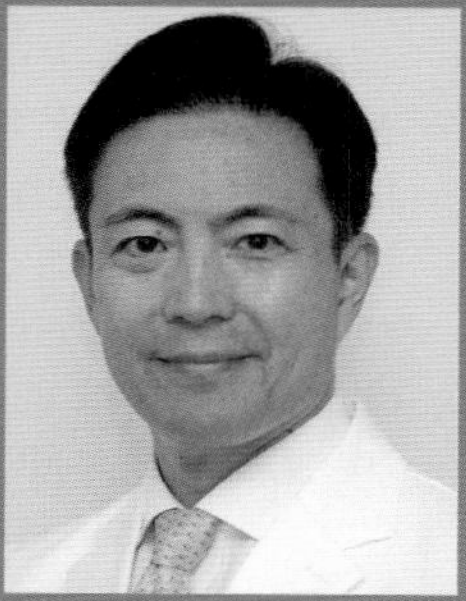

膵がんセンターとは

膵臓等の疾患を診断、
治療する診療拠点

EUS-FNAを利用した針生検で確定診断

膵がんセンターは院内の各診療部門が連携して、膵臓等の疾患を診断、治療する診療拠点です。全国にある各センターは概ね同機能を有するものの、病院ごとに、呼び名はさまざまです。東京医科大学病院は「膵臓・胆道疾患センター」で診療します。

患者さんの多くは腹痛や背部痛などを訴え、来院されます。センターではまず、腫瘍マーカーを含む採血や造影剤を使用したCT検査、MRI検査を行います。異常があれば超音波内視鏡（EUS）による精密検査やそれを応用した超音波内視鏡下穿刺吸引法（EUS-FNA）を利用した針生検で確定診断します。

膵臓がんは腫瘍の大きさと広がり、リンパ節や他臓器への転移を基準とする病期分類と、画像所見を中心に、根治切除が可能か否かを判断する切除可能性分類から、進行度を評価します。

検査後、担当医は検査結果や診断を患者さんに説明。がんの進行度や体の状態に合わせた治療方針を提案します。

患者さんへの最適な診療には、がんの病理診断をもとに、放射線治療、化学療法、血管内治療、緩和医療など、多岐にわたる分野の協力が必要不可欠です。

そのため、当院の膵臓・胆道疾患センターは、消化器内科、消化器外科、小児外科、放射線科、臨床腫瘍科、病理診断科が互いに手を組み、定期的にカンファレンスを開くなどして情報を共有、最適な医療を提供しています。

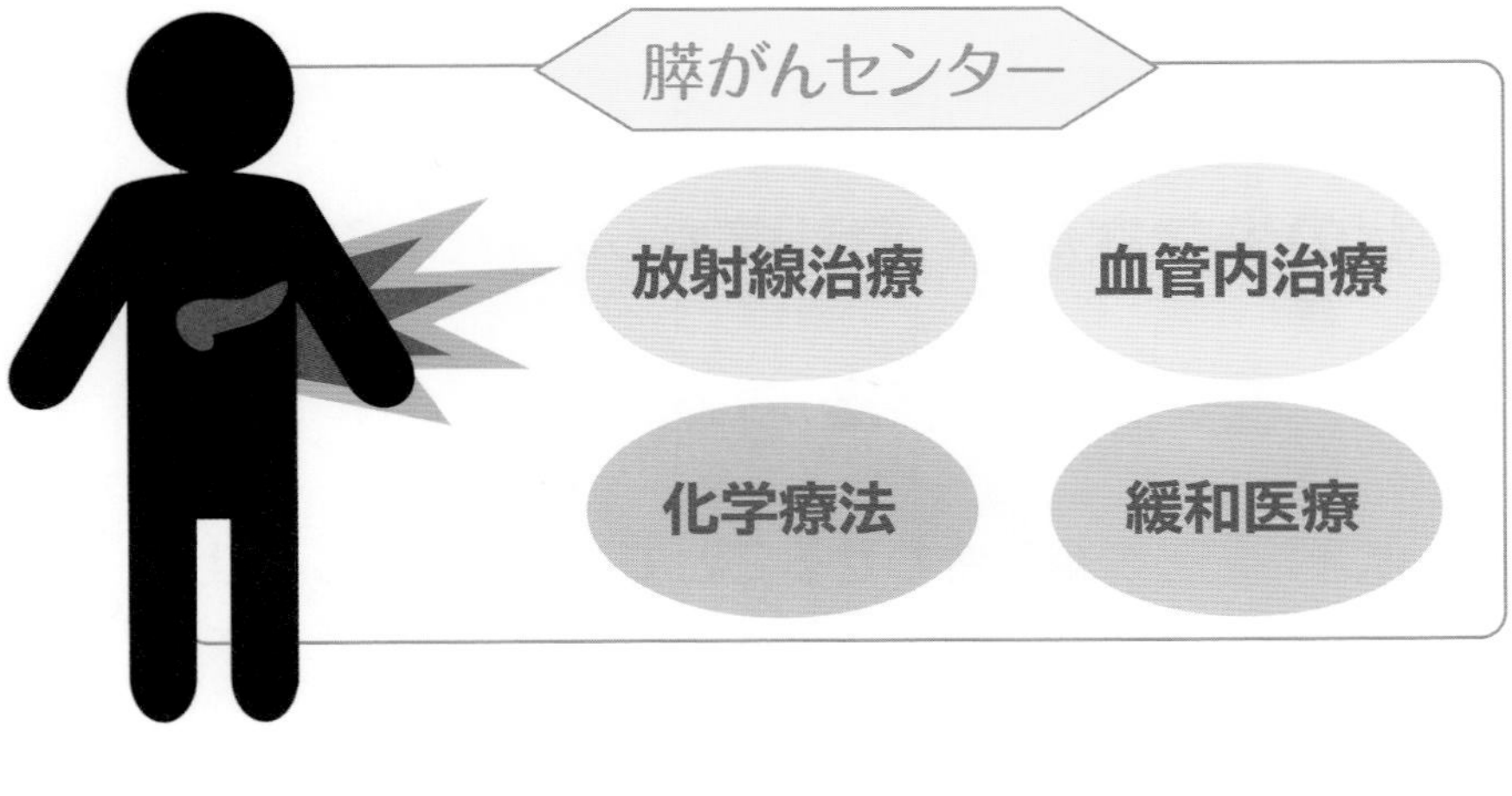

膵臓がんとは

かつての予後の悪さから一転、
今では治療成績が向上

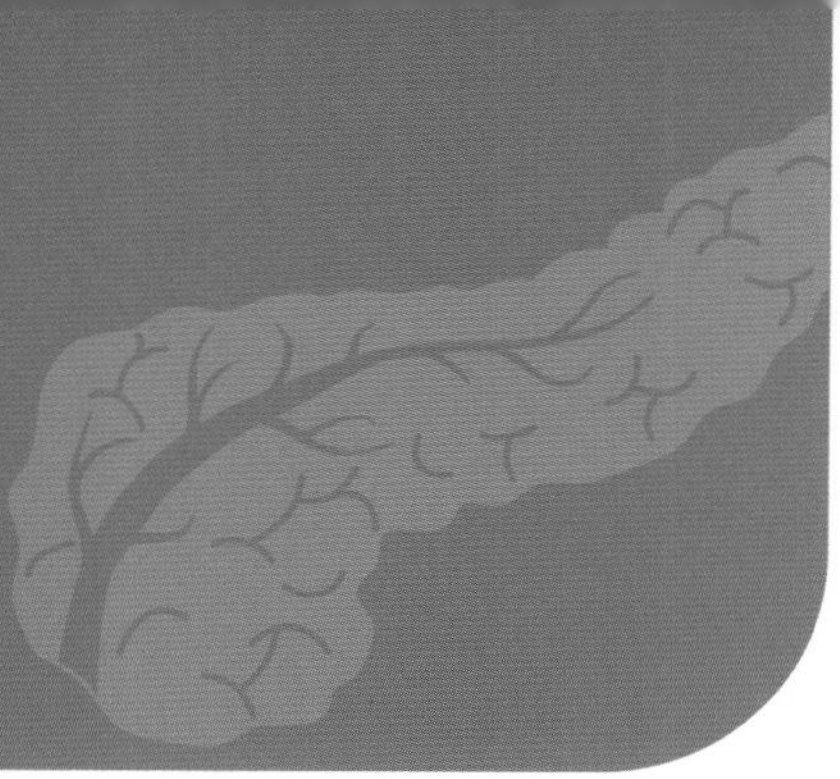

胃腸炎ではなく膵臓がんだったという事例も

膵臓がんは主に、膵管の上皮細胞から発生します。膵管とは膵臓が分泌する消化酵素・膵液の通り道で、膵臓の内部に網目状に張り巡らされています。この膵管で運ばれた膵液は、主膵管という一本の管に集まり、肝臓から伸びる胆管の出口の十二指腸乳頭部で胆汁と合流し、十二指腸へと流れて行きます。

同じく、膵管の上皮細胞から発生する腫瘍には、膵管内乳頭粘液性腫瘍（ＩＰＭＮ）、粘液性嚢胞腫瘍があります。

膵臓がんは早期の段階では、大半の方が無症状です。進行すると、腹痛、背部痛を引き起こし、体重が減少します。膵臓の右端、膵頭部にできたがんは胆管を塞ぐことがあります。これにより、胆汁の流れが滞って肝機能障害となり、黄疸が生じます。さらに進行すると、悪心嘔吐、腹水や、場合によっては吐下血などいくつもの症状が現れます。消化酵素を分泌する内分泌機能に障害が起こると、口渇、多飲、多尿などの糖尿病と同じ症状が出ます。

注意したいのは自己判断し、他の病気と思い込むことです。腹痛と下痢が重なり、胃腸炎だと思っていたら、実は膵臓がんだったという事例もあります。

膵臓がんの発生を高めるリスクは、生活習慣病である糖尿病や肥満のほか、慢性膵炎、飲酒、喫煙などがあります。また、ＩＰＭＮは膵臓がんの発生母地となるので、定期的な検査が必要です。

主なポイント

- **自覚症状の少なさ**から、進行してからの発見が多いが多い
- **膵のう胞、糖尿病、家族歴**が危険因子
- **手術と化学療法**を組み合わせることで、治療成績が向上

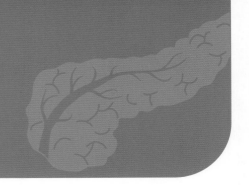

治療法について

手術療法と化学療法、放射線療法の三本柱

腫瘍切除が可能でも、術前に化学療法を行う場合も

膵臓がんが疑われる患者さんのうち、その7割は腫瘍が切除不可の段階まで進行しています。膵臓がんは進行が速く、仮に手術を受けても、術後の5年生存率は10～30％と、予後が悪かったのです。

しかし、近年は手術技術が安定、化学療法の目覚ましい進歩で、治療成績が向上しています。

膵臓がんの治療方法は手術療法と化学療法、放射線療法が三本柱です。手術療法は病変を完全に切除するため、根治を目指すには必要不可欠です。そのため、近年は切除が可能か否かを目安に治療を進める「切除可能性分類」が提唱されています。

手術療法は化学療法の進歩により、従来切除不可とされた病変でも切除可能になりました。それが可能になったのは多剤併用療法の出現です。多剤併用療法は複数の抗がん剤を一緒に併用することで、治療の効果が期待できます。この療法の登場で、膵がんの治療全体が大きく変化しています。

切除可能性分類で切除可能となると、膵頭部なら膵頭十二指腸切除術など、がんの位置、範囲に合わせて除去します。一方、手術の前に切除可能よりも進行した切除可能境界の場合、化学療法または化学放射線療法を選びます。がんの縮小と根治切除率の向上が目指せます。

切除不能の場合で転移がない局所進行がんの場合も化学療法もしくは、化学放射線療法を選択します。症例数はわずかですが、この化学療法を施して、手術できる程度まで、がんが縮小するケースがありました。切除不能で転移がある場合には化学療法で予後改善を目指します。

従来の標準治療と違い、近年は術前の抗がん剤治療で予後が良くなることが分かってきました。がんが切除可能でも、術前に化学療法を行う取り組みが進んでいます。

治療法の種類

手術	◎膵頭十二指腸切除術 ◎膵体尾部切除術 ◎膵全摘術
抗がん剤治療	切除が困難な場合や、再発防止を目的に術前・術後に行う場合がある
化学放射線治療	抗がん剤治療に放射線治療を組み合わせ、治療の効果を高める

東京医科大学病院

先進性と豊富な実績で難治性がんの根治を目指す

〒160-0023 東京都新宿区西新宿 6-7-1
https://hospinfo.tokyo-med.ac.jp/
【診療時間】月～土 8:30～11:00
月～金 13:00～14:30
【休診日】第二、第四土・日・祝日・年末年始
TEL.03-3342-6111

ポリシーは治療可能なうちに外科に託すこと

がんの中でも難治性が最も高い膵臓がんに対し、数多くの治療実績を持つのが東京医科大学病院だ。

「腹痛や背部痛などで来院し、膵がんと診断された人のうち、約80%は腫瘍切除が不可です。ゆえに、膵がんを早く見つけ、外科に託すのがポリシーです」と話すのは同院の副院長で消化器内科診療科長の糸井隆夫医師だ。同院は膵がん治療の一丁目一番地、診断による〝発見〟に重きを置く。

腫瘍マーカーや腹部超音波検査などで異常が見られた場合、造影CT検査や造影MRI検査を加える。さらに同院は超音波内視鏡下穿刺吸引法（EUS-FNA）を駆使する。

「EUS-FNAは小さな病変を見逃しません。内視鏡の先から超音波を照射する構造で、胃や十二指腸の中から超音波を膵臓に向けて検査します。例えば、臓器にある5ミリの病変は今の画像診断やCT、MRIでは発見し難いが、EUS-FNAなら可能。膵臓に腫瘤などの病変があると、直径1ミリほどの細い針を刺して組織を採取でき、確定診断が可能です」

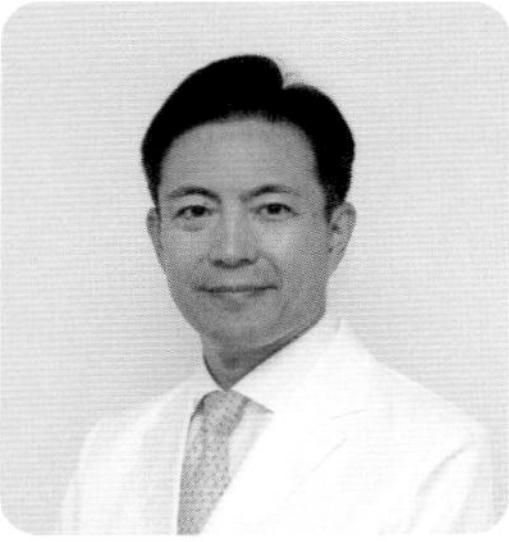

消化器内科主任教授・診療科長、副院長、膵臓・胆道疾患センター長
糸井隆夫
いとい・たかお●1991年東京医科大学卒業。東京医科大学がん研究事業団理事長など

膵臓がんの予後の悪さは過去の話に

同院の膵がん治療は先進性と豊富な実績が基盤だ。手術前後の抗がん剤治療にも定評があるほか、施術においては、約10年前から低侵襲で根治性の高い内視鏡外科手術、腹腔鏡下手術とロボット支援下手術を始めた先がけだ。

依然、膵がん手術の大きな課題が膵液瘻など、重篤化が懸念される術後合併症への対策。同院の消化器外科・小児外科の主任教授、診療科長の永川裕一医師がこう語る。

「膵臓の手術件数が年間20～30以上ある施設は術後合併症率が低く、治療成績も良好です。当科は年間※約150例の膵切除術をする、全国でも有数の施設。もはや、当院では膵臓がんの予後の悪さは過去の話になりつつあります」

同院は内科と外科が互いに尊重、連携が密接なため、診断から手術への移行が円滑。おのずと、手術件数が蓄積される。

「治療の最後まで両者が一つとなって患者さんを見守るという点では、どこにも負けません」（糸井医師）

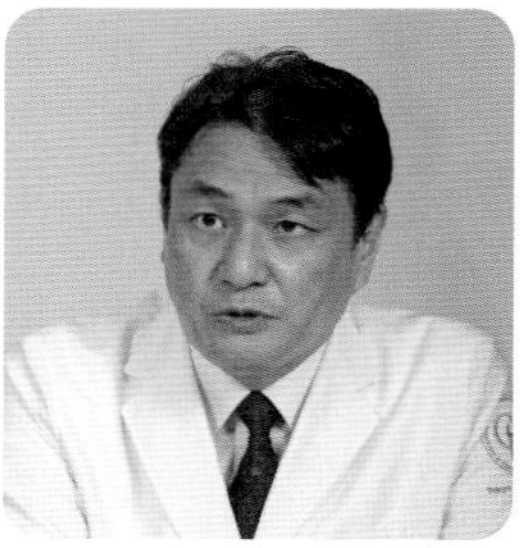

消化器外科・小児外科主任教授、診療科長 **永川裕一**
ながかわ・ゆういち●1994年東京医科大学卒業。日本肝胆膵外科学会理事など

※21年9月～22年8月

TOKYO MEDICAL UNIVERSITY HOSPITAL

血液循環を発見した「近代生理学の創始者」

ーウイリアム・ハーベイ2

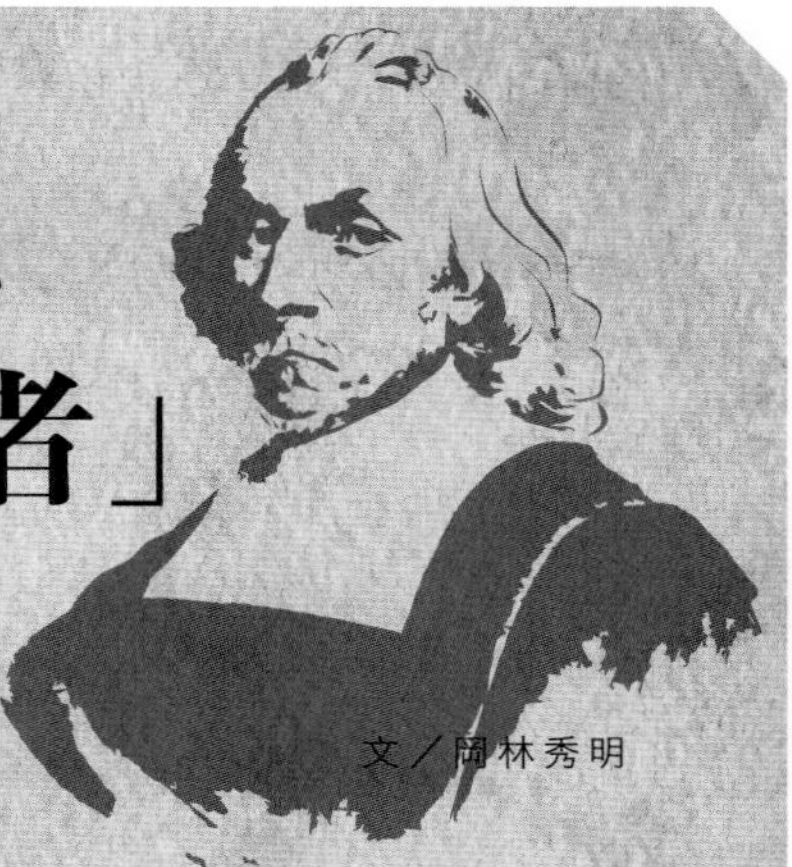

文／岡林秀明

血液は心臓→動脈→静脈→心臓と循環する

ハーベイは心臓が1時間に人間の体重の約3倍の血液を送り出すことも確認しました。血液が、そのスピードで生産され、破壊されることはありえませんから、心臓が同じ血液を何らかのプロセスを経て回収し、何度も繰り返し使っていると考えられました。つまり、同じ血液が心臓から動脈へ、動脈から静脈へ、静脈から心臓へと循環しているものと考えたわけです。

これらの結論と、その根拠を記載した小冊子『心臓の血液の運動について』はオランダで発売されたものの、反響は芳しくありません。むしろ多くの医師や医学校、研究者から批判・嘲笑を受けました。

高名な医師は当時、広く受け入れられていた古代ギリシャ(2世紀)のガレノスの説(血液は心臓の右半分から左半分に移動する)を前面に出してハーベイを攻撃、ハーベイに「循環器」というニックネームをつけました。

実は、このニックネームはラテン語の俗語で、「やぶ医者」を意味しています。実際にハーベイの医師としての評判も低下し、一時は医師としての仕事が減りました。

ただ、ハーベイは、こうした攻撃には、あえて反論せず、時の証明を待ちました。結局、ハーベイの時代には動脈と静脈をつなぐ器官は見つからなかったものの、血液が循環するという事実は次第に医師や生物学者に受け入れられるようになりました。1654年には医科大学の学長に推挙されましたが、それを断り、静かな余生を送りました。ハーベイが亡くなったのは1657年でした。

動脈と静脈の連結が目で確認できなかった

「血液循環論」が完全に受け入れられるためには血液が動脈から静脈へ移行する様子が観察されなければいけません。ただ、この2つの血管がつながっている部分は肉眼では見えなかった。ハーベイは動脈も静脈も、だんだん細くなり、ついには目に見えなくなったと判断していました。このことは後に顕微鏡を利用してマルピーギが発見しましたが、そのときには、すでにハーベイは亡くなっていました。

06 初期がんから難治性のものまで集学的治療で立ち向かう

がん センター

身体のさまざまな部位に発症し、今や日本人の２人にひとりが罹患するがん。その一方で多様な治療法が生み出され、単独の治療科では対応が難しくなりました。がんセンターは横断的な集学的治療体制で、質の高いがん治療を行います。

京都大学医学部附属病院 副病院長

高折 晃史（たかおり・あきふみ）

1986年京都大学医学部卒業。同大学附属病院に研修医として勤務。静岡県立総合病院、米国UCSFグラッドストーン研究所研究員などを経て、2017年4月から現職。がんセンター長を兼務。

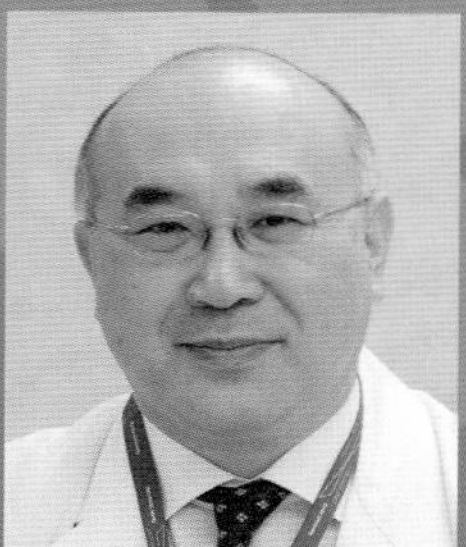

がんセンターとは

さまざまな部位にできるがんに対して科の垣根を越えて協力し、集学的な治療体制によって、適切ながん治療を行います。

医師のみならずスタッフ一丸となって治療にあたる

がんが身体のさまざまな箇所に発症することはよく知られていますが、それに並行するようにがんの治療法も多種多様に生み出されています。このような状況下においては、単科で治療にあたることは困難です。そこで関係各科が連携し、医師はもとより看護師、メディカルスタッフ、事務員に至るまで協力して治療を進めていく体制が必要となりました。これが、がんセンターの成り立ちです。

以前のがん治療であれば、例えば胃の調子が悪くて消化器内科で診察を受けます。そこで胃がんと診断されたら、手術治療が第一選択になりますから、消化器外科へ患者さんは移されます。そこで手術の適用可能と判断されれば手術を行うわけですが、もし適用が難しいとなれば、放射線科か化学療法を選択し、その都度主治医が変わります。もちろん申し送りはされますが、医師からみれば初診に近い患者さんなので、最初から話を聞くことになり、その上で検査を行うことになります。これでは本格的な治療開始まで時間がかかりますし、患者さんも不安を感じるでしょう。

その点、がんセンターはチーム医療ですので、がんの疑いが出てきたら、関係各科の医師が集結し、必要な検査を行って、全員で検査結果を検討して治療方針を決定し、患者さんへ詳しく説明します。こうすることで、患者さんに適した治療を迅速に行うことができるわけです。

がん関連センター

化学療法センター

抗がん剤の点滴・注射、ホルモン注射、抗体薬の点滴治療を行っています。がん薬物療法専門医を中心にがん化学療法看護認定看護師、がん専門薬剤師など多職種で連携して治療にあたります。

放射線センター

がん細胞そのものを殺すための照射、外科手術前の照射、痛みをやわらげる緩和ケアの照射など、放射線センターはがん治療に大きく関わっています。また技術の進歩や粒子線治療など、発展を続けています。

乳腺センター

乳腺に関わる疾患のほぼすべての治療に対応しており、その関係上、乳腺センターを設置している病院の多くが、乳がんの治療を乳腺センターが受け持っています。

がんセンターの組織・体制

診療科ごとの対応では治療開始までに時間がかかるところを、
チーム医療で患者個々に適した治療を迅速に着手します。

診療科の枠組みを越えて迅速に治療を進める

がんセンターの本質はチーム医療にほかなりません。チーム編成のやり方については、大きく2つに分けられます。ひとつは各診療科から人材を選抜してセンターのメンバーを構成する方法。もうひとつは、疾患に応じて関連の深い診療科をジョイントしてチーム化する方法です。

例えば京大病院がんセンターは、「外来がん診療部」「入院がん診療部」「がん診療支援部」「がん教育研修部」「がん医療開発部」「がんゲノム医療部」の6つの部門と、緩和ケアセンターから構成されています。各部門には複数の診療科・部門から多数の医療スタッフが参加し、連携することにより、横断的な集学的がん治療と臨床開発・教育研修が可能となっています。

外来診療においては、「各臓器別がんユニット」を通して、診療科の垣根を越えて情報を共有。迅速に治療方針が決定されます。

つまり、がんに関する診察・治療・地域連携・スタッフ教育・臨床研究といった、がん治療に必要なファクターがすべて集約されています。また緩和ケアセンターでは、院内患者の緩和ケアやがんサポートチームでの活動だけでなく患者や他の医療機関からの電話相談も受けています。

このように現代のがんに集学的治療で対応するとともに、がん治療の未来を切り拓いていく、それががんセンターなのです。

京大病院がんセンターの組織図と機能

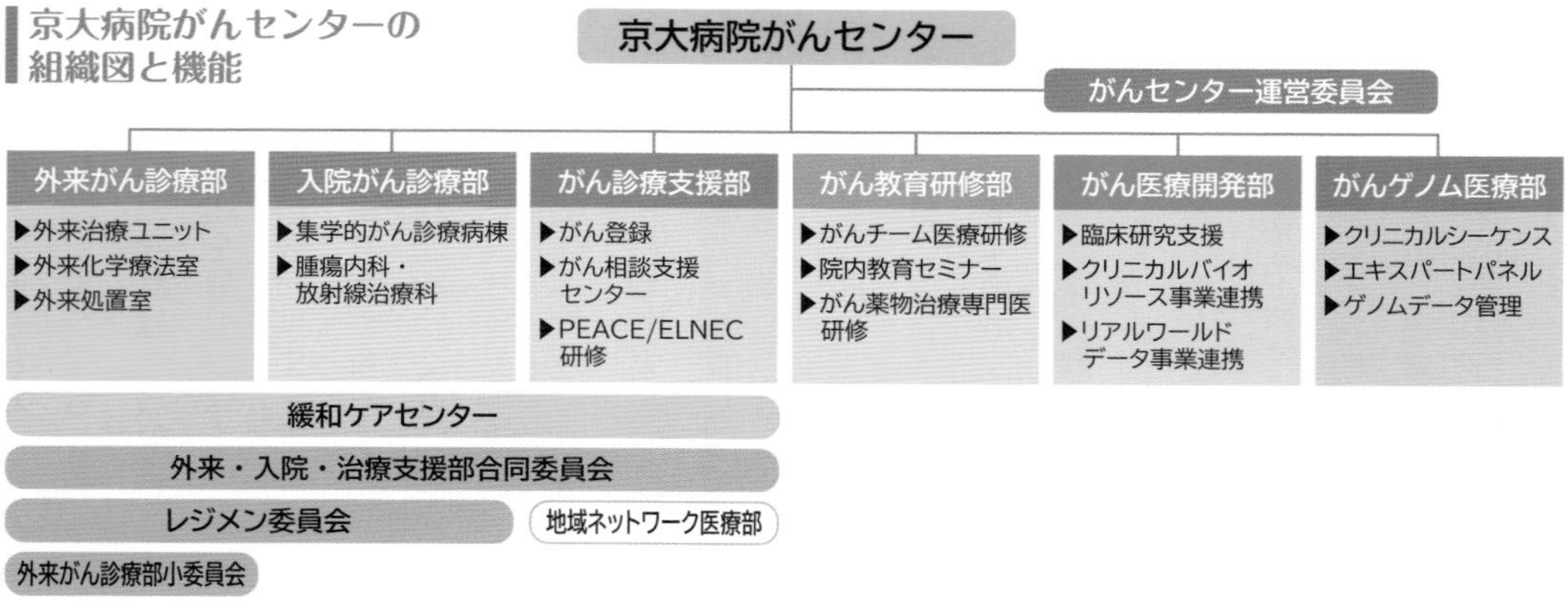

治療体制について

がんが発生した部位ごとに、それに関連するすべての診療科が入ってユニットを組み、協議しながらガイドラインに沿って診療を進めます。

スタッフがチーム医療を理解し院内・地域と連携

前項で述べたように京大病院がんセンターは、６つの部門と緩和ケアセンターで構成されています。例えば外来がん診療部は、外来がん診療室・外来化学療法室・外来処置室から構成されています。ここでは腫瘍ごとに、そのがんを専門とする複数の診療科の医師・各種医療スタッフが「各臓器別がんユニット」に集結、新規の患者さんや検討が必要な患者さんを対象に議論を行います。このようにして各診療科で情報を共有し連携を図り、治療方針を迅速に決定することができます。

入院がん診療部は、がん専門病棟である特性を生かし、手術、化学療法、放射線治療など専門性の高いがん治療を提供しています。

がん診療支援部は、外来および入院がん診療部と協力し、がん患者が安心して医療を受けるための支援体制の整備を目指しています。また各地域の医療機関と連携し、質の高い診療が続けられるようサポートしています。

がん教育研修部は高度ながん治療を実践し、新しい医療の開発を担当できる人材育成を目的として、大学と病院の連携により設置されています。また、がんチーム医療の実践教育のため、毎年20以上の外部施設から医師、薬剤師、看護師を受け入れてチーム医療に関する研修を行っています。

緩和ケアセンターは、京都府がん診療連携拠点病院として緩和ケアの拡充を目標とし、院内活動のほか、地域での緩和ケアに関する活動を活性化することも目指しています。

がん外来診療の流れ

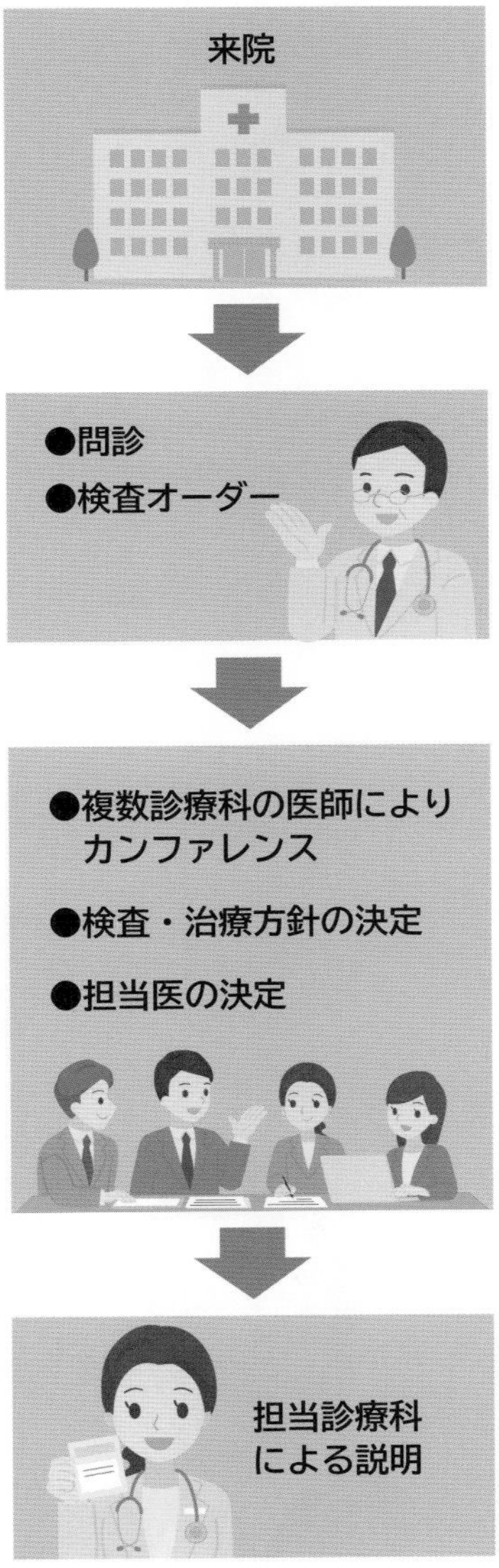

07 不具合のある基本動作を改善

人工関節センター

股関節や膝関節は加齢などが原因で、軟骨が摩耗、骨が変形して、動作時に痛みが生じます。この損傷した関節を、手術でインプラントに置き換えます。術後はリハビリで療法を施し、関節の機能回復、QOLの改善を目指します。

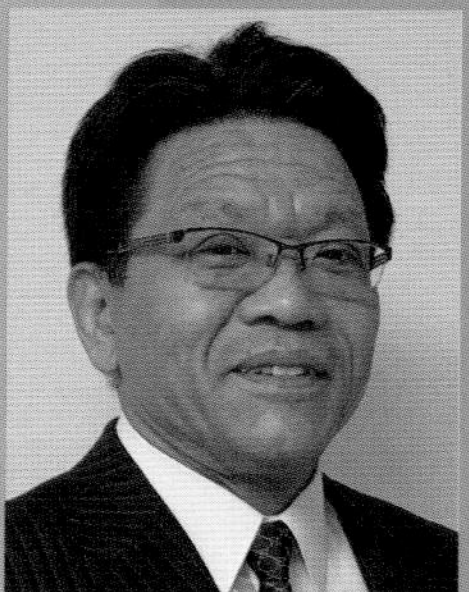

船橋整形外科病院副院長
人工関節センター長　人工股関節部長
老沼 和弘（おいぬま・かずひろ）

1990年、千葉大学医学部卒業。船橋整形外科病院副院長。2005年から現職。日本整形外科学会認定整形外科専門医、日本人工関節学会認定医

人工関節センターとは

整形外科がある、中規模以上の病院で人工関節手術を専門に担う部署

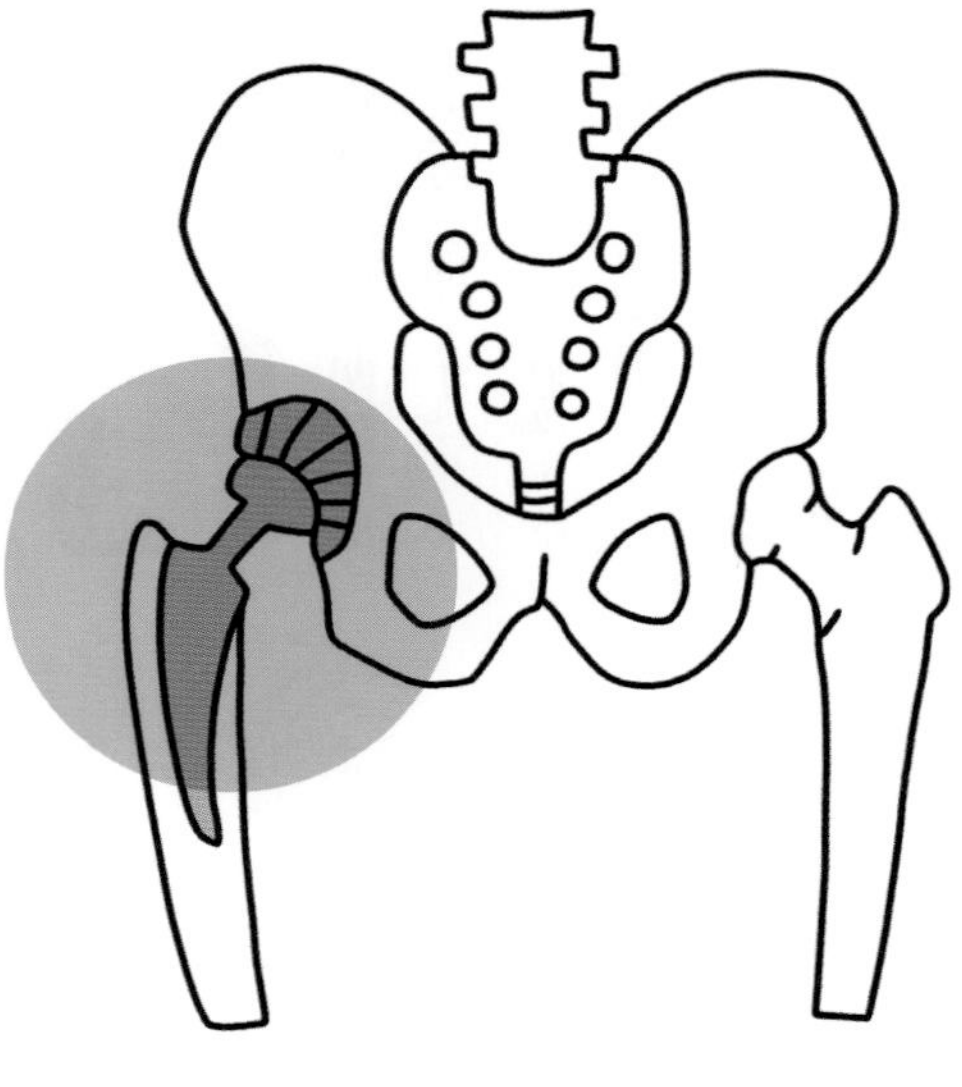

損傷した関節をインプラントに置き換えます

各院が治療日程、リハビリメニューを策定

現在、人工関節の手術数は膝関節手術が年間約９万件、股関節手術が年間約７万件です。高齢化も手伝い、今後も右肩上がりで増えるとみられています。

人工関節センターは整形外科がある、中規模以上の病院で人工関節手術を専門に担う部署です。外来で入院前の諸検査から入院治療、退院までの諸検査やリハビリテーション・生活指導など全てを円滑に進められるよう、各医療機関はあらかじめ独自の治療計画を定めています。

人工関節の手術は早めに治療計画を立てるのが賢明です。なるべく症例数が多く、日本人工関節学会の人工関節認定医がいる医療機関をいくつか探し、できるだけ早めに受診してください。ネットや広告の情報だけでなく、患者さん同士の口コミ情報も大いに参考になります。例えば、変形性股関節症の早期の症状は、長時間歩行後の股関節周りの重だるさであったり、歩き始めの痛みであったり、靴下がはきずらくなってきたなどです。このような症状があれば、早期の変形性股関節症である可能性がありますので、専門医受診をお勧めします。痛みを我慢して歩行困難になってからでは、病院の選択肢も狭まりますし、術前の検査も不十分になります。病状が悪化してからの受診は避けるべきです。仮に適切な治療がされたとしても、回復が遅くなり、手術の合併症のリスクが高まります。

変形性関節症とは

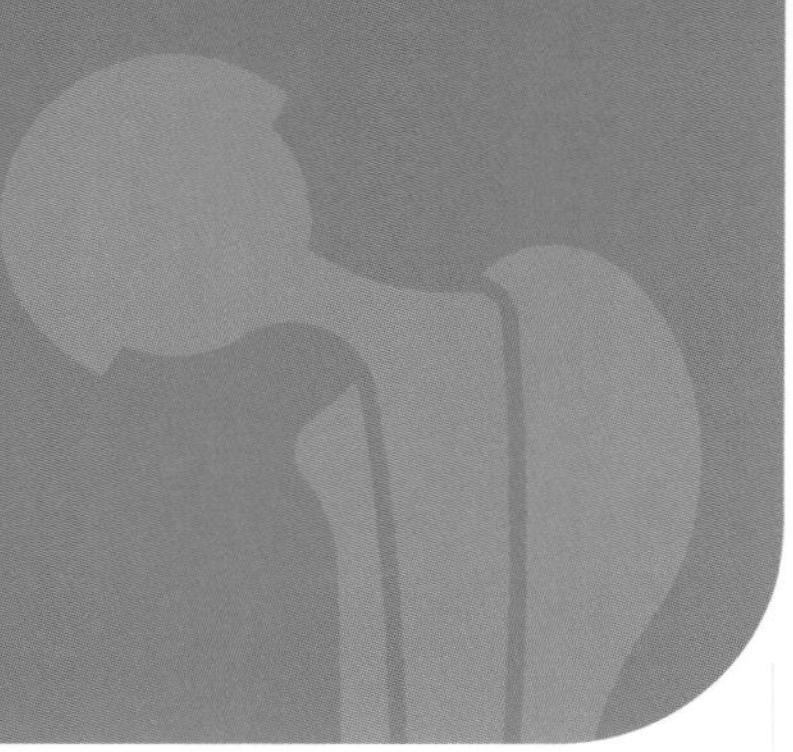

軟骨が薄くなった関節の骨同士がぶつかり、
激しく痛み始めます。

変形性股関節症は脚長差や歩行障害を引き起こす

人工関節が必要な関節症は主に、膝と股関節です。

膝の病気に変形性膝関節症があります。膝関節のクッションである軟骨が加齢に伴い摩耗し、進行すると、軟骨の薄い関節の骨同士が直接ぶつかり、激しい痛みを引き起こします。原因は主に、関節軟骨の老化。ほかにも、要因として挙げられるのが肥満です。肥満は膝、股関節のどちらにも多大な負荷がかかりますが、特に変形性膝関節症は体重の影響を受けやすく、予防や進行を止めるには、体重のコントロールも重要です。

股関節は大腿骨のボール状の骨頭、それを覆い包む骨盤側の受け皿である寛骨臼から成り、両骨の端は軟骨で覆われています。股関節の病変は主に、変形性股関節症があります。これは関節軟骨がすり減り、骨頭や寛骨臼が変形するものです。変形性股関節症は肥満よりも先天的な要因を受けることが多く、先天的に骨頭の受け皿である寛骨臼が小さめであると、40代後半頃より変形性股関節症が発症し、徐々に脚長差や歩行障害を引き起こします。

ほかにも、股関節の関節症には特発性大腿骨頭壊死症があります。これは大腿骨の一部が血流の低下により壊死する疾患です。病状が進行すると、壊死部が潰れ、大腿骨頭の荷重部が潰れ、変形性股関節症と同様の病変を示します。人工股関節の原因疾患の中で占める割合は約2％と少数ですが、近年は増加傾向です。

主なポイント

- 加齢や肥満・先天的要因などで**軟骨が擦り減る**ことで発症
- 進行すると、**歩行が困難**になる
- **保存療法**を第一選択とし、進行すれば**手術も検討**

治療法について

薬物療法や理学療法など保存療法が無効な場合、
人工関節の置換術を選択します

低侵襲で術後の回復が早い前方進入法が台頭

人工関節手術は薬物療法や理学療法といった保存療法が無効の場合、実施します。

変形性膝関節症の治療の一つが人工膝関節全置換術です。傷んだ膝関節の骨、軟骨を切除して大腿骨側、脛骨側のそれぞれに人工関節を挿入して、関節機能を再建します。膝関節の傷んでいる側のみを人工関節に置き換える人工膝単顆部置換術は骨の変形が軽度で、膝関節の可動域が良く、靭帯が傷ついていなければ適応になります。

変形性股関節症の治療には股関節の臼蓋側と大腿骨頭側に人工関節を挿入し、関節機能を再建する人工股関節全置換術を選択します。大腿骨頸部骨折など、大腿骨側のみの損傷には人工骨頭置換術のみで対応することもあります。

従来の人工股関節置換術は腱や筋肉を切って置換した後、その組織を修復する方法が主流でしたが、筋力の低下などの不安材料もありました。しかし、現在は筋腱組織を切離しない低侵襲の術式、前方進入法が主流になりつつあります。

この方法の場合、股関節の前方より10センチ以下の皮膚切開で股関節周囲筋を切離せずに、人工股関節を設置することができます。メリットは術後、リハビリの開始が早く、速やかに筋力が回復し、入院期間が短くて済むことです。術後の脱臼リスクが低率で、疼痛も少なく、左右両側を手術しやすいという利点もあります。

手術自体は決して容易ではなく、高度な技術が求められます。今後広く普及するには、手技と知識に長けた後進の育成が必要です。

主な治療法

保存療法

◎薬物療法
◎運動療法
◎食事療法（減量）

手術

◎人工股関節置換術

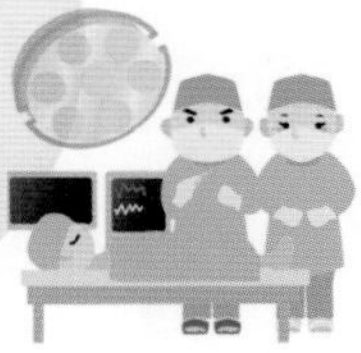

先進的な個別化医療に挑む
再生医療とロボット支援手術

名戸ヶ谷病院 関節治療センター

再生医療から人工関節まで 幅広い関節疾患に対応

1983年から総合病院として千葉県東葛地区を支える名戸ヶ谷病院（柏市）。2019年に新築移転し、さらなる充実を図る。同年、高齢社会で増加する関節疾患に対応するため、関節治療センターを開設。

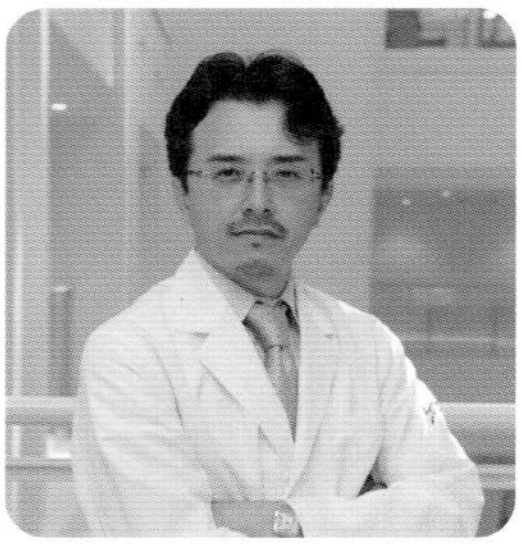

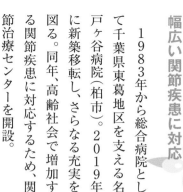

副院長／整形外科部長
國府 幸洋
日本整形外科学会認定整形外科専門医

「受診理由で多いのが変形性膝関節症。軽度から重度まで、患者さんの期待に応えられるよう多彩な治療法を用意しています」と、整形外科部長を務める國府幸洋副院長は話す。

初期から中期のひざ変形に適応となるのが再生医療※。患者自身の血液を採取し、成長因子等を抽出して関節に投与するPRP（多血小板血漿）療法と、さらに成分を凝縮させたAPS療法で、痛みの改善を目指す。

テクノロジーを活用し 高度な個別化医療を実現

変形が中期から末期の患者に有用な治療が人工関節。筋肉組織の切離を抑える最小侵襲手術（MIS）や、正確に人工関節を設置する最新のロボット支援手術を提供する。一人ひとり異なる膝の軟部組織や靭帯バランスに対して、先進ロボット技術を活用した個別化治療で、早期復帰をサポートする。

患者の負担軽減にも尽力。水冷式高周波バイポーラによる速やかな止血により、組織の熱損傷と出血量の低減に取り組む。手術中の多剤カクテル注射や術前・術後の弱オピオイド鎮痛薬など多角的疼痛管理で痛みをできるだけ緩和させ、円滑なリハビリを実施し、1～2週間の短期入院で社会復帰へと導く。

入院前から退院後まで手術と連動したスマホアプリを活用する。患者情報（手術内容・時期）を基に、必要な時期に適切な運動メニューを通知。また術後データを蓄積・統計化することで「関節の長期安定」という未来づくりにも貢献する。

「治療の疑問・不安点を丁寧に説明し、スタッフと協力しながら患者さん本位の治療を実践しています」と國府副院長。早期回復と長期安定の両立を目指し、名戸ヶ谷病院は前進を続ける。

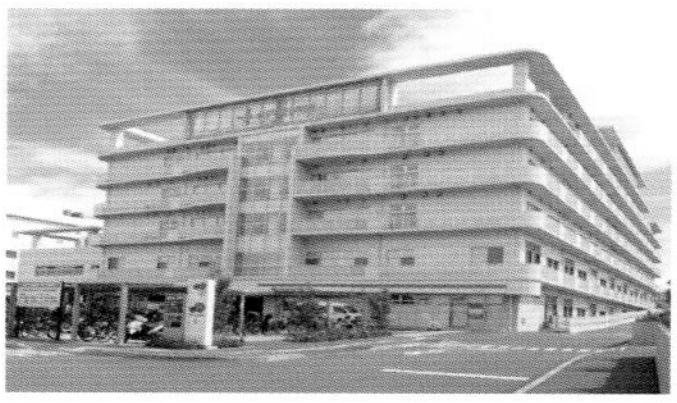

【診療時間】
月～金　9:00～12:00／14:00～17:00
土　9:00～12:30
【休診日】土午後・日・祝
〒277-0084
千葉県柏市新柏 2-1-1
TEL.04-7167-8336
https://www.nadogaya.com/

整形外科 HP

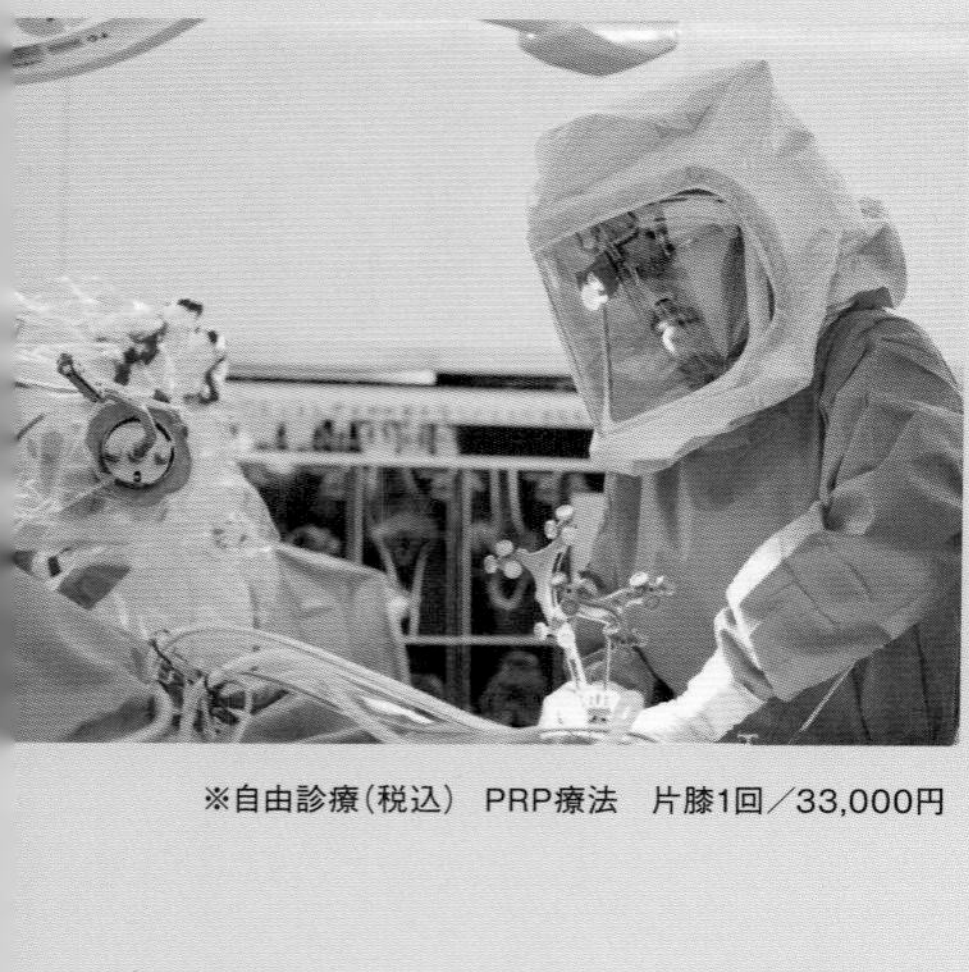

※自由診療（税込）　PRP療法　片膝1回／33,000円　両膝1回／61,600円　APS療法 片膝1回／330,000円　両膝1回／660,000円

大阪

社会医療法人 愛仁会
千船病院

医療新聞DIGITALで更に詳しい病院情報が見られます。

【診療時間】9:00～12:00/15:00～17:00
（関節センターは水曜午前・午後）
【休 診 日】土・日・祝

〒555-0034 大阪府大阪市西淀川区福町三丁目2番39号　※阪神なんば線「福駅」より徒歩1分
予約センター 0120-279-025
（または06-6471-9025）
https://www.chibune-hsp.jp/

病期と症状に合わせた治療方針を提案
保存的加療、関節鏡手術から骨切り術、人工関節手術まで

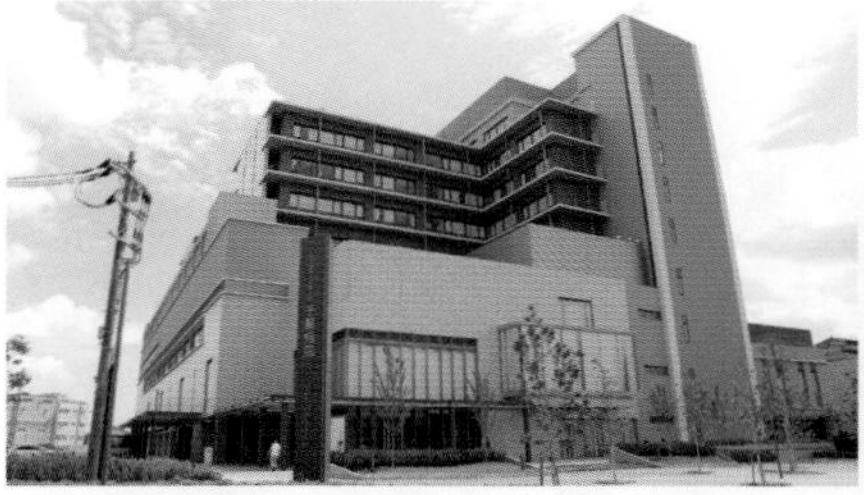

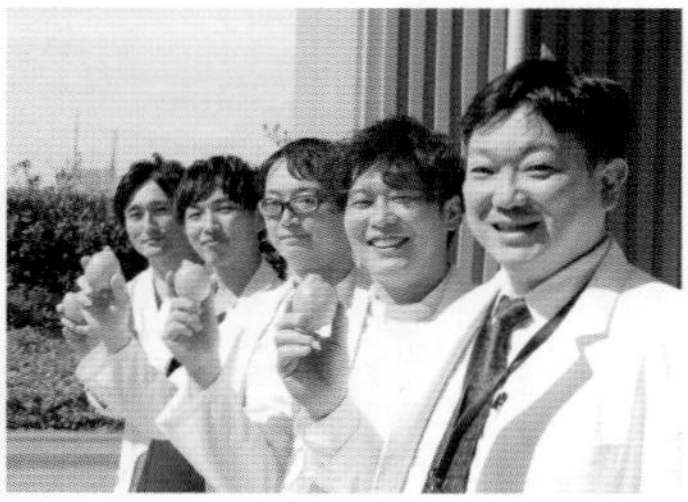

整形外科　主任部長
関節センター長
鄭　克真
日本整形外科学会認定
整形外科専門医

変形性関節症の治療では、初期には保存的治療、中期には関節鏡手術や骨切り術、末期の重度な変形には人工関節手術を行います。当院は、すべての病期に対応しており、症状や患者背景に合わせた治療方針を提案しています。関節鏡手術ではハイビジョン内視鏡を使用して、2泊3日の入院で実施しています。骨切り術、人工関節手術ではナビゲーションシステムと呼ばれるコンピューターを用いて、より正確な手術を目指しています。術後のリハビリに重点を置き、定期的な通院加療を提案しつつ、術後日帰りバス旅行などのレクリエーションを開催し、患者さまに寄り添う医療提供を心がけています。

兵庫

特定医療法人 誠仁会
大久保病院
明石大久保人工関節センター

リハビリや病棟スタッフとともに、患者さんに貢献できることを目指しています

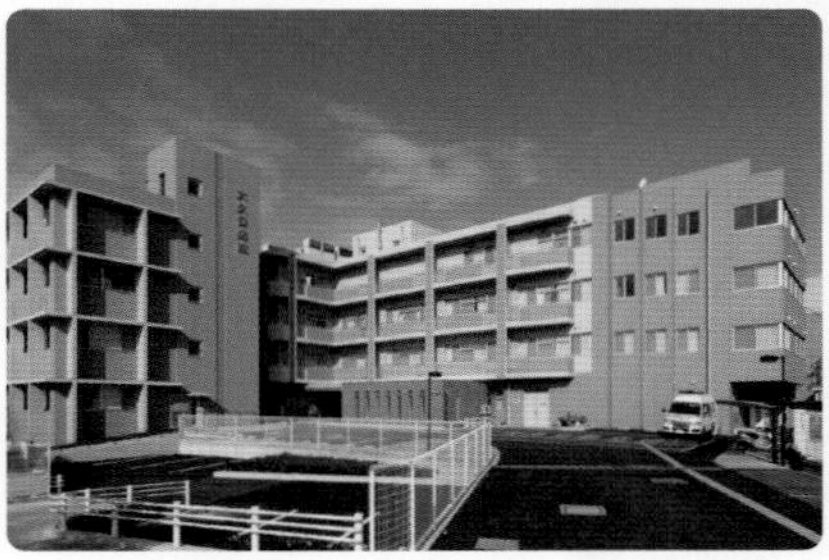

当院は、専門医による豊富な人工関節手術の経験を活かし、短時間で低侵襲かつ、正確な手術を心がけています。手術・リハビリスタッフも人工関節に特化したチームで集約的に患者さんの治療に対応しています。術後のリハビリテーションも充実しておりますので、ひざ・股関節でお困りの方は、当センターへお越しください。

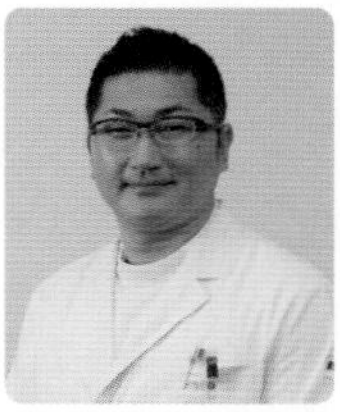

人工関節外科部長　センター長
丸山善弘
日本整形外科学会認定
整形外科専門医

診療時間
月　9:00～12:00／17:00～19:00
水　9:00～12:00
※初診の方は、予約センターにお問い合わせください

予約センター TEL.078-935-2940(9:00～13:00)

〒674-0051 兵庫県明石市大久保町大窪2095番地の1
人工関節　大久保　検索
http://www.seijinkai.or.jp/okubo/clinic/artificial-joint-center

医療新聞DIGITALで更に詳しい病院情報が見られます。

08 脊椎脊髄のエキスパートが多種多様な治療を提供

脊椎脊髄センター／脳脊髄センター

背骨や、その中を通る脊髄に生じた疾患を治療するセンターです。整形外科や脳神経外科などの複数の診療科が連携して、さまざまな脊椎脊髄疾患に立ち向かっています。

順天堂大学脳神経外科　准教授
脊椎脊髄センター　センター長
尾原 裕康（おはら・ゆうこう）

1992年、弘前大学医学部卒業。順天堂大学脳神経外科入局、米国留学などを経て現職。新百合ケ丘総合病院脊椎脊髄末梢神経外科低侵襲脊髄手術センター長を兼務。

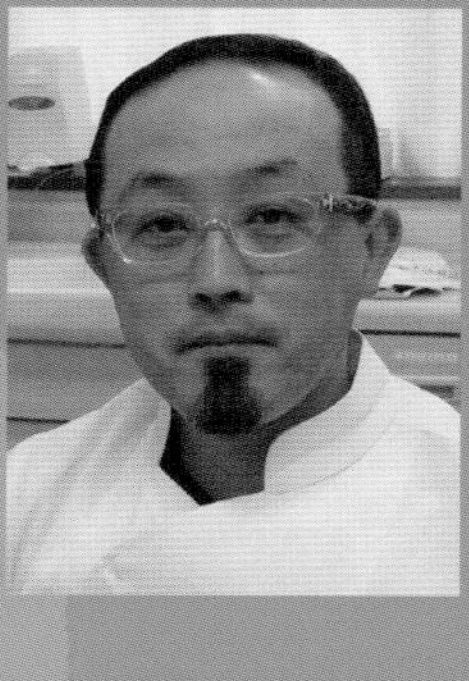

脊椎脊髄センターとは

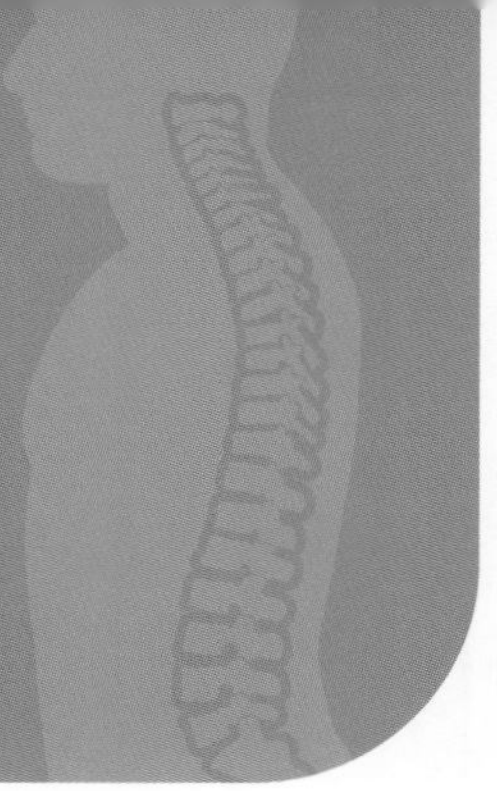

整形外科医と脳神経外科医が協働して
治療にあたります

脊椎脊髄センター

整形外科、脳神経外科、麻酔科（ペインクリニック）、リハビリテーション科が協働して、治療を進めていきます

外科

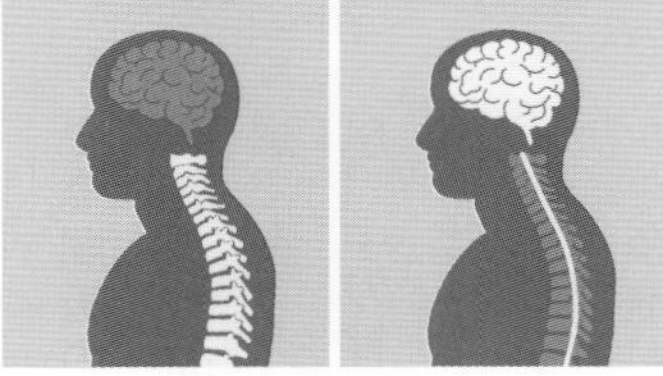

麻酔科（ペインクリニック）

リハビリテーション科

背骨や神経の病状に応じて最適な治療を提供

脊椎脊髄とは、いわゆる「背骨」と、背骨の中を通っている神経のことをいいます。脊椎脊髄センターでは、首・背中・腰などの椎骨や、その神経に関係する疾患（脊椎脊髄疾患）を対象にした診療を行っています。

脊椎脊髄疾患は、主に整形外科と脳神経外科が治療対象としている領域です。どちらの診療科も幅広い疾患を対象としており、脊椎脊髄センターでは、それぞれの得意な治療法を活かして一緒に診療にあたります。

センター内の外科の協働にとどまらず、麻酔科（ペインクリニック）やリハビリテーション科との連携もしっかり行っています。さまざまな脊椎脊髄疾患に対し、いろいろな治療法で対応します。

センター化の最大のメリットは、各診療科が得意としている治療法に偏らずに、患者さんごとに最適な治療を選ぶことができること。診療科の垣根を超えてカンファレンスで意見を出し合い、治療方針を決定していきます。

また、受診する患者さんにとってもメリットは大きいです。脊椎脊髄疾患は、欧米では基本的に脳神経外科で治療が行われています。一方、日本では整形外科を中心に、脳神経外科の一部と麻酔科（ペインクリニック）などが診療にあたっています。複数の診療科が担当しているため、症状にお悩みの患者さんが、どこを受診したらいいのかわからなくなりがちです。

センター化によって、患者さんは受診先を迷うことがなくなりました。患者さんを大病院に紹介する地域医療機関にとっても同じことがいえるでしょう。

脊椎脊髄疾患とは

神経が集まる背骨の疾患によって、
全身に痛みやしびれが生じることも

背骨や神経の疾患に幅広く対応していく

脊椎脊髄疾患で患者さんの数が多いものとしては、腰椎椎間板ヘルニアや腰部脊柱管狭窄症などの腰椎変性疾患、頸椎症などが挙げられます。

腰椎椎間板ヘルニアは、椎骨の間でクッションの役割を果たしている椎間板の内部にある髄核がはみ出し、神経を圧迫する疾患です。腰痛に加えて下肢症状が生じることがあります。

腰部脊柱管狭窄症は、腰椎や椎間板の変性などにより、骨の中に位置する神経の通り道である脊柱管が狭くなる疾患。中の神経が圧迫されて痛みやしびれが生じます。

頸椎症は、加齢などの理由から頸椎が変形することで、脊髄や脊髄から枝分かれした神経根が圧迫され、首や四肢に痛みやしびれなどが起きる疾患です。

また、脊髄腫瘍や側弯症などの治療に対応している脊椎脊髄センターもあります。

脊髄腫瘍は、脊髄の中や脊髄を包む硬膜の内外にできる腫瘍のことで、背中の痛みや麻痺などの自覚症状があります。

側弯症は、脊椎が左右に弯曲している状態をいいます。小児の側弯や、加齢に伴って生じる変性側弯症など、幅広い年代の患者さんがいます。

また、中には脊椎脊髄疾患だけでなく、例えば全身合併症があるといった理由で、手術自体の難易度が高いケースもみられます。

脊椎・脊髄の構造

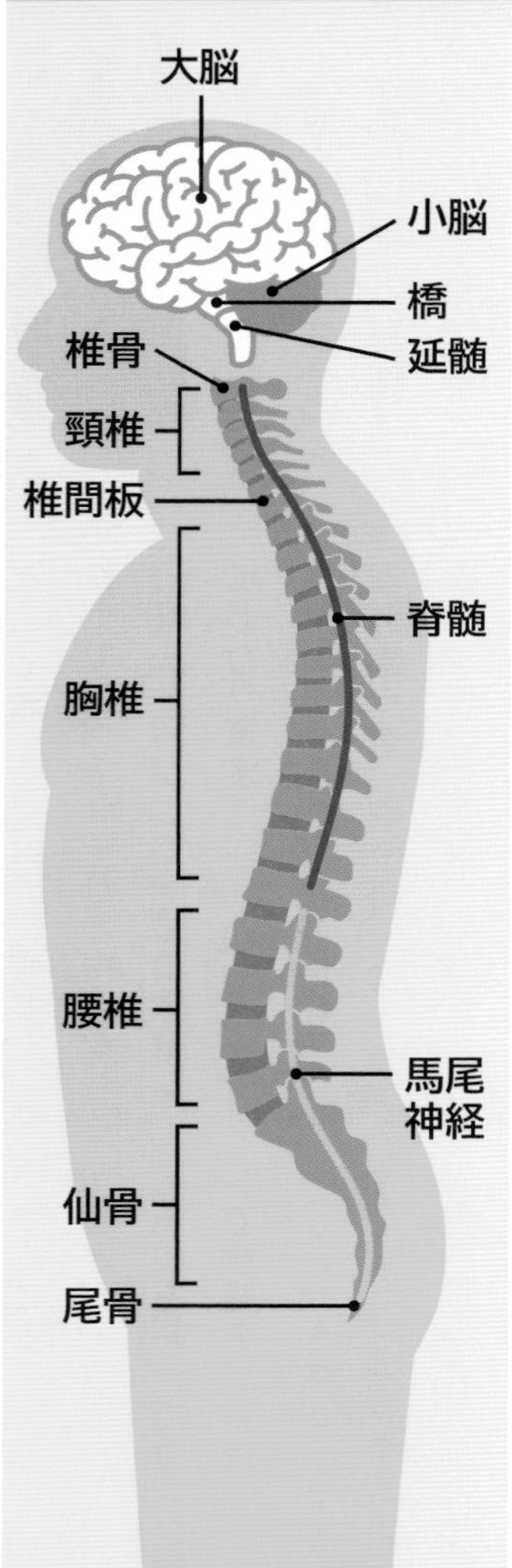

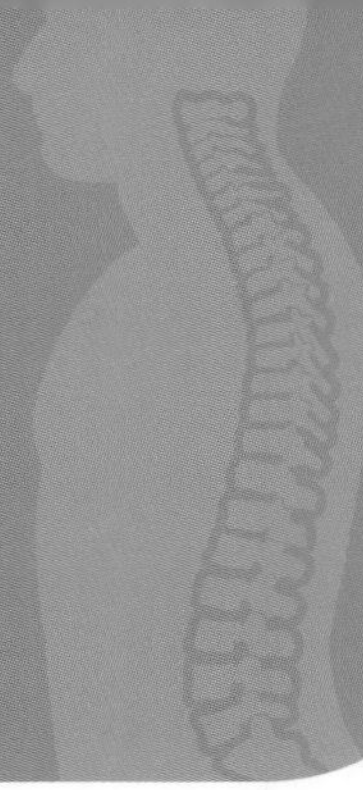

治療法について

病状に合わせて、保存的治療から
低侵襲・高侵襲な手術まで幅広く実施

幅広い治療の選択肢から最適な手技を検討する

まず診察で、どのような症状があるか見つけ出します。レントゲン、CT、MRI、sterEOSイメージングシステム（脊椎の全身撮影が可能な検査）などの必要な画像検査を行っていきます。

治療方針については、複数の診療科が参加するカンファレンスで話し合います。まずは薬物療法や理学療法などの保存的治療を行うケースが多いです。ペインクリニックの治療法である神経ブロック療法で痛みの緩和を目指すこともあります。進行した場合には手術を検討します。

手術では顕微鏡、内視鏡手術に加え、側方椎体固定術等の低侵襲脊椎手術を行っています。例えば腰椎変性疾患では、専用の開創器を使って背骨の側方から固定術を行うことで、背中の骨や筋肉への負担や出血、術後疼痛を減らすことが期待できます。

側弯症や一部の脊髄腫瘍などでは高侵襲の手術も実施しています。側弯症では、背中を切開して金属製のスクリューやロッドを用いて脊柱をまっすぐに矯正します。脊髄腫瘍では、背中を切開して腫瘍を摘出します。

治すためにはどうしても高侵襲な治療が必要となることもあります。それでも、できるだけ多種多様なテクニックを使い、出血を抑えるなど患者さんの体に負担が少ない低侵襲性の追求が大事になります。

さまざまな脊椎脊髄疾患に対応するために、保存的治療から低侵襲治療、高侵襲な治療まで網羅することを目指しています。

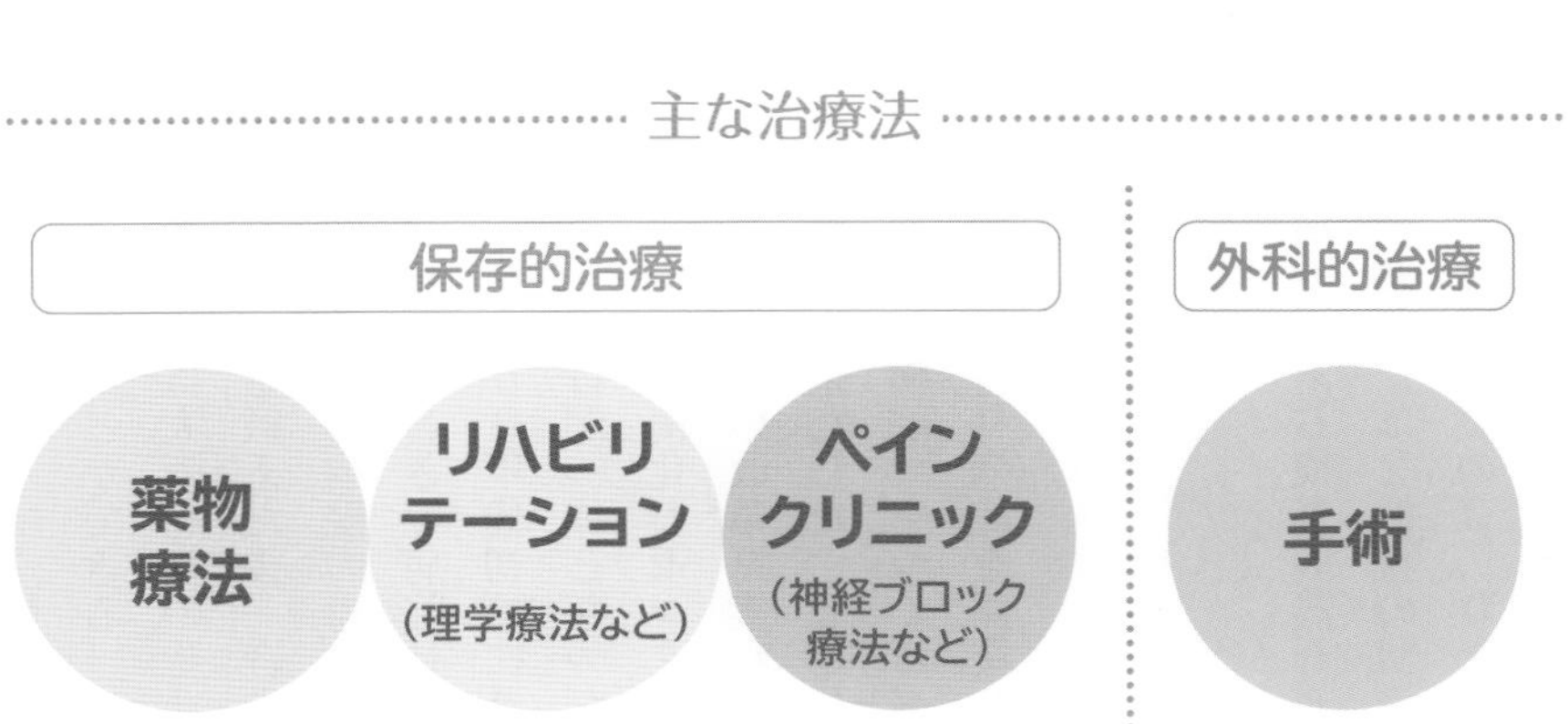

脳神経外科・脳神経内科医が一体となって治療にあたる

脳疾患、脊椎脊髄疾患の治療には脳神経外科医と脳神経内科医の緊密かつスピーディーな連携が欠かせない。

大阪府藤井寺市にある田辺脳神経外科病院は「外科」と名乗ってはいるものの、「脳神経外科常勤医7名に加え、脳神経内科常勤医も4名在籍しているのが大きな強み。外科と内科が協力してワンチーム治療にあたっています」(田辺英紀院長)と実質的なセンター機能を備えている。

診察室は5室あり、めまいや頭痛、しびれ、首・背中・腰などの痛みを訴える患者に対し、外科と内科が一体となって検査・診断にあたる。慎重な意見交換を経て治療方針を決める。

外科、内科単独では、どちらかに片寄った診断・治療になりがちだが、両者が一体となることで、患者にとって適切な治療を提供することができる。

田辺院長は大阪屈指の総合病院などで腕を鍛えた後、経営不振に陥った民間病院の再建を任され、42歳の若さで病院長に就いた。2000年代初頭に早くも外科と内科が一体となった脳神経、心臓、消化器センターを設置するなどの改革を実行、見事に再建を果たした。2008年、「理想の病院」をつくるべく、田辺脳神経外科病院を開業した。

救急隊や地域医療機関からの信頼も厚い

治療を支える検査機器も充実。2020年には2機目のMRIとして高解像度の3・0テスラMRIを導入した。従来のMRIに比べ、画像情報が多く、診断能力も高い。

患者の動線を配慮して、CT室、MRI室、心電図・頸動脈エコー室、検査室は隣接。廊下

脳神経外科・脳神経内科が一体となったチーム医療を実践

医療新聞DIGITALで更に詳しい病院情報が見られます。

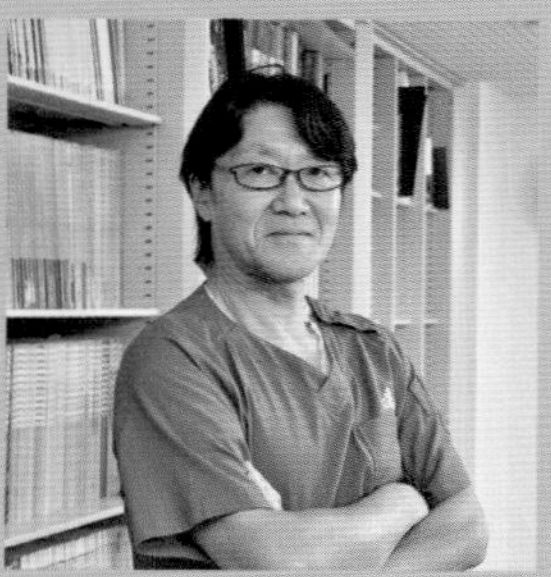

たなべ・ひでき●医学博士。1984年、大阪医科大学卒業。病院長として、南大阪地区の脳神経外科医療の発展に大きく寄与。日本脳神経外科学会認定脳神経外科専門医。

田辺脳神経外科病院 院長
梅田 脳・脊髄・神経クリニック理事長　**田辺 英紀**

田辺脳神経外科病院

〒583-0014
大阪府藤井寺市野中 2-91
TEL：072-937-0012
【診療科目】脳神経外科・脳神経内科
【診療時間】9:00 ～ 12:00/14：00 ～ 16:00
【休 診 日】土・日・祝
●救急・急患は年中無休 24 時間受付

田辺脳神経外科病院　検索

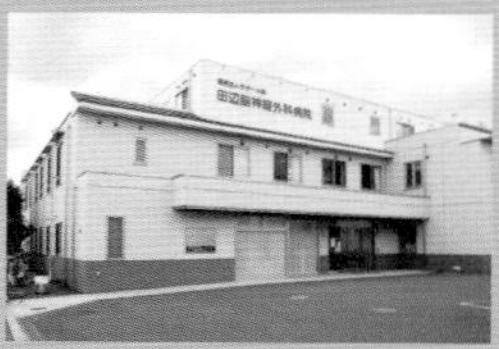

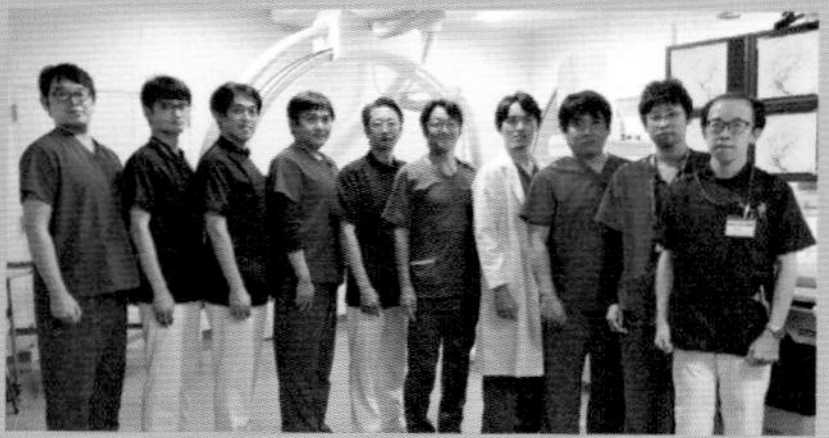

田辺脳神経外科病院　分院
梅田 脳・脊髄・神経クリニック

〒530-0051
大阪府大阪市北区太融寺町 3-24
日本生命梅田第二ビル 1 階
【診療科目】脳神経外科・脊髄外科・脳神経内科
TEL.06-6312-0011
【診療時間】
月～金 9:00 ～ 12:00/15:00 ～ 18:00
【休診日】土・日・祝

梅田 脳・脊髄・神経クリニック　検索

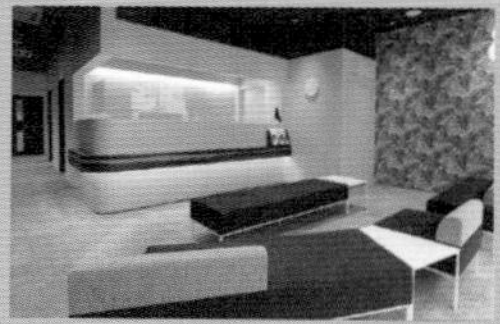

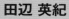

を挟んで手術室2室と、脳動脈瘤や頸動脈ステントなどのカテーテル治療を行う血管内治療室があり、患者は最短距離で移動できる。「救急搬送を積極的に受け入れており、脳卒中など時間勝負の症例も多いんです。検査や手術室への移動に時間がかかっては本末転倒。ひとりでも多くの患者さんを救いたいとの思いから、コンパクトな設計にしました」（田辺院長）

南大阪全域、大阪市内から年間に受け入れる救急搬送は約2000件を超える※。さらに2021〜2022年は大阪市内の大病院が新型コロナウイルス感染症対応に追われたことから、これらの病院で対応できなかった脳卒中などの患者も多数引き受け、治療を行った。救急隊や地域医療機関からの信頼も厚い。

未破裂脳動脈瘤、脳腫瘍、三叉神経痛、顔面けいれんなどの脳疾患だけでなく、脊椎脊髄疾患の治療に力を入れている。年間600件以上※の手術を手がけているが、そのうち350件は頸椎・腰椎椎間板ヘルニア、脊柱管狭窄症など脊椎脊髄疾患の手術。「首・腰が痛い」といった症状は実は神経外科的な症状であることが多い。

脊椎脊髄手術は顕微鏡下で行っている。切開創が小さく、出血量も少ないうえ、神経をきれいに温存できる。体への負担が少なく、患者は手術当日に体を起こして食事ができ、翌日からは歩行が可能だ。入院期間も3〜7日と短い。

大阪の玄関口・梅田に脳・脊髄・神経クリニックを開設

2021年、大阪の玄関口・梅田に分院である「梅田脳・脊髄・神経クリニック」を開設した。脳、脊髄、神経の3科がそろっていることが大きな特色。3・0テスラMRI、脳波、筋電図、神経伝導速度検査機器など先端機器を導入。脳神経外科（脊髄外科）と脳神経内科のベテランが治療にあたる。大阪北部はもちろん、東は名古屋市、西は九州・沖縄まで広範囲から患者が訪れる。手術が必要なときは田辺脳神経外科で実施する。今や同病院の手術件数の1割はクリニックからの紹介だ。

東京・町田にも分院を開設、新しい出発を果たした

さらに東京・町田の医療機関の再建を依頼され、田辺院長が法人理事長に就任。3・0テスラなど田辺脳神経外科と同等の設備機器を整えた。土曜日には田辺理事長自らが外来に立ち、手術も担当。2022年3月には町田脳神経外科へと名称を変更。新しい出発を果たした。

手術件数の推移

（各年1〜12月の合計、累計は開院の2009年9月から21年12月まで）

疾患名＼年	17	18	19	20	21	累計
動脈瘤/AVM	30	23	31	49	64	529
脳腫瘍	27	22	24	25	28	257
バイパス/脳出血	11	30	45	44	44	319
顔面痙攣・三叉神経痛	16	16	19	12	13	199
外傷	62	67	60	64	53	646
脊椎脊髄疾患（※）	349	307	317	323	340	3566
水頭症	36	36	23	29	31	314
その他	36	70	58	65	72	524
総手術件数	567	571	577	611	645	6354

※頸椎・腰椎椎間板ヘルニア・脊柱管狭窄症など

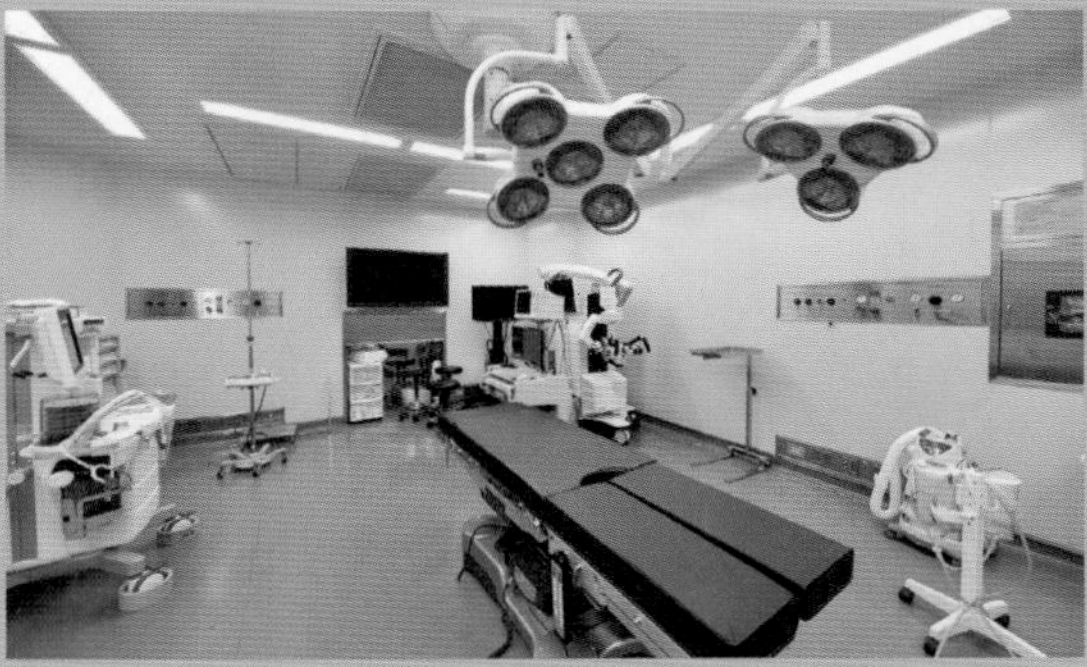
先端機器を導入した2つの手術室

※2021年1月〜12月

医療法人志匠会

品川志匠会病院

手術治療を中心に難症例や再手術例に取り組む脊椎脊髄センター

品川志匠会病院ホームページ

医療新聞DIGITALで更に詳しい病院情報が見られます。

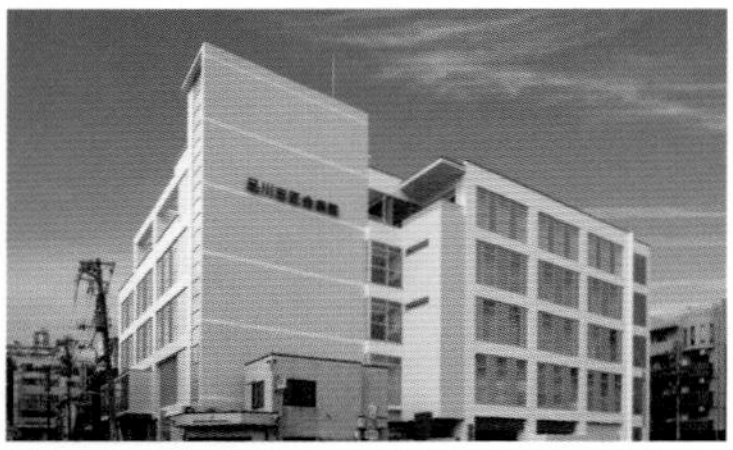

東京都品川区北品川1-29-7
TEL.03-5781-0700　http://www.shisyokai.jp/
［北品川駅より徒歩５分・品川駅よりタクシー５分］

■受付時間 8:00 ～ 12:00 ／ 14:00 ～ 17:00
■診察時間 9:00 ～／ 15:00 ～
■休診日 日・祝

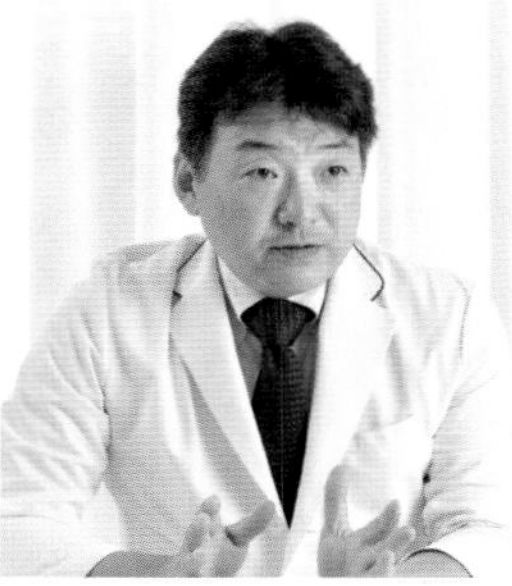

品川志匠会病院　院長
光山　哲滝
みつやま・てつりゅう●1997年日本医科大学卒業。東京女子医科大学脳神経外科、国際医療福祉大学三田病院、亀田総合病院、ドイツチュービンゲン大学（臨床留学）などを経て、2016年品川志匠会病院入職。2022年4月より現職。日本脳神経外科学会認定脳神経外科専門医。

手術実績（2021年1月～12月）

靭帯骨化症に対する手術	71
頸椎後縦靭帯骨化症	66
胸椎後縦靭帯骨化症	3
胸椎黄色縦靭帯骨化症	2
脊柱変形に対する手術	95
胸腰椎後弯・側弯変形	83
頸椎後弯変形	12

手術件数（2021年1月～12月）

頸椎	除圧手術	337
	固定手術	136
頸椎手術　小計		473
胸椎・腰椎	除圧手術	264
	固定手術	554
胸椎・腰椎手術　小計		818
圧迫骨折に対する椎体形成術		32
脊髄腫瘍摘出術		4
その他		5
脊椎手術　合計		1332

7年連続で年間手術数1000件以上

JR品川駅近くに建つ品川志匠会病院は2013年11月の開院。脊椎脊髄疾患治療に特化した病院として親しまれ、10年の歴史を刻んできた。

開院以来の手術数の合計は1万件を超えた（21年年末まで）。21年は新型コロナウイルス感染症の影響はあったものの、年間手術数は1332件に達した。治療実績は群を抜き、地元・品川だけでなく、区外、他県からも多数の患者が訪れる。同院で手術を受けた患者や、その家族からの紹介で、受診する人も増えてきた。

経験豊富な医師、スタッフによるチーム医療を実践

脊椎脊髄疾患治療のプロフェッショナルである整形外科医5名、脳神経外科医5名、麻酔科医4名（和田徹医師ほか）が在籍する（22年8月現在）。「複数の医師が意見交換しながら治療方針を決定します。医師だけでなく、豊富な経験を積んできたリハビリスタッフや看護スタッフなども多数擁し、チーム医療で疾患の治療に取り組んでいます」

と光山哲滝院長の言葉は力強い。

脊柱管狭窄症から後縦靭帯骨化症、成人脊柱変形まで対応

同院では脊柱管狭窄症や椎間板ヘルニア、骨粗鬆性椎体骨折

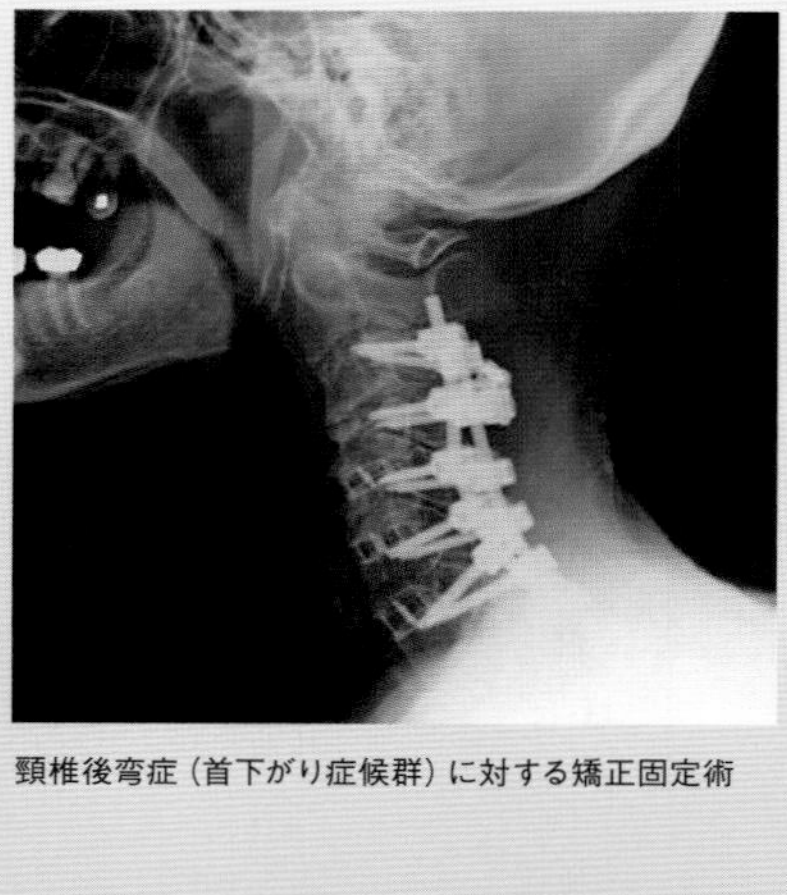

頸椎後弯症（首下がり症候群）に対する矯正固定術

から後縦靭帯骨化症、成人脊柱変形（胸腰椎後側弯症、頸椎後弯症など）まで幅広い脊椎脊髄疾患の治療を行っている。

手術治療の選択肢も豊富だ。椎弓形成術や椎弓切除術、椎間孔拡大術などの除圧手術から脊

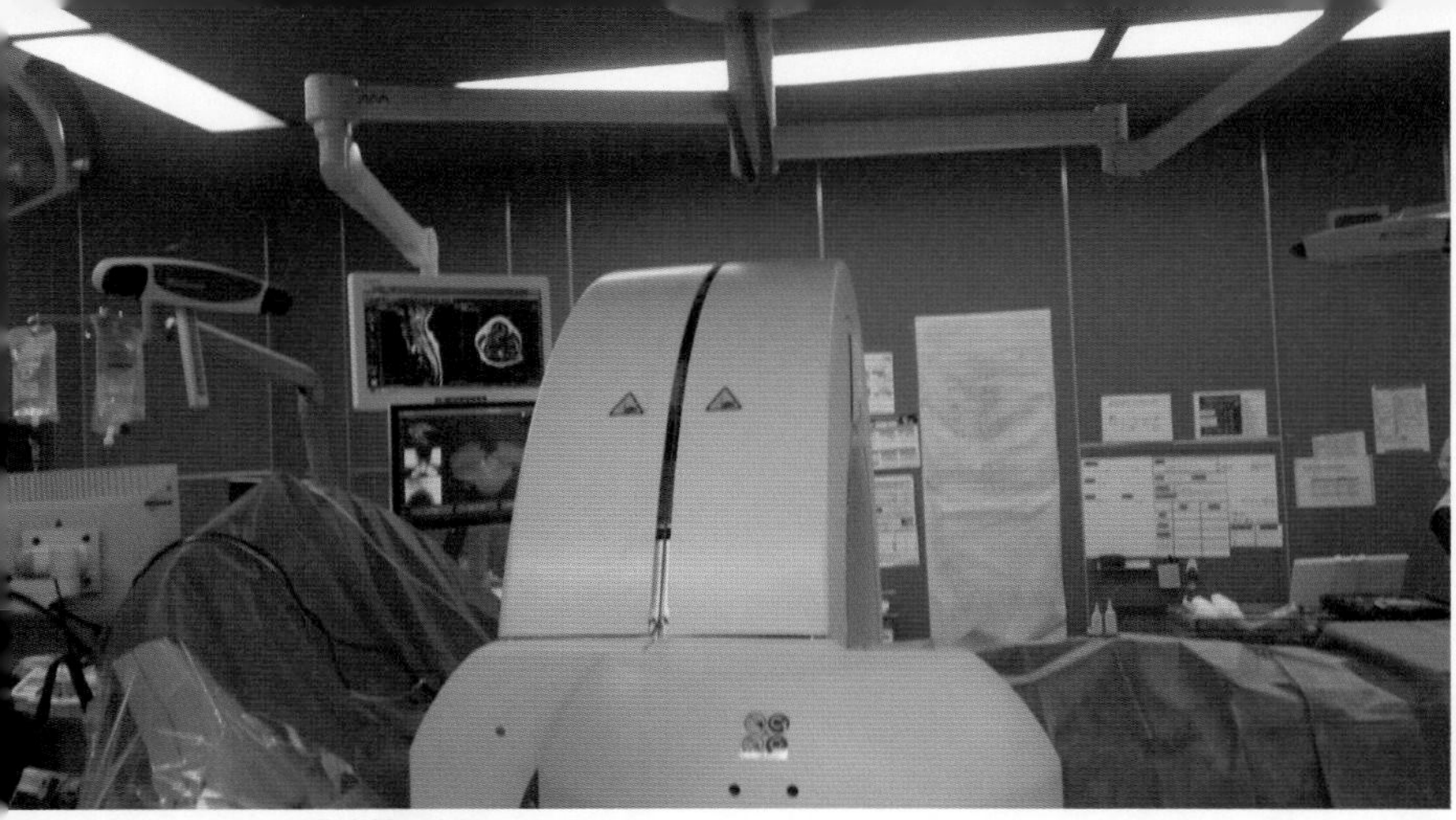

術中画像支援ナビゲーションシステム

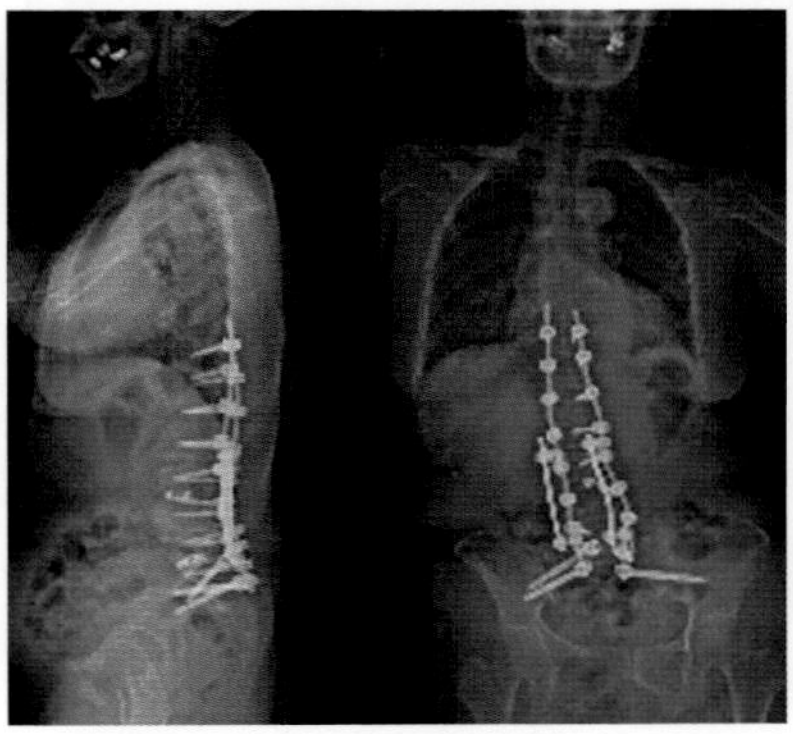

腰椎後側弯症に対する矯正固定術

椎前方固定術や脊椎後方固定術、頸椎人工椎間板置換術、脊柱変形に対する矯正固定術などの脊椎インストゥルメンテーション手術まで、患者の病態に応じて適切な術式を選択している。

「手術にあたっては術中画像支援ナビゲーションシステムや術中神経機能モニタリングなどを積極的に使用し、手術合併症の低減や神経機能の温存に努めています。また、退院後の生活の質を少しでも高めていきたいと、低侵襲の手術を選択することもあります」

と光山院長は語る。同院の特徴として、難易度の高い頸椎手術や後縦靭帯骨化症手術、成人脊柱変形手術が多いことが挙げられる。

最近では高齢化の影響により、骨粗鬆性椎体骨折後の成人脊柱変形や首下がり姿勢を呈する頸椎の重度後弯変形に対する手術件数が増加してきた。

地域医療への貢献目指し 志匠会グループは着実に発展

志匠会グループ（医療法人志匠会：大田快児理事長）は着実に発展。同院の他に脊椎脊髄センターとして新横浜スパインクリニックがあるほか、都内を中心に整形外科クリニックを6カ所開業している。さらに23年秋、東京・練馬区土支田に練馬志匠会病院（仮称）が開院する予定だ。

「蓄積した手術治療の経験によって得られた医療スタッフの手術手技を含む治療技術を基に、患者さん一人ひとりに適した治療を提供できるよう、これからも職員一丸となって取り組んでいきます」

と光山院長は決意を込めた。

志匠会グループ

新横浜スパインクリニック
神奈川県横浜市港北区北新横浜1-5-5
TEL.045-533-5401

ムサコ整形外科
東京都品川区小山3-27-1
武蔵小山駅前ビル3階
TEL.03-3786-5635

門前仲町クリニック
東京都江東区富岡1-26-20
NMTビル3階・4階
TEL.03-5809-8686

ひばりクリニック
東京都西東京市谷戸町2-1-41
グランドマストひばりヶ丘南102
TEL.042-466-6868

志匠会雪谷クリニック
東京都大田区雪谷大塚町9-13　2F
TEL.03-6425-8616

志匠会東高円寺クリニック
東京都杉並区高円寺南1-7-4
杉木ビル301号
TEL.03-5929-7242

志匠会白山クリニック
東京都文京区白山1-33-18
白山NTビル4階
2022年11月1日　開設

(仮称)練馬志匠会病院
東京都練馬区土支田1丁目地先
2023年秋頃　開設予定

実力医療機関　頼れる
「脊椎脊髄センター／脳脊髄センター」

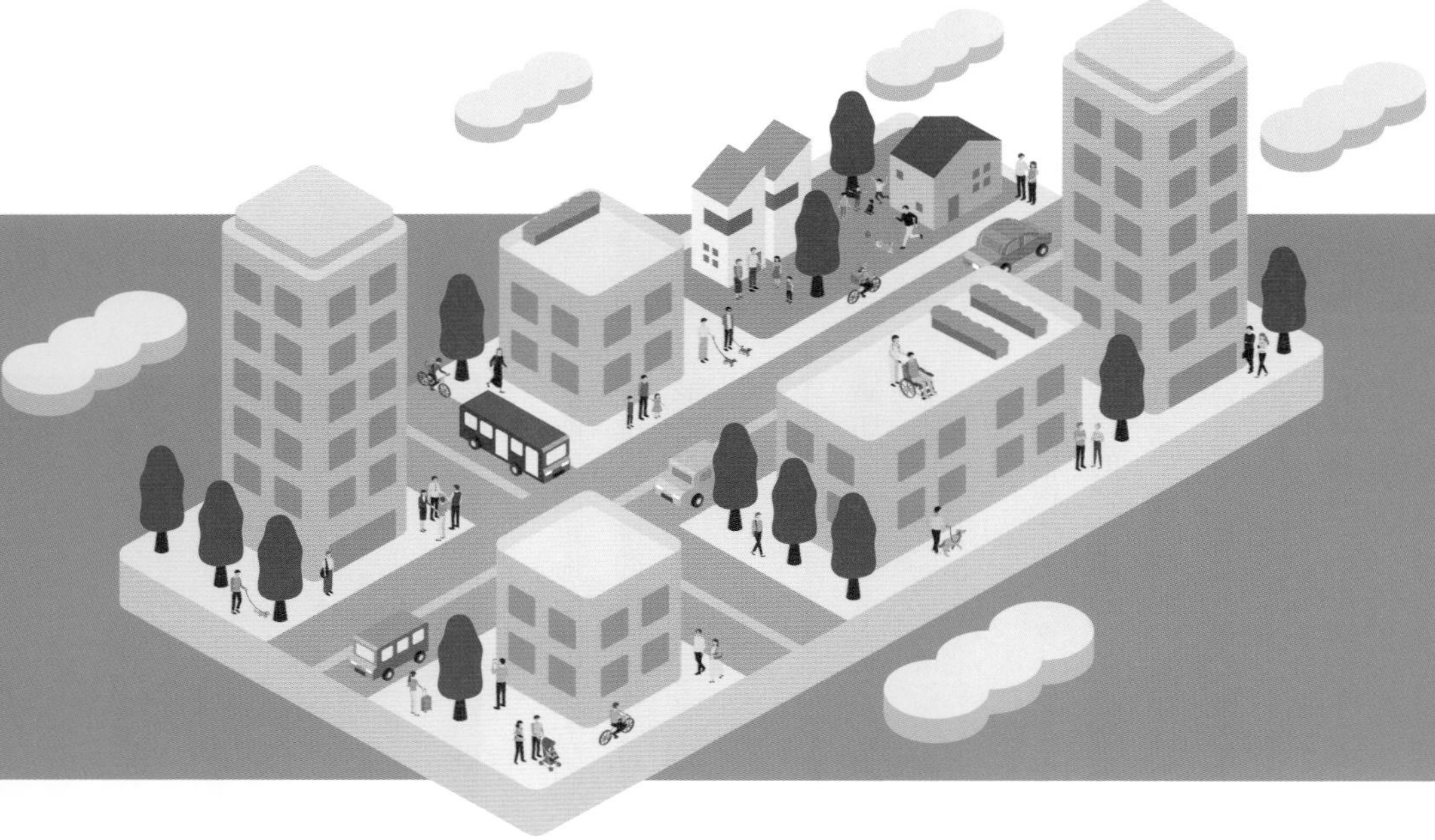

奈良

公益財団法人
天理よろづ相談所病院

高度な技術・医療と県内屈指の総合病院の強みを活かした診断と治療を追求

医療新聞DIGITALで更に詳しい病院情報が見られます

【各診療科受付時間】平日 8:30～11:00
【休　診　日】土・日
※紹介状をお持ちの方、手術に関する相談受付につきましては事前に電話でお問合せ下さい

〒632-8552 奈良県天理市三島町200番地
TEL.0743-63-5611 FAX.0743-63-1530
http://www.tenriyorozu.jp
院　長 山中 忠太郎

県内の中核病院として難しい症例を含めて、さまざまな患者さんを治療して参りました。当院は、豊富な経験と最新の知見・技術を駆使した診療に全力を尽くしております。

特に頸椎手術への取り組みの歴史は古く、30年以上前から頸椎後縦靭帯骨化症などによる頸髄症の治療に取り組んでいます。当科に在職した桐田医師により開発され、宮崎医師により確立された頸椎椎弓形成術は桐田・宮崎法と呼ばれ、現在でも国内外で広く普及しています。頸椎後方から病態にアプローチする椎弓形成術に加え、頸椎前方からの手術技術の向上にも努めてきました。現在では、頸椎椎弓形成術、頸椎前方除圧固定術、頸椎人工椎間板全置換術、頸椎前後方同時手術といった多彩な術式により幅広い病態に徹底して対応しています。医療技術が日々進歩する中で、新しい技術の導入と工夫の積み重ねを続けております。

障害された神経の回復力は限られています。手術を躊躇している間に回復しない状態になってしまうこともしばしばです。手術での根本的な治療をお考えの方は、相談も兼ねて受診していただければ精一杯対応いたします。

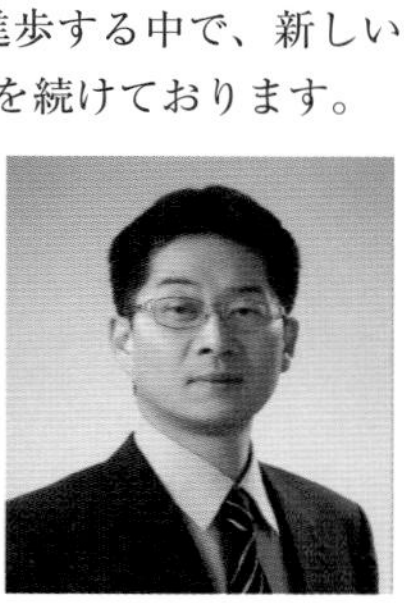

整形外科副部長
関　賢二

顕微鏡を使って血液循環論を証明

―マルセロ・マルピーギ

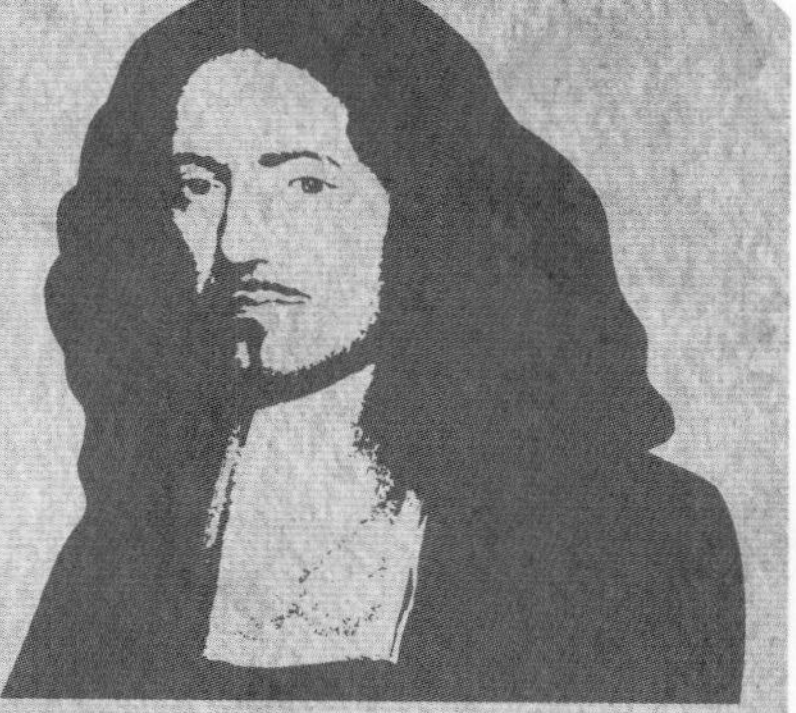

文／岡林秀明

顕微鏡が「隠れた世界」をあらわにしていった

ガリレオは望遠鏡という、遠方の物体を拡大できる優れた道具を発明したことで、驚異的な発見を次々に成し遂げました。顕微鏡の原理も望遠鏡と同様で、レンズを組み合わせることで、さらに物体を拡大することが可能になりました。

顕微鏡に関する光学理論はケプラーらが確立、17世紀半ばになると顕微鏡は医学・生物学の第一線で、こぞって使われるようになりました。

「顕微鏡の父」と呼ばれるマルセロ・マルピーギ（イタリア）は顕微鏡を使った研究の第一人者でした。マルピーギもボローニャ大学で医学を学んだ医師です。

1650年代に顕微鏡を使い、カエルの肺の研究をスタート。次々に「隠れていた世界」があらわになっていきました。1660年、血液が肺の表面にある、きわめて細い血管を流れていくことを発見しました。このことから肺の中の空気が血液に取り込まれ、体の各部分に送られていることが明らかになりました。呼吸が、どういう役割を果たしているかが見えてきたわけです。

ほぼ同時期にオランダの博物学者、スワンメルダムは血液中に空気中の必要成分を運ぶ役目をするもの、すなわち赤血球を発見しました。

微細な血管が動脈と静脈を結んでいることを確認

マルピーギは最も細い血管を、ていねいに観察しました。肉眼では、はっきり見えませんでしたが、顕微鏡を通してなら、はっきり見ることができました。後に毛細血管と呼ばれるようになる、微細な血管が動脈と静脈を結んでいることを確認しました。

1628年にハーベイが発表した血液循環論を裏付ける実証的な証明がなされたわけです。残念ながらハーベイは数年前に亡くなっており、自分が唱えた血液循環論の「勝利の日」を見ることはありませんでした。

マルピーギら顕微鏡を使って生物に迫っていった研究者らは、生物組織の中に、ガリレオが望遠鏡を使って「天体」「太陽系」「宇宙」に見いだしたのと同様の壮麗で美しい世界が広がっていることに気づきました。

09 患者の生活を思い、血糖コントロールと合併症予防に取り組む

糖尿病センター

国内の有病者と予備群を合わせると1,000万人に達するといわれる糖尿病。
血糖コントロールのみならず、合併症の予防・治療も重要です。

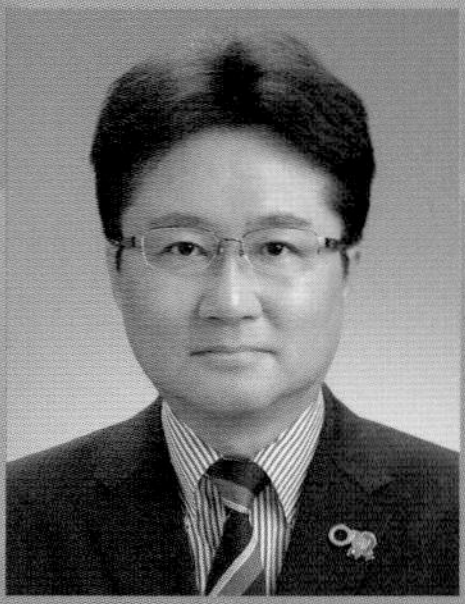

東京女子医科大学内科学講座
糖尿病・代謝内科学分野
教授・基幹分野長
馬場園 哲也（ばばぞの・てつや）

1983年、広島大学医学部卒業。東京女子医科大学助手、講師、准教授を経て、2017年より現職。日本糖尿病学会理事。

糖尿病センターとは

糖尿病とその合併症に対し、複数の診療科が連携し、
患者の全身状態を考慮した治療を実践

糖尿病にとどまらず合併症の治療も重要

東京女子医科大学では、糖尿病の患者さんに対して複数の関連する診療科がまとまって、集学的に治療しています。糖尿病を専門とする内科医による血糖コントロールだけでなく、三大合併症である網膜症、腎症、神経障害をはじめとした合併症の予防・治療が重要になります。

そこで、糖尿病・代謝内科と眼科、循環器内科、脳神経内科、形成外科などが協力し、連携をとっています。実際に受診される患者さんにとってのメリットとしては、診療科間の情報共有がスムーズである点が挙げられます。

例えば糖尿病の合併症のひとつに、網膜症という眼の病気があります。糖尿病性網膜症は初期では症状がなく、視力低下や視野が狭くなるといった症状が出た段階では、かなり進行しています。ですが、内科と眼科が密に連携をとっていれば、合併症の状況についても把握しやすくなります。

腎臓や神経、血管、足などの合併症についても同様のことがいえるでしょう。患者さんがご自身の全身状態を理解しやすくなります。

腎臓の合併症である糖尿病性腎症が進行した際の血液透析や腹膜透析、足の壊疽、高齢者の肺炎などの治療や入院については、糖尿病・代謝内科内で対応しています。患者さんにとっては、内科の主治医が変わらないまま診療を受けられるというメリットもあります。

主な合併症

網膜症

網膜の毛細血管に障害が起き、視力低下や失明を招きます。三大合併症のひとつ。

腎症

腎機能が低下し、透析が必要となることもあります。三大合併症のひとつ。

神経障害

神経に異常が生じ、しびれを感じたり、感覚がなくなったりします。三大合併症のひとつ。

糖尿病足病変

足のタコや変形などの総称です。進行すると組織が壊死する足壊疽に至ることも。

大血管障害

大血管の動脈硬化が進み、脳梗塞、狭心症、心筋梗塞などのリスクが上がります。

糖尿病とは

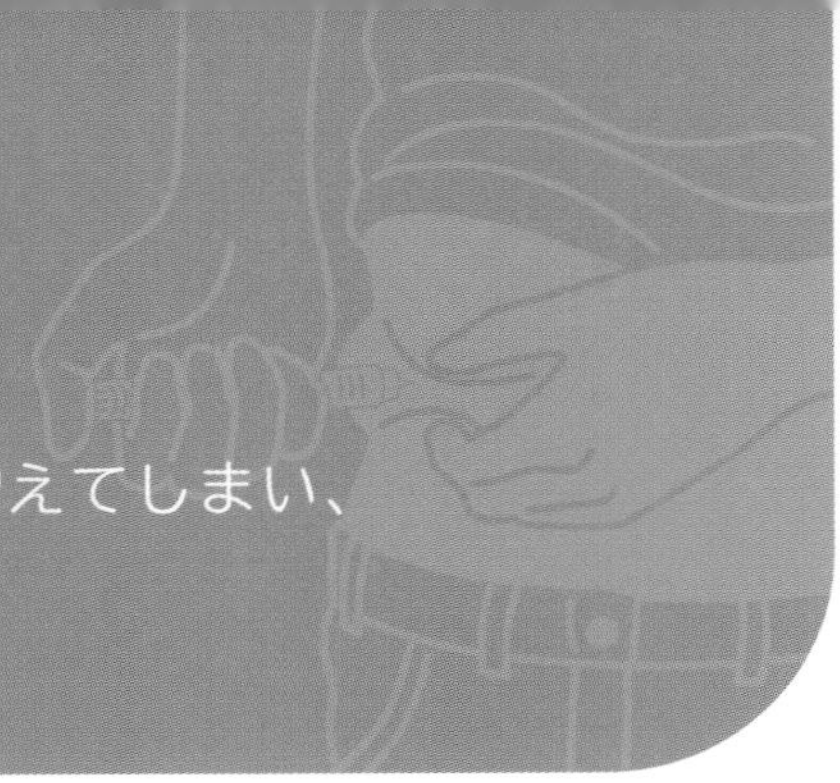

インスリンが十分に機能せず、血液中の糖が増えてしまい、
全身にさまざまな影響が出ます

高血糖状態により全身の血管が傷ついていく

糖尿病は血糖をコントロールしているインスリンというホルモンが十分に機能しなくなり、血糖値が高くなる疾患です。高血糖の状態が続くと、全身の血管が傷つき、さまざまな合併症が生じます。

糖尿病は1型、2型、その他の特定の機序・疾患によるもの、さらに妊娠糖尿病の4種類に分かれます。1型糖尿病は膵臓からインスリンが分泌されなくなってしまうもので、小児やヤング(若年層)の患者さんが多いです。

2型糖尿病は、インスリンが分泌されているものの、働きが悪かったり、分泌量が減少したりする病態です。患者さんの9割以上を占めています。生活習慣や遺伝的要因が発症に関わっているとされています。

例えば当院の糖尿病・代謝内科には小児・ヤングの1型患者さんを専門とする内科医も在籍しており、1型のお子さんから2型の100歳を超えたお年寄りまで、幅広い年代の患者さんを診ています。

持続的に皮下へインスリンを注入するインスリンポンプ療法に取り組んだり、1型の小児患者さんが学校に通いやすいように、土曜日や早朝に外来診療を行っています。また成人後も生涯にわたりサポートを続けていきます。

糖尿病は完治することが難しい病気なので、1型・2型を問わず、何十年と通院する患者さんが多くなります。

糖尿病の種類

1型糖尿病

割合	約5%
年代	小児〜ヤングが中心
体型	肥満と関係しない
原因	インスリンが分泌されない

2型糖尿病

割合	90%以上
年代	40代以上が中心
体型	肥満
原因	①分泌されているインスリンの働きが悪い ②インスリン分泌量の減少

その他の特定の機序・疾患による糖尿病

糖尿病以外の病気や、血糖値を上げる治療薬などの影響で引き起こされる糖尿病を指します。

妊娠糖尿病

妊娠中に発症・発見のあった軽度の糖代謝異常を指します。赤ちゃんへの合併症もみられます。

治療法について

医師、看護師、管理栄養士などが
チームで生活指導を行います

多職種チームが血糖コントロールをサポート

血糖コントロールが良好な患者さんに関しては食事療法や運動療法を中心に行い、不十分な場合に内服薬やインスリンなどの薬物療法を実施します。

糖尿病・代謝内科は患者さんの生活を支えるチーム医療体制が整っています。医師、看護師、管理栄養士、検査技師などの多職種からなるチーム医療を実践しています。

医師が診察を行って患者さんの状態を確かめ、看護師がインスリン治療のやり方やご自分での血糖の測り方などの療養指導を、管理栄養士が栄養指導を行うといった役割分担をしています。

また日本糖尿病療養指導士（CDEJ）という資格を持った看護師や管理栄養士などのメディカル・スタッフもいます。生活指導のエキスパートとして、特に血糖コントロールが困難な患者さんをサポートしています。

行政と連携した糖尿病性腎症重症化予防プログラムの一環として、医師と管理栄養士、看護師が、外来患者さんに指導をするケースもあります。プログラム中は3職種のカンファレンスを行い、指導について話し合います。

血糖コントロールが安定していない患者さんには外来受診時に何回も繰り返し、お話をします。そのためコミュニケーションがかなり重要になります。また、普段の様子をご家族から聞くことも大切です。

眼の疾患や心臓病、脳卒中などのさまざまな合併症は、眼科、循環器内科、脳神経内科などと連携して治療します。

主な治療法

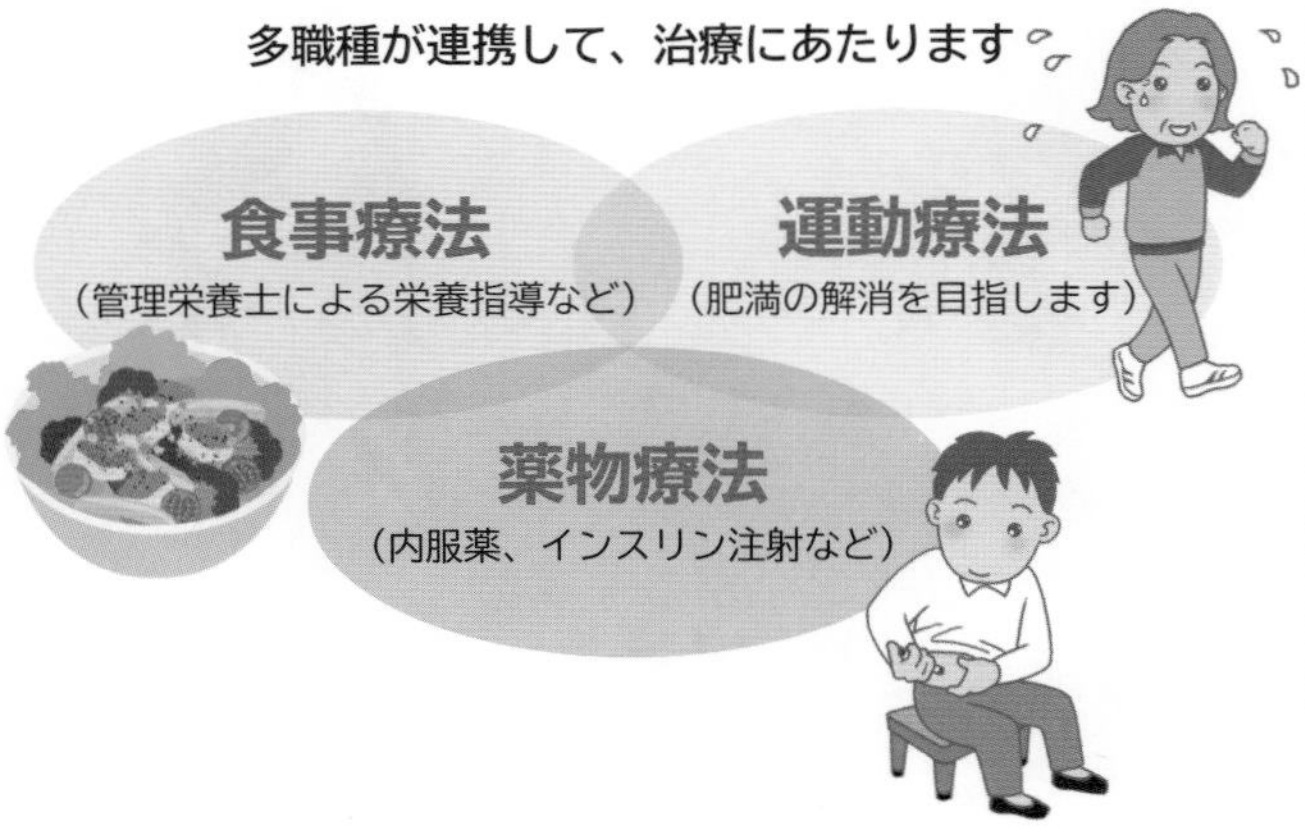

合併症の治療

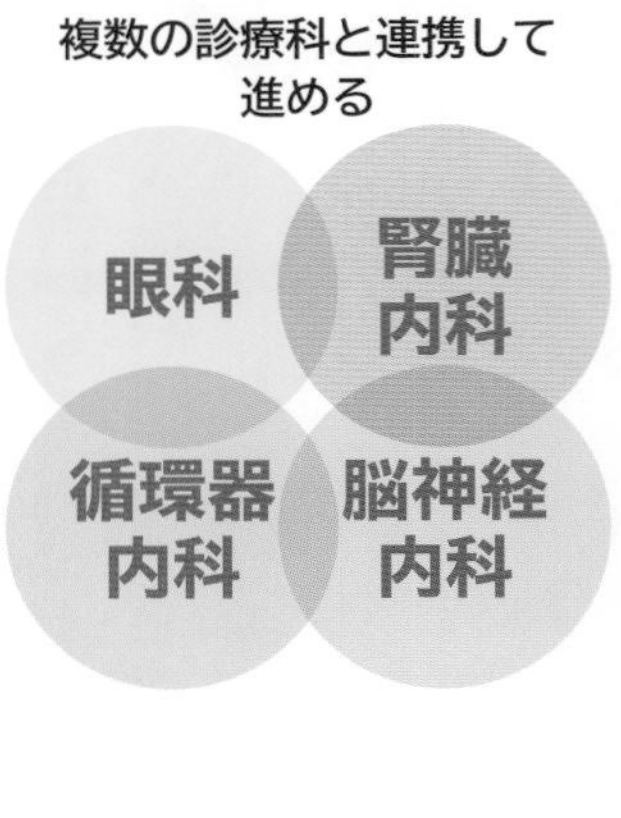

10 日中の眠気や倦怠感、心臓などへの合併症を防止する

睡眠・呼吸障害センター

日本人の約５人に１人が悩みを抱える睡眠・呼吸障害。健康的に過ごすためには良質な睡眠が大切です。睡眠の質がQOL（生活の質）を左右します。複数の科のスペシャリストが睡眠・呼吸障害に対する専門的な診断に基づく治療を提供しています。

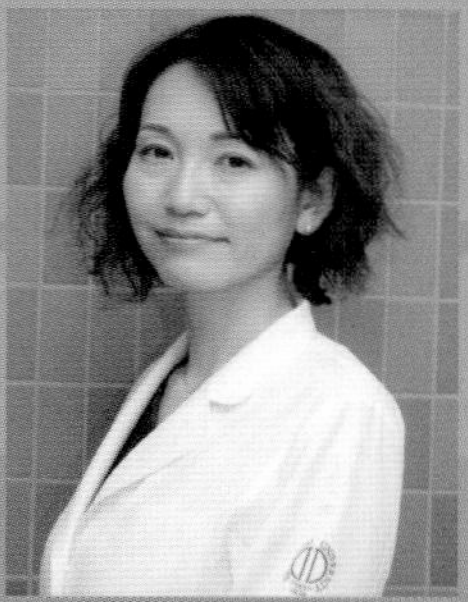

順天堂大学医学部附属順天堂医院
耳鼻咽喉・頭頸科　准教授
睡眠・呼吸器障害センター　副センター長
井下 綾子　（いのした・あやこ）

埼玉医科大学医学部卒、順天堂大学大学院卒。
医学博士 日本耳鼻咽喉科頭頸部外科学会耳鼻咽喉科専門医 日本睡眠学会専門医

睡眠・呼吸障害センターとは

複数のセクションのスタッフが協力して、睡眠障害、
特に睡眠時無呼吸症候群（SAS）を中心とした睡眠呼吸障害の
診断と治療について、包括的な診療を提供。

複数の診療科にまたがる専門外来を1つに集約

睡眠障害は約60種類以上もの睡眠関連疾患に分類されるため、診療科が多岐にわたります。

夜眠れない、中途覚醒、早朝覚醒などの症状（不眠症）は内科、心療内科、精神科、睡眠不足や睡眠リズムに問題がないのに日中の過度の眠気や居眠り（過眠症）にお困りの場合は、神経内科や精神科、いびきや無呼吸と日中の眠気が問題となる場合（睡眠呼吸障害）は耳鼻科、呼吸器内科、循環器内科が専門になります。

そのすべての分散していた専門外来を1カ所に集約したのがセンターです。

当院の場合でいえば、主に診療しているのはSASを中心とした睡眠呼吸障害で、担当する診療科が、循環器内科と呼吸器内科、耳鼻科の医師に加えて、臨床工学技師、睡眠脳波を解析する臨床検査技師など技師のサポートが重要となります。複数の職種で診療にあたっていることも大きな特徴です。特にSASでは、耳鼻科医による鼻とのどの診察を行います。さらにSASでは高血圧、冠動脈疾患、不整脈、心不全などの循環器疾患を合併しやすく、気管支喘息、慢性閉塞性肺疾患、間質性肺炎などの呼吸器疾患に併発する場合もあり、循環器内科や呼吸器内科の医師も積極的に診療に携わっています。

SASは、早期発見と治療により、対処可能です。持続陽圧呼吸療法（CPAP療法）が主軸の治療になります。もう1つの治療がマウスピースです。これは歯科口腔外科の医師に依頼して作ってもらうので、連携を構築するためにもセンターが有用です。

睡眠障害の分類	代表的な疾患	症状	主な治療法
不眠症	慢性不眠障害 短期不眠障害	なかなか寝付けない（入眠障害） 途中で目が覚める（中途覚醒） 朝早く目が覚めてしまう（早朝覚醒） ぐっすり眠った満足感がない（熟眠障害）	睡眠衛生指導 認知行動療法 薬物療法
過眠	ナルコレプシー 特発性過眠症 睡眠不足症候群	日中に眠くて仕方がない、眠ってしまう 居眠りのために注意をされる	睡眠衛生指導 薬物療法
睡眠関連呼吸障害	閉塞性睡眠時無呼吸障害 中枢性睡眠時無呼吸症候群	睡眠中のいびき、無呼吸 中途覚醒 眠気、疲労感	減量 CPAP療法 マウスピース療法
概日リズム睡眠障害	睡眠相後退症候群 睡眠相前進症候群 不規則睡眠・覚醒リズム障害	睡眠の開始と維持ができない 過度の眠気	睡眠衛生指導 高照度光療法
睡眠時随伴症	レム睡眠行動障害 睡眠時遊行症（夢遊病） 睡眠時驚愕症（夜驚症） 悪夢	寝ているときに体が動く、大声で寝言を言う、叩く、殴る、歩き回る、などの異常行動がでる	薬物療法
睡眠関連運動障害	むずむず脚症候群 周期性四肢運動障害 睡眠関連歯ぎしり	脚がむずむずする、脚がぴくぴくと動く 脚をじっとしていられない 歯ぎしり	薬物療法

睡眠障害国際分類第3版（ICSD-3）改変

睡眠呼吸障害とは

長時間にわたって睡眠が妨げられる疾患であり、夜眠れない、仕事中や勉強中に居眠りをする、集中力が低下するなどが挙げられます。

注意力や集中力の低下につながる

睡眠呼吸障害とは、睡眠中に異常な呼吸パターンまたは呼吸停止が出現して、換気ができなくなる病態の総称です。睡眠の質が悪いと、眠気や疲労感がヒューマンエラーに基づく事故につながることもあります。

子どもも、夜型の生活は睡眠時間の減少や睡眠の質の低下につながり、成長・発達の遅れ、注意力や集中力の低下をもたらします。

いびきの原因は口蓋垂の周囲の閉塞

睡眠呼吸障害はSASといわれ、一般的に知られているのは上気道が閉塞する閉塞性睡眠時無呼吸です。主な原因は肥満です。肥満のほか、首が短い、顎が小さい、舌や扁桃が大きいことなどによります。年齢を重ねるにつれて増えていく傾向があります。脂肪が首回りにつき、舌やのどの粘膜下にも脂肪が沈着してきますので、主に口蓋垂（のどちんこ）の周囲ののどが狭くなり就寝時に横になると舌根沈下を起こしてしまいます。口蓋垂の周囲が閉塞し、粘膜同士が振動し、いびきが出るようになります。

日本人は、痩せ型の方でも、肥満の人と同じぐらいの重症度のSASの人もいます。下顎が小さく舌が後ろに位置するため、気道が狭くなりやすく、いびきを引き起こします。

子どもも例外ではありません。子どもの場合は、口蓋扁桃、アデノイドが原因で、閉塞性無呼吸が発生し、その結果、寝起きが悪いなどの睡眠障害を引き起こします。また、アレルギー性鼻炎の鼻づまりも要因のひとつです。口呼吸の癖やアレルギー性鼻炎などで鼻呼吸ができないと、口周囲の筋肉の弛み、上下の顎の骨の発達不良、そして歯並びなどへも影響します。鼻炎の治療や口周囲の筋力トレーニングにより口をしっかり閉じて、鼻呼吸ができるようになれば、いびきが解決することもあります。正しい呼吸習慣により、睡眠の質も良くなり、顎の発達は順調に進み将来のSASの予防にもつながるため、最近は子どもの頃からいびきを直すことに重点を置くようになってきています。

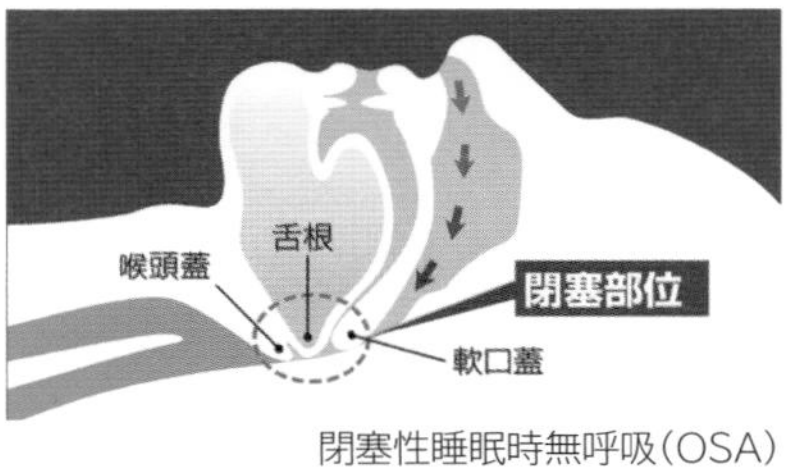

閉塞性睡眠時無呼吸（OSA）

治療法について

対症療法から手術療法、
保険適用になった最新の治療法も登場

最新の治療が保険適用に

　睡眠検査で睡眠中のいびきや呼吸の状態を調べます。自宅で行う簡易検査もありますが、より精密な1泊入院での終夜睡眠ポリグラフ検査をお勧めします。体に約20種類のセンサーを取り付けて、呼吸状態や体の動き、足の動きなどを調べます。お子さんへの検査も対応しています。

　中等症以上の治療では、持続陽圧呼吸療法（ＣＰＡＰ療法）を行います。鼻の周囲に密着させたマスクを介して持続的に圧力のかかった空気を供給し、舌の付け根の部分がのどへ落ち込まないようにして気道の閉塞を防ぐ治療です。

　患者さんは医療機器を家に持ち帰り、寝る前に自分自身でマスクを着けて機器を使うことになりますが、事前に使い方の指導がありますので心配はいりません。主に軽症の方を対象に、マウスピースを用いることもあります。睡眠中の下顎の位置をやや前方に移動した状態で保ち、のどのスペースを確保します。患者さんに合わせて歯科口腔外科で作成します。

　この他、特に子どもの睡眠時無呼吸は、口蓋扁桃、いわゆる扁桃腺や喉の奥のアデノイドの肥大によることが多く、この場合手術が有効です。

　また、鼻詰まりがひどい場合は寝ている間に口呼吸となり、下の付け根が喉に落ち込んでいびきを引き起こします。

　鼻の疾患がある場合も、ＣＰＡＰ療法やマウスピースの効果を得にくく、鼻科手術が効果的です。このほか、最新の治療として、舌下神経電気刺激療法があります。呼吸と同期して舌の筋肉を収縮させ気道を開ける仕組みです。ＣＰＡＰ療法が適さない患者さんなどが選択できる治療です。保険適用にもなり注目を浴びています。

睡眠時無呼吸の主な治療法

保存療法

CPAP療法
鼻に装着したマスクから空気圧を送り気道を確保する機器を就寝時に使用します。

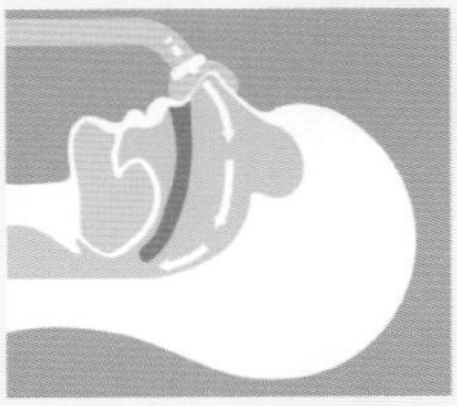

マウスピース療法
下顎を前方移動する口腔内装置を作って就寝時に装着します。

手術療法

口蓋扁桃摘出術
アデノイド切除術（主に小児に対象）
肥大した扁桃を切除し、気道の通りをよくします。

鼻中隔彎曲症矯正手術・粘膜下下鼻甲介骨切除術
鼻の通りを改善する手術です。睡眠中の鼻呼吸が促されるようになります。

舌下神経電気刺激療法
刺激装置を埋め込む手術が必要です。自宅で機器を作動させて使用します。

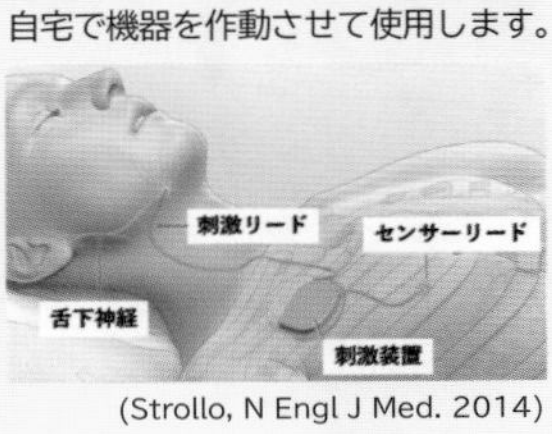

(Strollo, N Engl J Med. 2014)

11 全身の関節で起こる腫れや痛みを治療

リウマチセンター

関節リウマチの治療は早期の発見が大切です。薬物療法を中心に内科と整形外科、看護師、リハビリテーションスタッフが連携し、集学的治療にあたります。薬物療法に偏ることなく手術療法、リハビリテーション、ケアなどを交え、疾患のトータルマネジメントを行います。

新潟県立リウマチセンター院長／
新潟大学医学部医学科臨床教授
石川 肇（いしかわ・はじめ）

1982年、山形大学医学部卒業。同年、新潟大学医学部整形外科学教室入局。同大学附属病院および関連病院勤務、米国留学などを経て、2018年より現職。日本リウマチ学会理事。

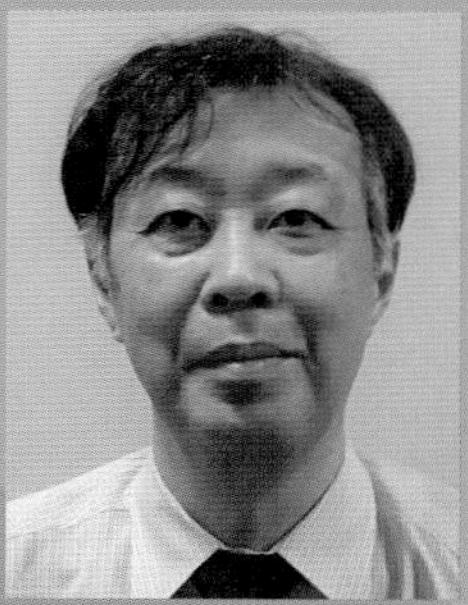

リウマチセンターとは

基礎療法を土台に薬物療法、手術療法、リハビリ、ケアによるトータルマネジメントを行います

患者の理解を土台としたトータルマネジメント

関節リウマチは手足を中心に、全身の関節で起こり得る自己免疫疾患です。

リウマチセンターでは内科と整形外科の連携が大切です。さらに関節リウマチ治療に特化したメディカルスタッフ（薬剤師、看護師、栄養士、医療ソーシャルワーカー、理学療法士、作業療法士）など多職種が連携して患者さんを支えるのがセンターの強みです。

高度関節破壊や骨折の疑いがあれば整形外科が治療し、腎機能障害などの合併症があれば内科が治療薬を処方するなど病状に応じて、相互に補完しながら診療しています。

治療の基本はトータルマネジメントという考え方です。

まず土台となるのが、患者さん自身が疾患をよく理解すること、これを「基礎療法」と呼びます。その上に「薬物療法」「手術」「リハビリテーション」「ケア」という4本の柱があります。

関節リウマチは早期発見・早期治療が重要。血液検査で抗ccp抗体、リウマトイド因子などを確認後、リウマチ専門医が類似疾患と鑑別します。

治療の中心は薬物療法で、関節障害が進行した場合は手術を検討します。リハビリテーションやケアも大切な役割を担います。発症後はQOL（生活の質）の低下が懸念されるため、筋力維持訓練や関節可動域訓練で機能低下の予防から機能維持・回復を目的にリハビリテーションを実施します。

ケアの役割は発症初期から継続して行う患者さんのサポートです。関節リウマチという疾患を理解し、負担を軽減するための生活指導から、治療薬の使い方も指導します。日本リウマチ財団認定のケア看護師という資格もあります。

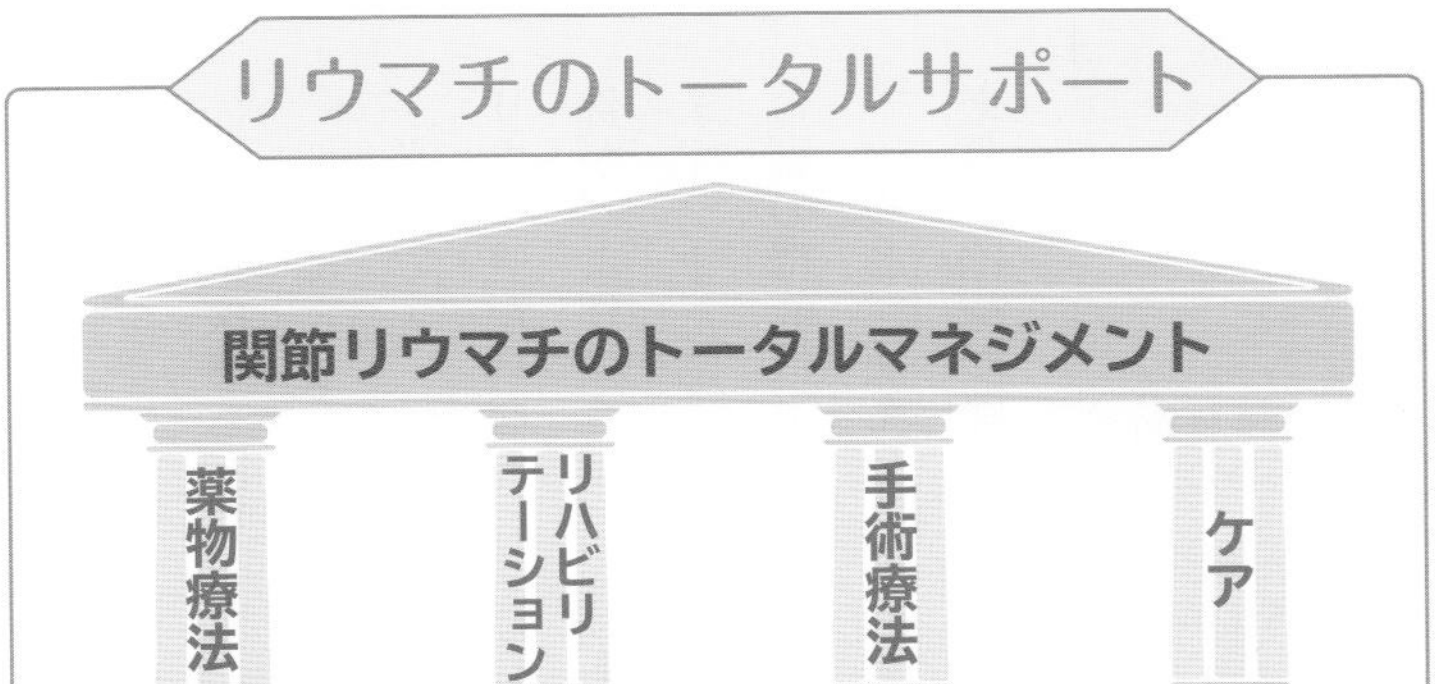

（山本純己、中国四国地区リウマチの治療とケア研修会　2014年7月27日）

関節リウマチとは

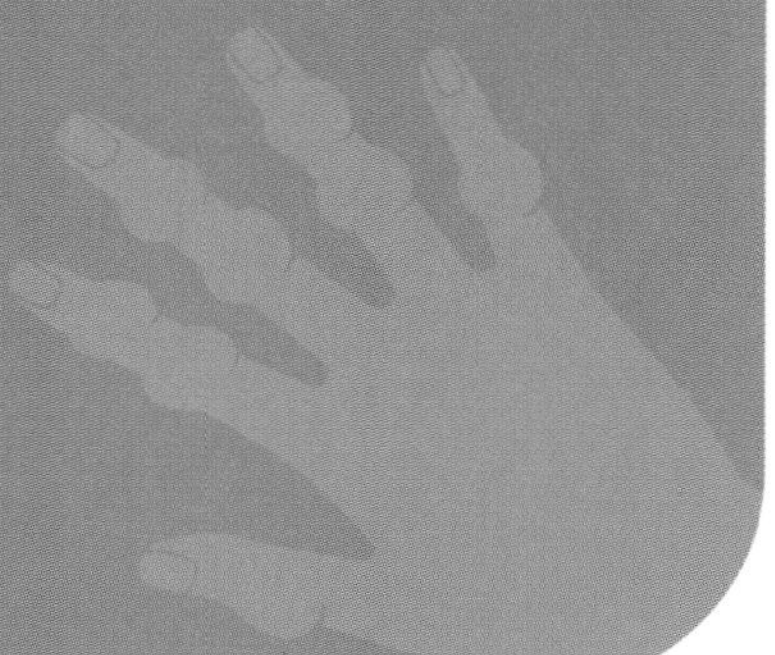

自己免疫異常による関節の炎症。
手足の小関節に好発します。

手足で好発する関節の疾患

関節リウマチ（RA）は全身の関節を標的とする疾患で、手足で好発するのが特徴です。滑膜が炎症を起こし、腫れや痛みを生じます。

長期化した場合、軟骨や骨が壊され、軟部組織が緩んで変形を起こし、最終的に身体機能障害に至ります。現在は有効な治療薬の登場で、動けなくなることは、ほとんどありません。ただし、完治は難しいため、寛解（症状の出ていない状態）を目指します。

正常であれば病原体など異物が体に入ると、体外に排除するよう働く免疫機能が、関節リウマチの場合は自分の体を攻撃します。発生要因には遺伝因子のほか、喫煙や歯周病、腸内細菌層の異常などの環境因子が指摘されており、マルチファクトリアル（単一でない複数の原因）による疾患と考えられています。

日本国内の罹患者数は約82・5万人、有病率は約0・65％。男性の約3倍ほど女性に多く、女性ホルモンとの関係も指摘されていますが、特定には至っていません。

加齢に伴い増える骨粗鬆症などの合併症

全身の血管や皮膚、筋肉、関節などに炎症を起こす疾患の総称を膠原病と呼びますが、関節リウマチも、そのひとつです。関節リウマチの周辺には、その他の膠原病を含め、多彩なリウマチ性疾患が存在しています。骨粗鬆症による骨折など整形外科系疾患から全身性エリテマトーデスなどの内科系疾患もあります。

加齢による合併症には注意が必要です。骨粗鬆症に関節リウマチが重なると、骨や軟骨が、より脆くなってしまいます。また肺疾患や、肝臓・腎臓の機能低下などを起こしていると、使えない治療薬もあり、治療が難しくなります。

関節リウマチとリウマチ性疾患

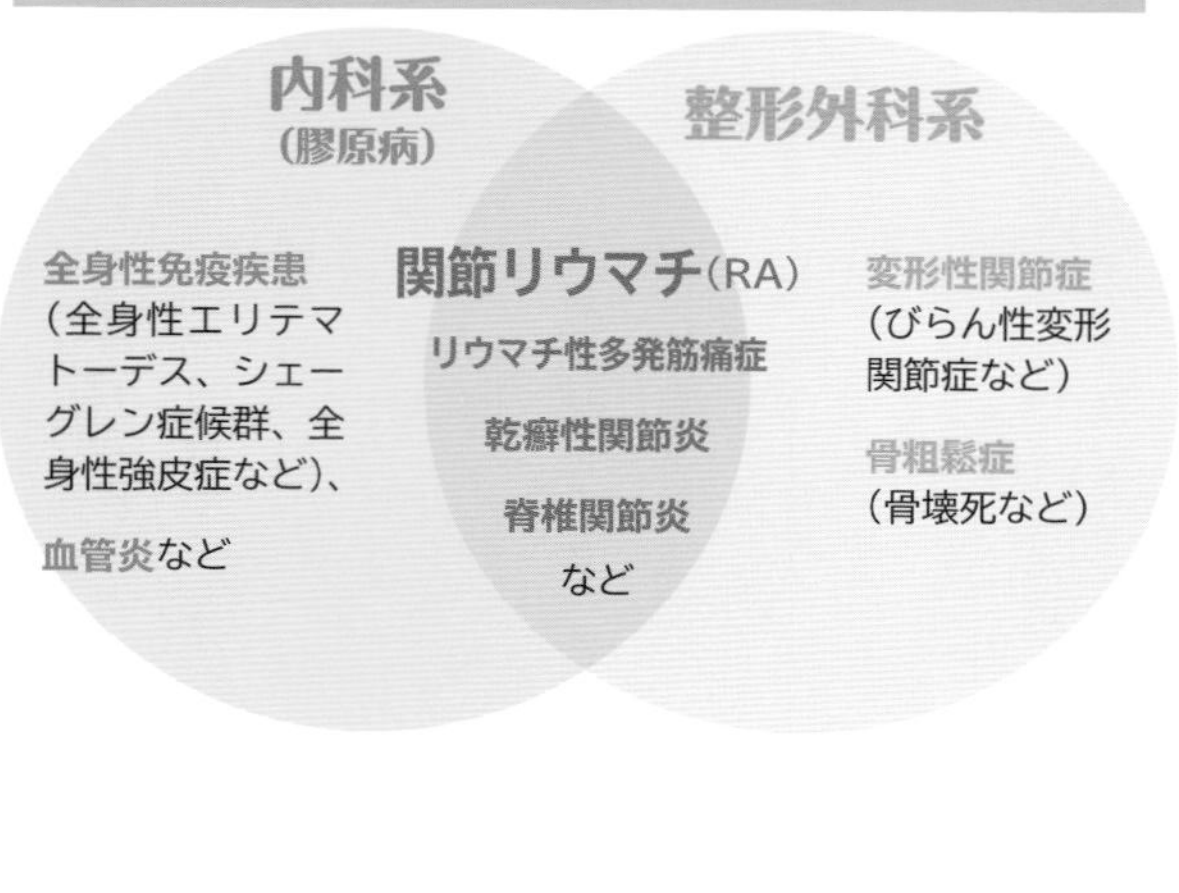

治療法について

薬物療法、手術にリハビリテーション、
ケアも大切です。

早期に発見し薬物療法で進行を抑制

関節リウマチは早期に発見すれば、薬物療法で進行を抑えられます。診療ガイドラインに従い、抗リウマチ薬のメトトレキサート（ＭＴＸ）を第一選択肢に用います。

そこで十分な治療効果が得られない場合、一時的にステロイドを用いることもありますが、２００３年に国内使用が始まった生物学的製剤の投与が次の選択肢となります。２０１３年にはヤヌスキナーゼ（ＪＡＫ）阻害薬という効果的な内服薬も登場しました。治療薬の進化によって十分に寛解を目指せるようになりました。

ただし、合併症によっては使用できない薬もあります。また、患者側が適切な服薬量を守らないなどの理由で、寛解が難しいケースもあります。患者側が病気を理解し、医師の方針に遵守し、積極的に治療薬を摂取する（服薬アドヒアランス）ことも重要です。

早期に治療を行わず、変形が進んでしまった場合、手術が必要になります。治療薬の進歩もあって、手術総数は減少傾向にあります。股・膝といった大関節と比較すると、手や足の指など小関節の手術数の減少は緩やかです。

手指の変形で指の腱断裂が起きると、指が伸びなくなります。滑膜を切除して骨の変形を治す関節形成術、腱の再建術などを行います。指が流れるように小指側に傾く尺側偏位には人工指関節置換術や関節固定術などで機能面だけでなく整容面も配慮し、変形を矯正します。

薬物療法、手術に、関節リウマチに特化したメディカルスタッフによるケア、リハビリテーションが加わることで治療が円滑になります。

主な治療法

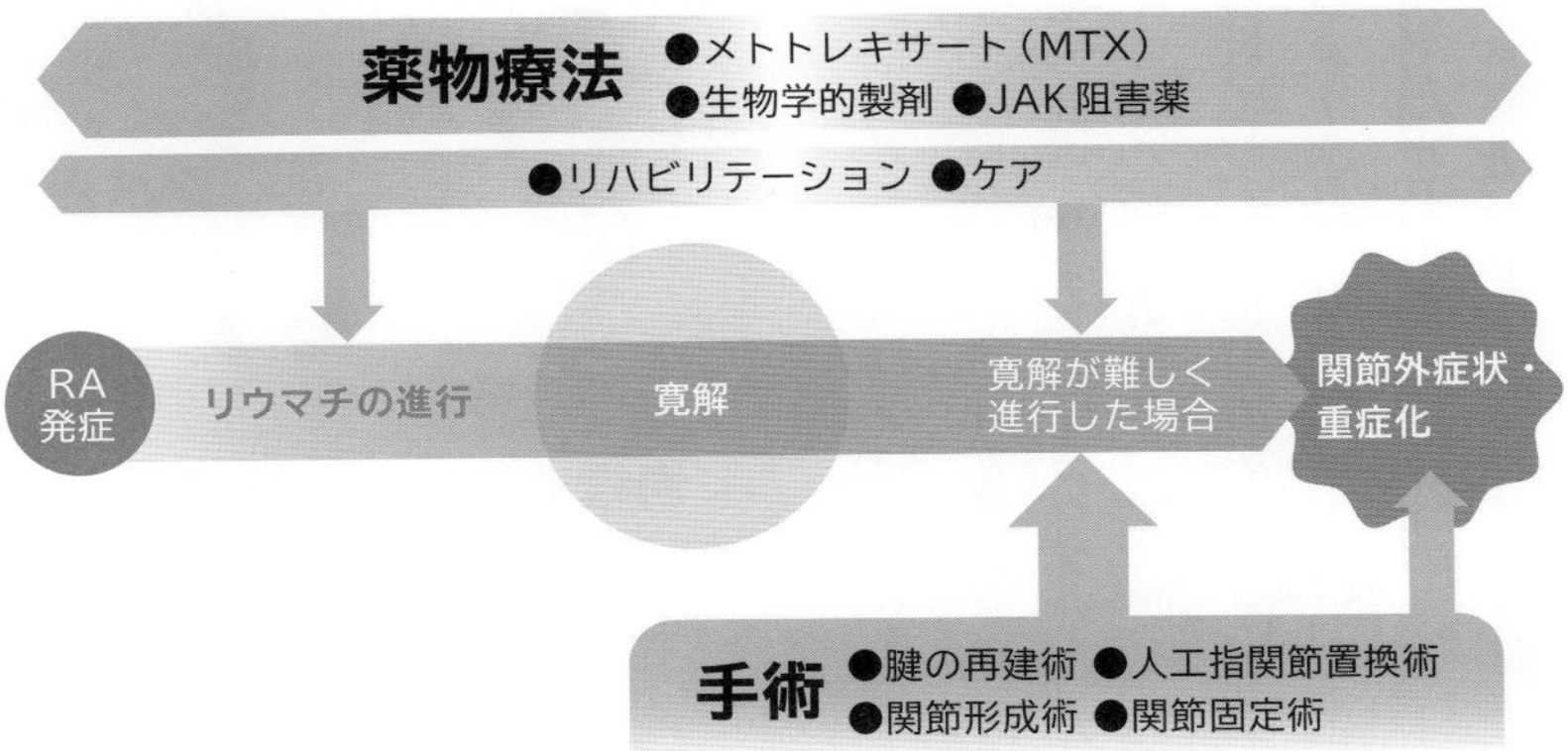

「自然発生説」の誤りを示す対照実験を実施
ーフランチェスカ・レーディ

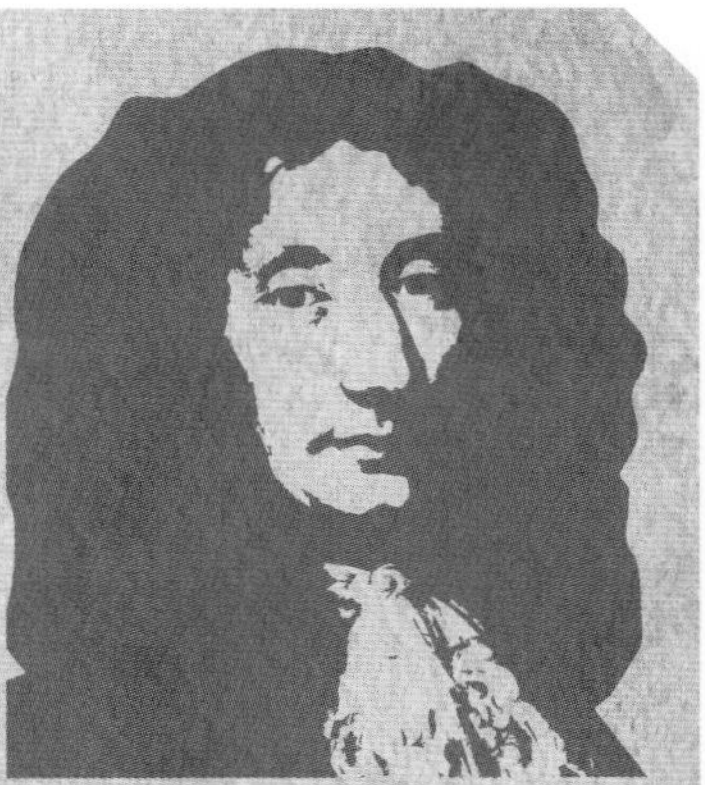

文／岡林秀明

1500年に渡る呪縛を断ち切った

ガレノスは2世紀の人で、ハーベイが「血液循環論」を発表したのが17世紀。実に「ガレノスの呪縛」は1500年に渡ってヨーロッパの医師・生物学者の頭を支配してきました。ハーベイは、その呪縛を断ち切ったわけです。

ハーベイは生物起源の問題にも一石を投じました。17世紀当時、人間や大きい動物は母親から、あるいは母親が生んだ卵から発生するが、ウジ虫のように小さな生物は腐った肉などの腐敗物から生じると考えられていました。無生物から生物が生じるので、この説を「自然発生説」と呼び、大半の生物学者が、この説を支持していました。

ところが、ハーベイは違いました。『心臓の血液の運動について』の中に、小さな生物も大きな生物と同様、非常に小さくて目には見えない種子や卵から生まれたのだろうという記述があります。

ハーベイは非常に細くて目には見えない血管を想定して血液循環論を唱えていましたから、目には見えない種子や卵が存在すると考えたのも必然でした。

フラスコに肉を入れ「対照実験」を行った

ハーベイの本は大きな影響力を持っていました。ハーベイの本を読んで感激したイタリアの医師、フランチェスカ・レーディはウジの自然発生説が正しいかどうかを確認する実験を行いました。

1668年、レーディは、さまざまな種類の肉が入ったフラスコを8本用意しました。うち4本は密閉し、4本は開放したままにしました。ハエが寄ってきて開いた容器の肉にだけ止まり、それらの容器からはウジが発生しました。密閉した容器からはウジは発生しませんでした。レーディは次にフラスコをガーゼでおおった実験を行ったところ、ウジはわきませんでした。

ウジはハエの卵から発生しているように見えました。この結果は自然発生説と相入れません。大きな成果でしたが、レーディの実験は広く受け入れられませんでした。自然発生説の崩壊は19世紀のルイ・パスツールの登場を待たなければいけませんでした。

12 男性の４人に１人が生涯に一度は罹患。年間１２万件の修復術が施行

鼠径・腹壁ヘルニアセンター

ヘルニアとは腸などのお腹の中の内容物が、腹壁の欠損部（脆弱となった部分や間隙）を通じて、飛び出す状態をいいます。腹部のヘルニアのうち、80%は足の付け根に起きる鼠径ヘルニア、いわゆる脱腸です。それ以外にも、外科手術創部に起こる腹壁瘢痕ヘルニアなど、様々な種類があります。腹部ヘルニアは病気というより、体の構造的な問題で、自然治癒は期待できません。当院のヘルニアセンターは複数ある臓器別グループや診療科、職種をまたぎ、各スタッフが多角的な視点でヘルニアを診断、治療しています。

国際医療研究センター病院
鼠径・腹壁ヘルニア副センター長
三原 史規（みはら・ふみのり）

信州大学医学部卒業。国際医療研究センター病院で一貫して消化器外科、一般外科の診療に従事。複雑で高度な肝胆膵疾患からヘルニアなどの日常的に生じる疾患まで幅広く担当。日々の診察で分かりやすい説明を心がけている。

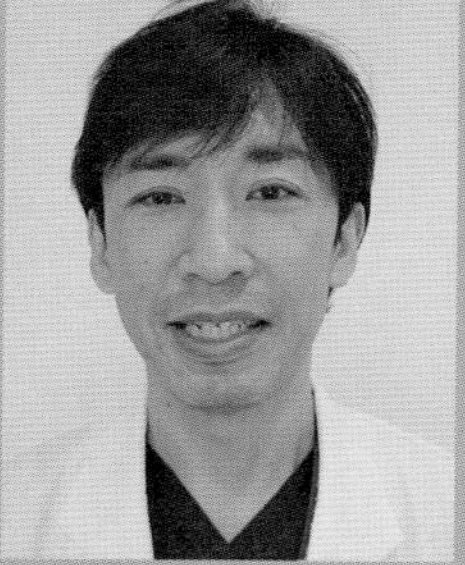

鼠径・腹壁ヘルニアセンターとは

術式の選択や麻酔方法など、
患者の状態に応じた手術が可能

安心して周術期を過ごせるようサポート

鼠径ヘルニアは男性の４人に一人が生涯に一度は罹患するといわれています。日本では年間12万件のヘルニア修復術（２０１７年）が施行されており、非常に一般的な疾患です。今後社会の高齢化が進むと、病因に加齢変性的な側面もある鼠径ヘルニアの頻度は増加すると考えられます。様々な併存症をお持ちの患者さんがヘルニアに罹患するケースが増えることが予想されます。

当院は、ナショナルセンター唯一の総合病院です。これまでの専門的な医療の経験を活かし、ヘルニアのような一般的な疾患に対しても安心・信頼頂ける医療を提供するために、２０１８年に鼠経・腹壁ヘルニアセンターを立ち上げました。その特色は、まず臓器別グループを跨いだ専門の異なる外科医によるメンバー構成により、鼠径部ヘルニアのみならず、腹壁瘢痕ヘルニアや傍ストマヘルニアなどすべてのタイプの鼠径部・腹壁ヘルニアに対応ができることです。腹腔鏡手術などの術式や、麻酔方法の選択も、あらゆる方法が選択可能です。患者さん一人ひとりの状態に即した手術を提案できます。総合病院であるため、あらゆる診療科が設置されていて、重度の並存疾患を抱える患者さんも治療可能です。更に、医師、看護師、薬剤師、管理栄養士など多職種からなる入院支援部門が、各患者さんのリスクの評価と安全性を担保しながら、安楽に周術期を過ごせるようにサポートしています。

鼠径ヘルニアは
太ももの付け根部分に
発生する、いわゆる
脱腸の総称

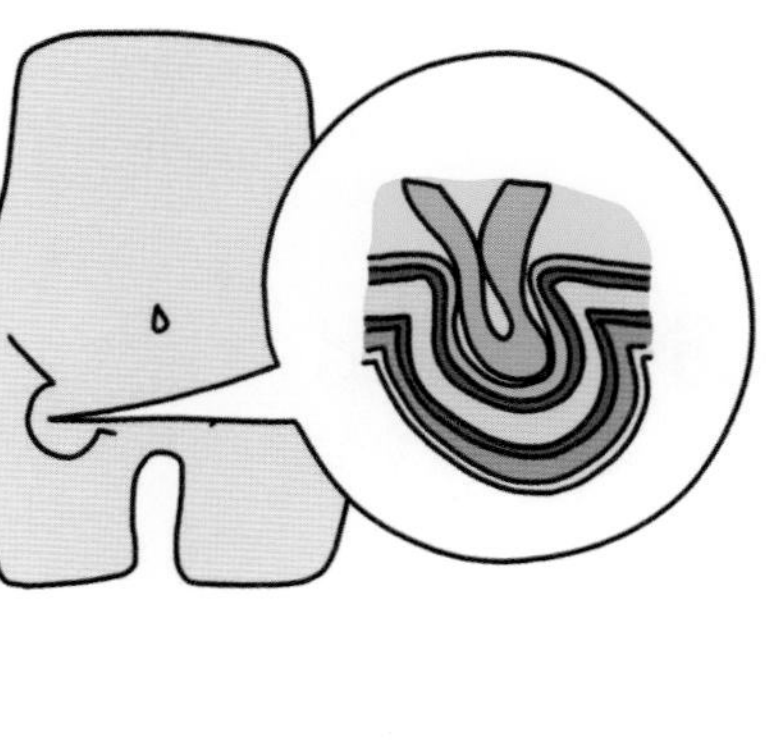

鼠径ヘルニアの発症と原因

慢性的に圧力が加わる鼠径部が
加齢で脆弱化して発症

嵌頓《かんとん》は早めの治療が必要

　鼠径ヘルニアを発症する原因は、先天性(生まれつき)と後天性(生まれた後に発症する)があります。先天性の場合、生まれたときからヘルニア嚢が存在し、乳児期から鼠径ヘルニアを発症してしまいます。後天性の場合、立ったり座ったりという慢性的な鼠径部への圧力に加え、加齢による腹壁の脆弱化で鼠径ヘルニアを発症します。

　鼠径ヘルニアの診断は、問診と触診で特徴的な腫れや症状を確認できれば、多くの場合、診察のみで診断できます。症状が腫れだけの場合もありますが、まれに、飛び出した腸管が戻らなくなる嵌頓を来すと、腸閉塞や腸管壊死の原因になることもあります。

　自然治癒は期待できないため、治療の基本は手術になります。嵌頓は早めの処置が必要です。手術のリスクは大きくないので、症状のある方は、診断後の手術をお勧めします。

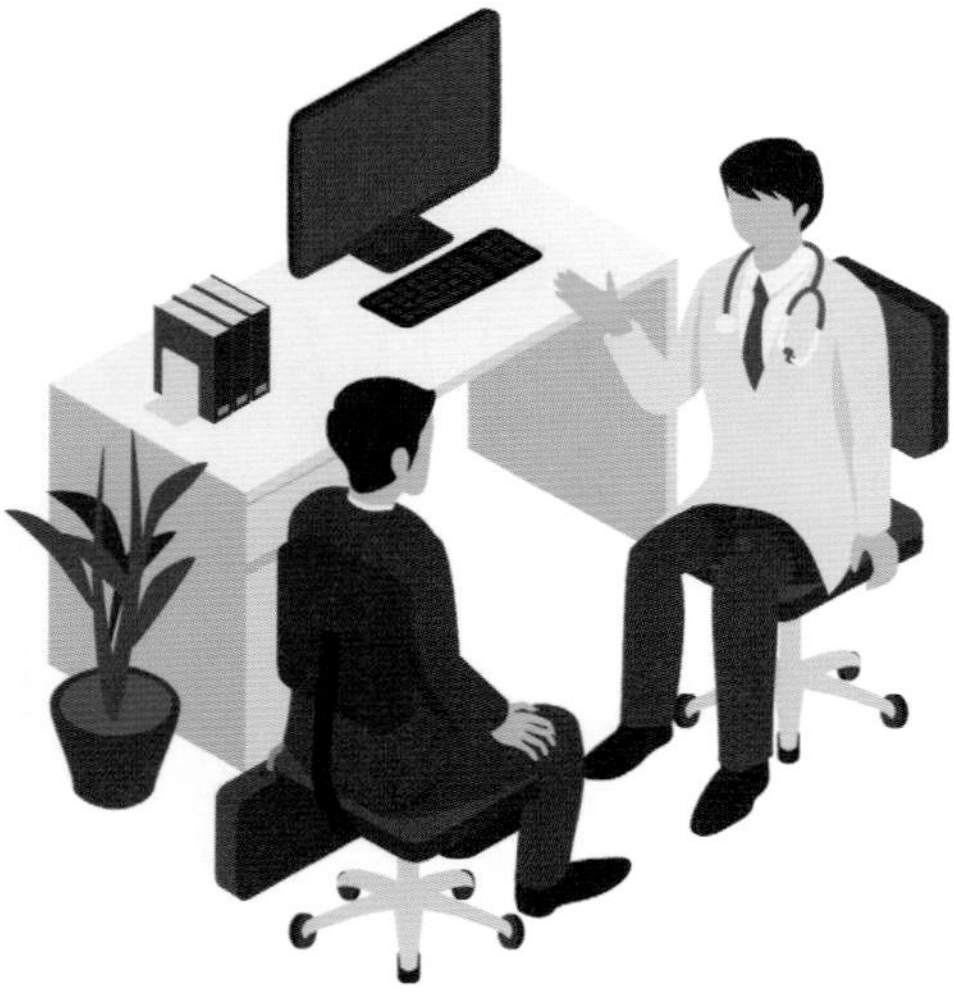

主なポイント

- 腹部内の**臓器が腹壁の脆弱部分から脱出**
- 自然には治らず**根治には手術が必要**

治療法について

鼠径部切開法と 腹腔鏡下修復術

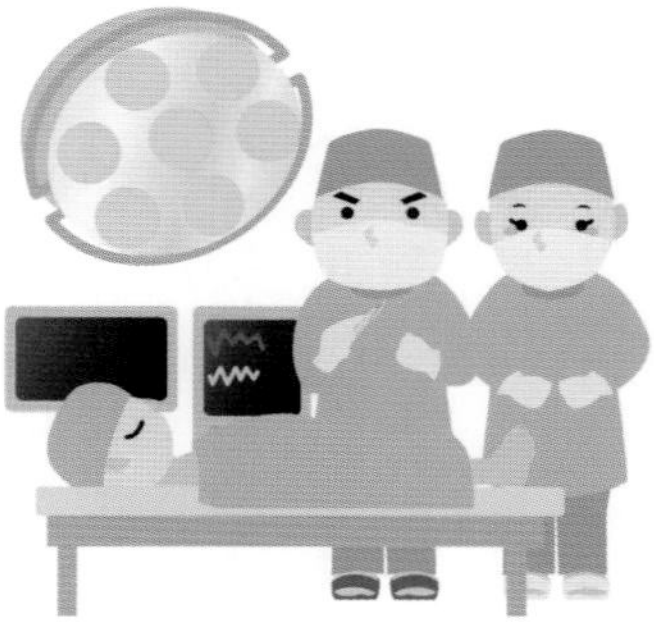

人口の膜で 腹壁の隙間に蓋をする

鼠径ヘルニアの最近の手術は、お腹に小さな穴を開けて行う腹腔鏡手術がよく行われます。手術の傷は小さく、1~2日で退院できます。下腹部の手術歴がある患者さんなど、腹腔鏡手術のリスクがある方は、鼠径部を4~5㎝切開する手術をします。

手術時間は鼠径部切開法が約30~40分、腹腔鏡下修復術は1時間半程度で終了します。いずれの方法でも、人工の膜で腹壁の隙間に蓋をするのが基本です。丁寧でしっかりとした手術をすれば、再発などの合併症のリスクは非常にまれです。

患者さんは退院した直後から普段通りの生活が送れます。しかし、激しい運動や重い物を持つ動作は控える事をお勧めしています。

鼠径ヘルニアの手術は、がんなどの悪性疾患の手術に比べ、ほとんどの方が1回の手術で治療が完結します。そのため、手術が終わり、時間が経過すると、多くの患者さんが、鼠径ヘルニアを患い困っていたことや、手術を受けたことさえも忘れてしまっています。しかし、それこそが真に健康な医療の提供だと思います。

我々のセンターではこれからも、診察から手術まで丁寧で確実であることを心がけ、再発率、合併症ともに0%を目指します。

主な治療法

鼠径部切開手術

腹部を数センチ切開し、腹壁に人工の網状の膜（メッシュ）を留置し、臓器の脱出口を塞ぐ

腹腔鏡下手術

複数の小さな切開創から挿入したカメラ（腹腔鏡）や手術器具を通じて、メッシュで臓器の脱出口をおなかの内側から塞ぐ

茨城県全域の**鼠経ヘルニア治療**の基盤を担う

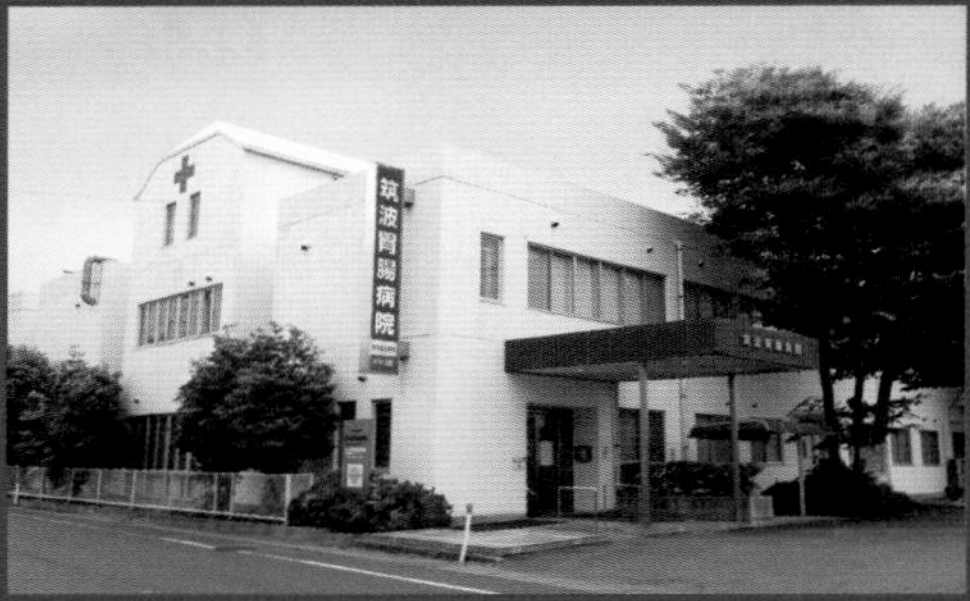

消化器疾患治療に特化して愛を持って治療に当たる

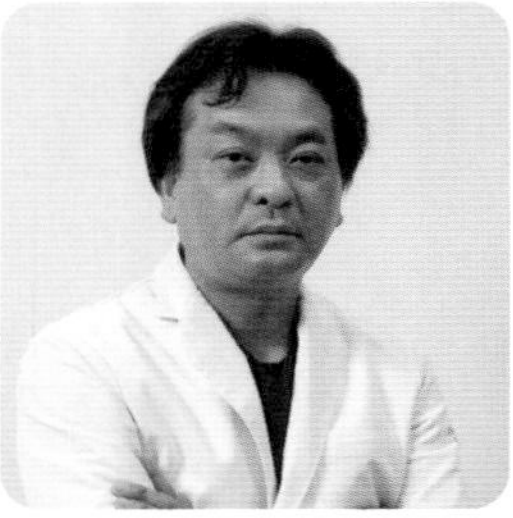

院長 **田村 孝史**
日本ヘルニア学会評議員
日本外科学会認定外科専門医
日本消化器外科学会認定消化器外科専門医

食道から大腸までの内視鏡検査、消化器がんをはじめ、鼠経ヘルニアや痔に至るまで、消化器疾患に特化した治療を担う筑波胃腸病院。年間※の上部・下部消化管内視鏡検査は7060件、手術実績は590件を数える。田村孝史院長は「茨城県ヘルニア研究会」の代表世話人も務める鼠経ヘルニア治療のスペシャリストだ。

鼠経ヘルニアの根治治療は手術のみ。短期滞在手術が可能だ。全てが患者中心で、事前に相談すれば、土曜・日曜の手術にも対応する。術後2時間ほどで食事や運動など特別な制限なく活動することができる。術式では基本的に腹膜を切開しない低侵襲な直視下でのダイレクトクーゲル法や腹腔鏡下で行うTEP法を選択する。

「患者さんは学生からご高齢の方まで年齢が幅広く、傾向としては男性に多いのですが、女性もいます。女性は術式によっては将来的に妊娠時の妨げになる場合もあるため、患者さん一人ひとりに対して、最適な術式を検討して治療にあたります」と田村院長は話す。

鼠経ヘルニアや痔などデリケートな部位の疾患は、受診時に精神面で不安を抱える患者も多い。患者へのケアを深めるために、リアルタイムで情報を共有できるシステムを導入するなど、働くスタッフとの連携を密にとり、環境を整えることにも注力する。

「スタッフが心に余裕を持てないと、患者さんに真心を持って対応することはできません。スタッフを大事にすることで、患者さんへの配慮を生み、より質の高い医療を還元できると考えています。どの消化器疾患に対しても同様ですが、特に鼠経ヘルニアの治療には愛を持って取り組んでいます」と田村院長は力強く語る。

2021年実績 ※2021年4月～2022年3月

短期滞在外科手術	
ヘルニア関連手術	213
肛門疾患手術	257
消化器がん手術	68
良性消化器疾患手術	52
上部・下部消化管内視鏡検査	
胃カメラ	3,587
大腸カメラ	3,473
内視鏡的粘膜下層剥離術（ESD）	55

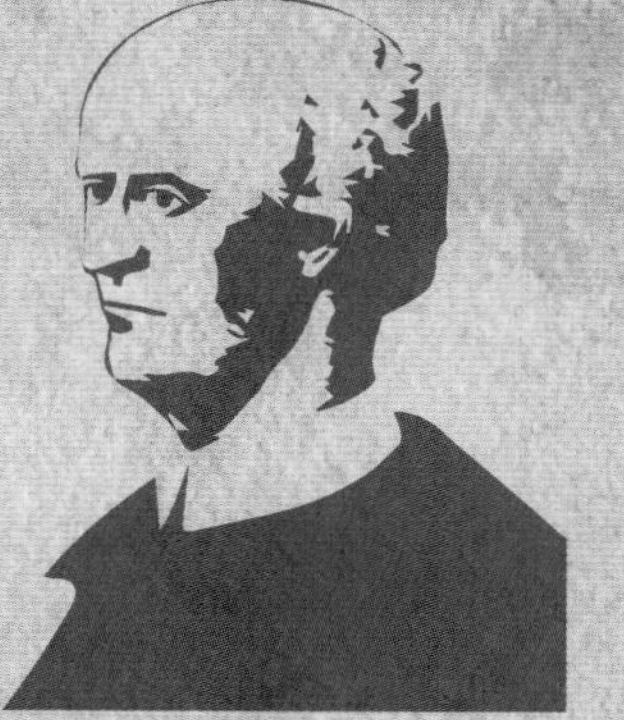

18世紀になっても「自然発生説」は命脈を保っていた

ーラザロ・スパランツアーニ

文／岡林秀明

聖書は「自然発生説」を支持していた

「自然発生説」は過去の特定の時点で無生物から生命が誕生したと主張しているわけではありません。親なしで生まれる生物もいると主張するもので、アリストテレスに始まり、長く信じられてきました。18世紀になっても、なお命脈を保っていました。

自然発生説を支持する学者たちは聖書の中に自然発生が書かれているので、無生物から生命が生じるという見解に立つべきであると考えていました。

イギリスの博物学者、ニーダムは自然発生説を証明するための実験を行いました。１７４８年、羊の肉汁を煮て、それをコルク栓でふたをした試験管に入れました。数日後、肉汁は微生物であふれていました。

最初に熱したことで肉汁中の微生物は死滅したわけですから、微生物は死んだ物質から生じたと考えられ、少なくとも微生物は自然発生すると主張しました。

この結果に疑問を抱いたのがイタリアの生物学者、ラザロ・スパランツアーニでした。

スパランツアーニはニーダムの実験は加熱が不十分で、肉汁の中の微生物が死滅したわけではないと考えました。そこで１７６８年、栄養に富んだ液を準備し、いったん煮沸したうえで、さらに35〜45分間煮沸しました。その液をフラスコの中に入れ、密閉したところ微生物は生じませんでした。

自然発生論者は空気中に生命のもとがあると考えた

決定的な結果ですから、自然発生説の息の根は止まったかに見えましたが、多年に渡って支持されてきた考えでしたから簡単には、ひっくりかえりません。自然発生論者たちは次のように反論しました。

空気中には「生命のもと」のようなものがあり、知覚もできないうえ知られてもいないが、それが無生物に生きていく力を与えるのである、と。彼らはスパランツアーニの実験の煮沸によって「生命のもと」が壊され、微生物が発生しなかったのだ、と主張したわけです。

13 さまざまな腎代替療法に精通し、患者の生涯にわたり診療を続ける

腎センター／透析センター

国内に人工透析を受けている方は約35万人。患者さんのライフステージの変化に合わせて、血液透析、腹膜透析、腎移植などの腎代替療法を提供しています。その基本は、腎臓病の重症化予防です。

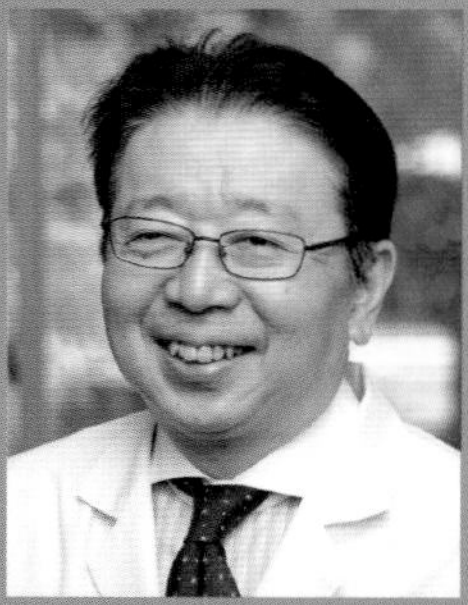

東邦大学医療センター大森病院
副院長／腎センター診療部長
東邦大学医学部 腎臓学講座 主任教授
酒井 謙（さかい・けん）

1986年、東邦大学医学部卒業。2020年より現職。日本透析医学会指導医・評議員、日本腎臓学会指導医・学術評議員、日本移植学会代議員・幹事・ガイドライン作成委員ほか。

腎センターとは

内科、外科、小児科が連携し、患者に合わせた腎代替療法を実践

腎臓病のスペシャリストが患者の一生に寄り添う

腎センターの特徴は、人工透析を担当する腎臓内科のみならず、腎移植医療を担当する外科、小児科医が在籍し、子どもから高齢者まで、腎臓の疾患の全てを一体となって診療することです。医師はもちろんのこと、看護師、管理栄養士、臨床工学技士、薬剤師などの多職種も活躍しています。

腎代替療法には血液透析、腹膜透析、腎移植の3種類があります。患者さんに合わせて治療法を選択しますが、腹膜透析は継続できる期間が7～10年ほどとされていますし、何十年にわたり継続できる血液透析についても、さまざまな合併症を考慮する必要があります。

現在、国内で行われている腎代替療法の9割以上が医療機関での血液透析ですが、腹膜透析や在宅血液透析、腎移植の数も増やそうという取り組みが始まっています。社会情勢が変化を迎えるなか、さまざまな腎代替療法に対応できるようなセンター化の動きも、より進んでいくかもしれません。

そのため腎臓内科医にも、移植医療に関する知識がますます求められていくでしょう。例えば生体腎臓移植では臓器提供後にドナーが透析導入に至った事例も報告されています。レシピエントだけでなく、長期的な観点からドナーをフォローすることも、腎臓内科医の役割として挙げられます。

また腎不全看護認定看護師、血液浄化関連専門臨床工学技士などのコメディカルは、腎代替療法専門指導士の資格を取得できます。腎代替療法のあらゆる側面を理解する指導士には、血液透析から腹膜透析、腎臓移植への移行について、患者さんの相談に乗ることが期待されています。

センターの大きな目標は、腎機能を透析が必要になるほど低下しないように透析導入をできる限り避けること、透析治療に至った場合にも腎臓移植に移行できるように移植手術の成績を伸ばすことなのです。

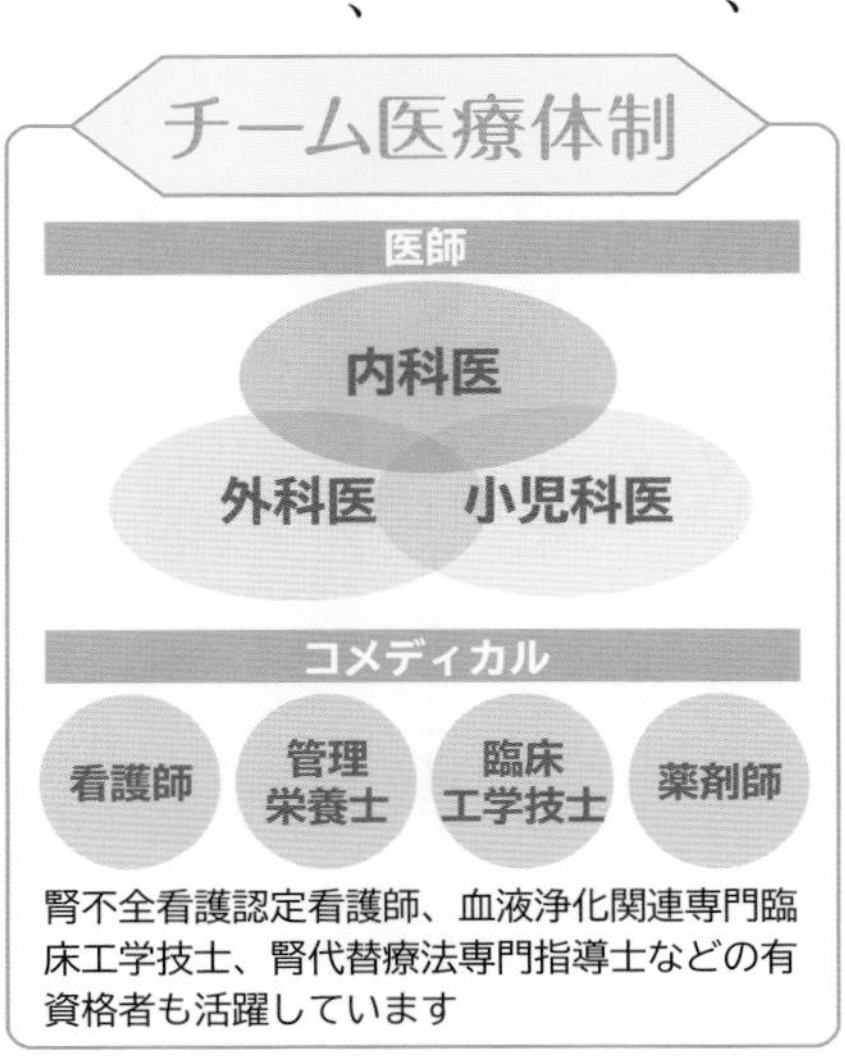

腎不全看護認定看護師、血液浄化関連専門臨床工学技士、腎代替療法専門指導士などの有資格者も活躍しています

腎臓疾患とは

腎臓の機能が低下していき、血液を自ら浄化させることができなくなっていきます

血液をろ過し老廃物などを尿として排出

代表的な腎疾患のひとつが慢性腎臓病（CKD）です。腎臓の血液を尿にろ過する機能が低下すると、本来ならば尿に含まれないたんぱく質を多く含んだ尿（たんぱく尿）がみられるようになります。多くのCKDで最初の所見となります。

初期段階では腎臓保護のために食事指導や薬物療法を実施します。この20年で創薬の面でも進歩があり、腎臓内科医には薬物療法でオピニオンリーダーの役割も期待されています。

進行すると腎代替療法が必要になります。血液透析は、週3回施設に通い、透析器（ダイアライザ）で血液を浄化します。1回に3～5時間ほどかかります。施設によっては夜間透析にも対応しています。

在宅血液透析という選択肢もあります。週5回、血液透析を短時間ずつ実施することで降圧薬の服用を減らせるといったメリットがありますが、導入のためには、水道と電気工事の初期費用、透析器を設置するスペース、穿刺の際の介助者などの課題を解消する必要があります。

腹膜透析では、腹腔に刺したカテーテルから透析液を注入します。一定時間が経過すると、腹膜を介して血液中の老廃物や過剰な水分が透析液に移動し、血液が浄化されます。時間をかけて緩徐に行うため腎機能が温存されやすいという特徴がありますが、長年続けると腹膜が劣化していきます。

小児患者には腎移植を中心に行う

腎臓移植では移植後には拒否反応が生じるため、術後に免疫抑制薬の服用が必要です。この20年間でいろいろな免疫抑制薬が、成人と小児に共通して、大きく発達しました。

小児の患者さんは先天性腎疾患が7割以上です。小児の透析治療では成長ホルモンが分泌されず、成長が止まります。透析時間が通学などにも影響しますから、社会生活から遅れないように、透析を経ないですぐ腎移植を行う、先行的腎移植を5割以上の小児患者さんに実施しています。

全国から小児患者さんの紹介があり、下は2～3歳の方から、上は16～18歳くらいの方まで腎移植を行っています。

治療法について

患者さんの意思を尊重し、チームで治療方針を検討

医学的な評価と患者の価値観の両方を重視する

内科チーム、外科チーム、小児科チームごとのカンファレンスで、それぞれの科に特化した治療方針を決めます。腎臓内科では慢性腎炎の治療法、外科では血液透析で必要な内シャント作成手術の方法、小児科では成長するために成長ホルモンをどうやって使うか、などを検討します。

さらに「高齢のがん患者さんにはどのように透析をしていくのがよいか」「ご家族は腎提供を希望しているが、患者さん本人は悩んでいる」といった臨床倫理学的な問題が関係する症例については、全体カンファレンスでディスカッションします。

治療方針を決めるには、SDM（Shared decision making）の考え方が大切です。医学的な見地と患者さんの希望するライフスタイルなどの情報を医師と患者さんが共有して、意思決定をしていきます。末期腎不全になったとしても、何をしたいのか、どのように生きたいかという点を考慮し、医学的な評価を超えて治療法選択をしていくことが非常に大事です。

患者さんは長期間通われる方が多いですから、自然に関わりは密になっていきます。そこが腎代替療法に携わる医療従事者にとっての、大きなやりがいにつながっています。

人工透析に至る方には糖尿病患者さんも多くいます。週3回透析に通うだけでなく、糖尿病の医療機関を別に受診するのは負担が大きいですから、実際にセンターで血糖管理まで担当します。そのうえで、血糖コントロールが不安定な患者さんは糖尿病専門医に任せるといった、協働も行われています。

また、がんなどの他の疾患を治療する診療科や精神科とのしっかりとした連携も重要です。

腎代替療法

血液透析 腕に刺した針から血液を取り出し、透析器を介して血液を浄化し、体内に戻す血液を浄化する
腹膜透析 腹腔に刺したカテーテルから透析液を注入し、腹膜を介して血液を浄化する
腎移植 家族もしくは亡くなった方から腎臓を提供してもらい移植する

圏央所沢病院

〒359-1106
埼玉県所沢市東狭山ヶ丘 4丁目2692番地1
TEL.04-2920-0500
https://sijinkai-ken-o.com/

受付時間：8:00～12:00／13:00～16:30
休診日：祝、年末年始

医療新聞DIGITALで更に詳しい病院情報が見られます。

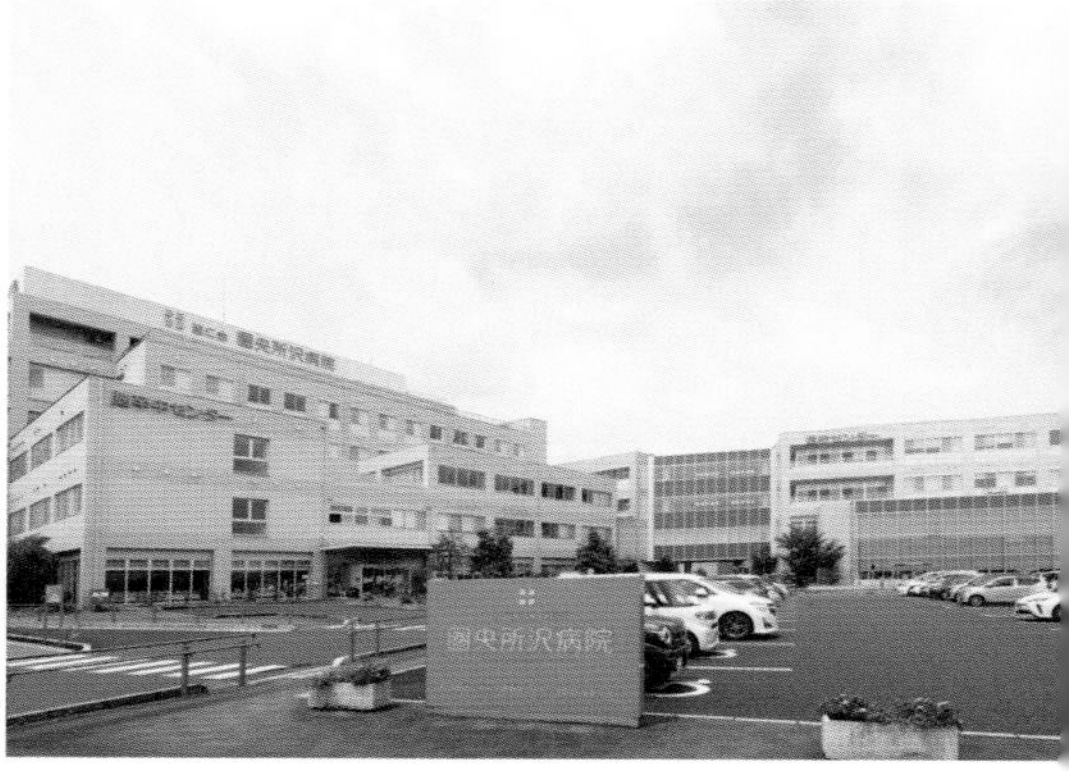

患者に寄り添った透析医療をテーマにした透析センター

高齢透析に特化したシステムを構築

西武池袋線小手指駅と狭山ヶ丘駅の真ん中に位置する圏央所沢病院。開院以来40年弱、所沢・入間エリアの中核病院として地域の医療・健康管理に貢献し続けている。その同院が3本柱のひとつとして注力しているのが透析センターだ。

同センターは2018年に本棟から独立、透析新棟を建設し、44床から112床へと増床した。増床に際しては、高齢透析に特化したシステムや治療内容などを導入。透析新棟は1階から4階まであり、1～2階が透析センター、3～4階が病棟となっており、透析患者の長期療養入院も可能となっている。また、法人内には隣接する有料老人ホームなどの介護施設があり、施設に入所しながらの通院透析も可能である。同法人内であることにより、介護施設と透析センターの連携が効率的に行え、患者も安心して透析ライフを過ごすことができる。

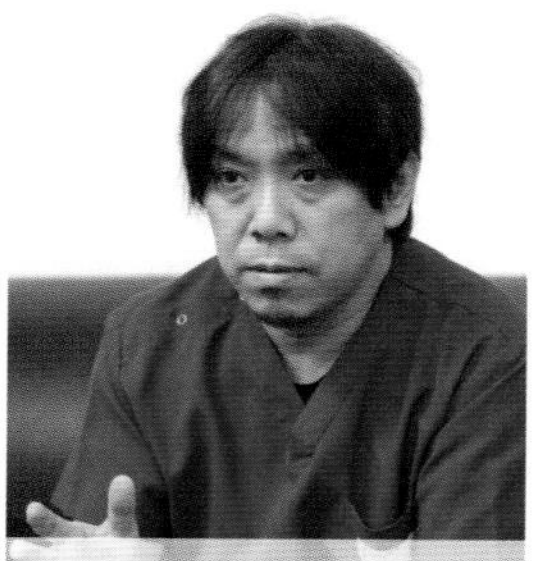

透析センター統括／臨床工学技士
志賀 邦秋

志賀邦秋・透析センター統括（臨床工学技士）は、透析医療について次のように力説する。

「透析新棟ができるタイミングで、他にはない透析センターを作る意気込みで、透析治療環境の充実と透析医療の向上に力を入れました。現在の課題や今後の透析医療を考え、それらをコンセプトとして、チームを作って取り組んでいます。チーム数は現在15個程ありますが、例としましてはフットケアチームや運動療法チーム、栄養管理チーム、高齢透析サポートチームなどです。チーム毎に目標を決めて取り組み、システムやマニュアル作成、スタッフへの勉強会開催、またチームに関わる学会や研究会に参加しています。チーム運用は当院透析センターの大きな特徴です。チーム運用を通じて透析医療にスタッフが熱心に取り組むことで、スタッフ能力向上、透析医療の質の向上、患者さんの生活の質向上に繋がります」

スタッフと患者の信頼関係を築く

同センターの透析療法は全床オンラインＨＤＦ対応。オンラインＨＤＦは透析条件を幅広く設定することで、若い患者からご高齢の患者まで、予後の改善、栄養状態改善、ＡＤＬ向上、合併症予防などが可能となる。合併症予防に関してはフットケアの一環として導入している「高濃度炭酸泉」も特徴のひとつ。透析患者は足の血流が悪くなる可能性が高い。そこで血流が悪くならないように血流測定、観察を行い、早めに対応していく。高濃度炭酸泉ルームで足を浸し、血管を拡張して血流を良くする。その他、血流改善に対しては赤外線治療や高気圧酸素療法も実施している。

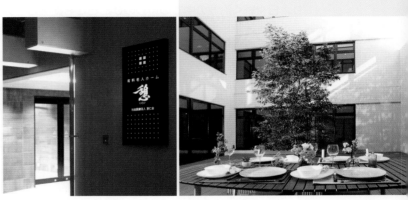

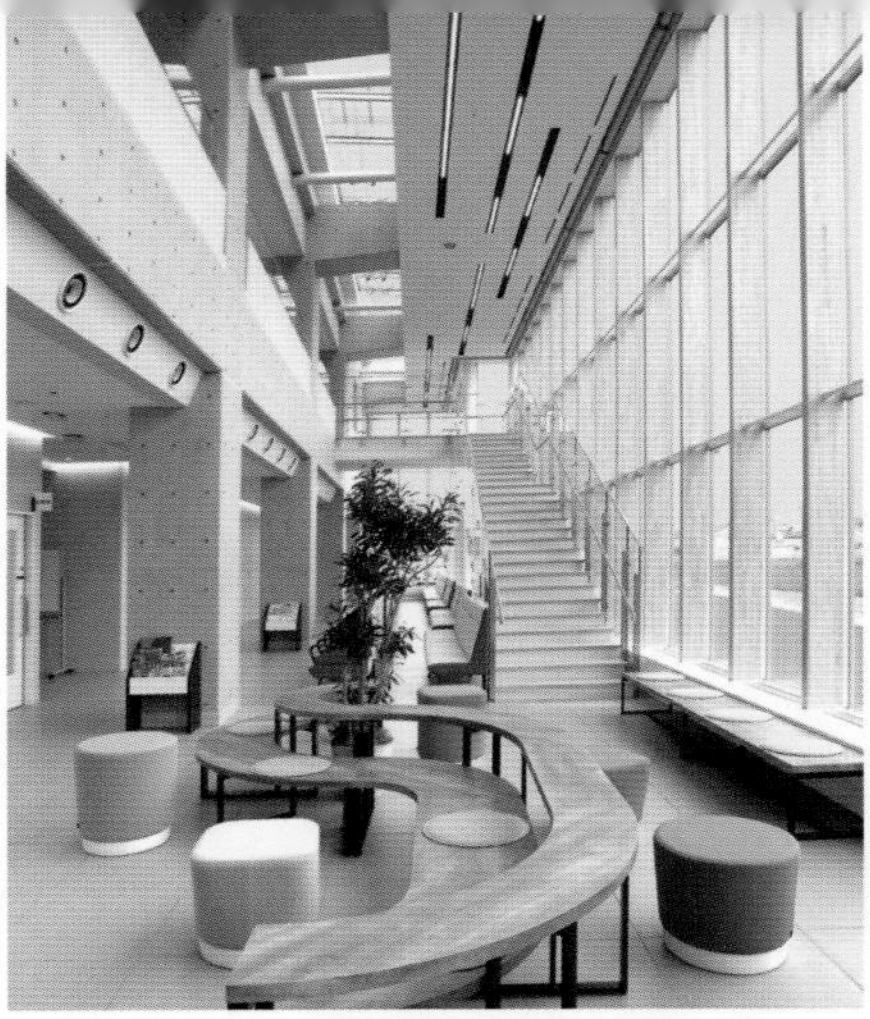
ガラス張りの窓と吹き抜けのロビー

患者に寄り添った透析医療をテーマに取り組んでいることも見逃せない。透析患者は月13回（週3回の4～6時間）の通院が必須。当然、透析センターで過ごす時間は長くなる。患者とスタッフとの関係構築が重要になる。ひとり一人の患者にスタッフ1名が担当となり、生活環境や家族構成、性格も含めて把握する。血液検査をはじめとする各種検査結果を担当スタッフが医師と共有し、医師と相談しながら透析条件の提案や指導をおこなっていく。医師の指示の下、透析ライフに関わる担当スタッフが治療や日々の生活に寄り添いながら介入していくスタイルとなっている。

上を向いて通院できる環境作りを目指して

治療だけではなく、待合環境にも配慮している。透析新棟は、ガラス張りの窓と吹き抜けにし、開放感あるホテルのロビーのような雰囲気を醸し出して観葉植物の設置やヒーリングミュージックも流している。待合スペースも通常のスペースの他、カフェのようなスペースやプライベートスペースがあったり、患者層に合わせて対応できるようにしている。多くの患者がリラックスできるよう整えられている。また、クリスマスやハロウィーンの時期になるとラウンジや透析センター内が装飾され、患者の癒しを与えている。

「待合環境にも力を入れた理由として、透析患者は月13回の通院が一生続くことになります。その中で患者が少しでもリラックスして過ごしてもらえたらと思ったからです。透析医療は治療内容だけでなく、治療環境やスタッフの関わり方もとても重要です。医師やスタッフが患者に寄り添って透析医療を受けられるように取り組んでいます」と、透析センターの将来性を志賀統括は熱く語った。

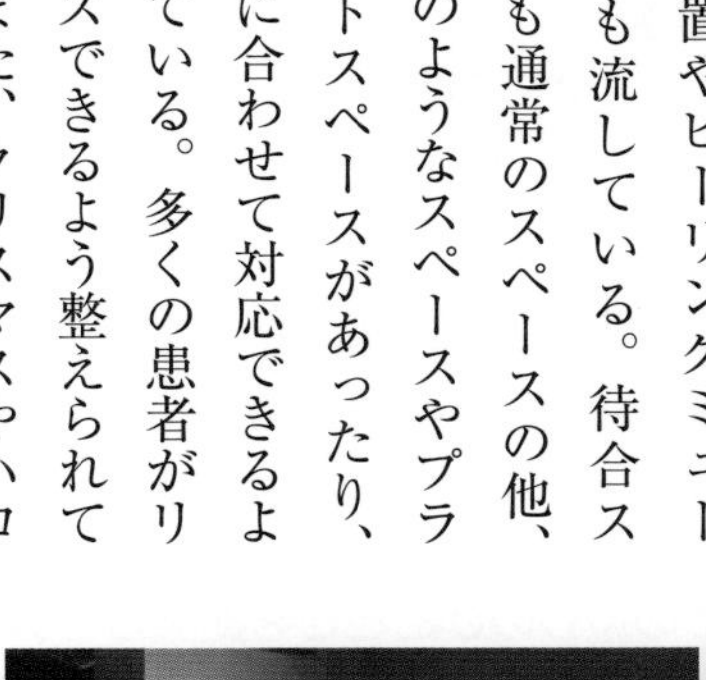

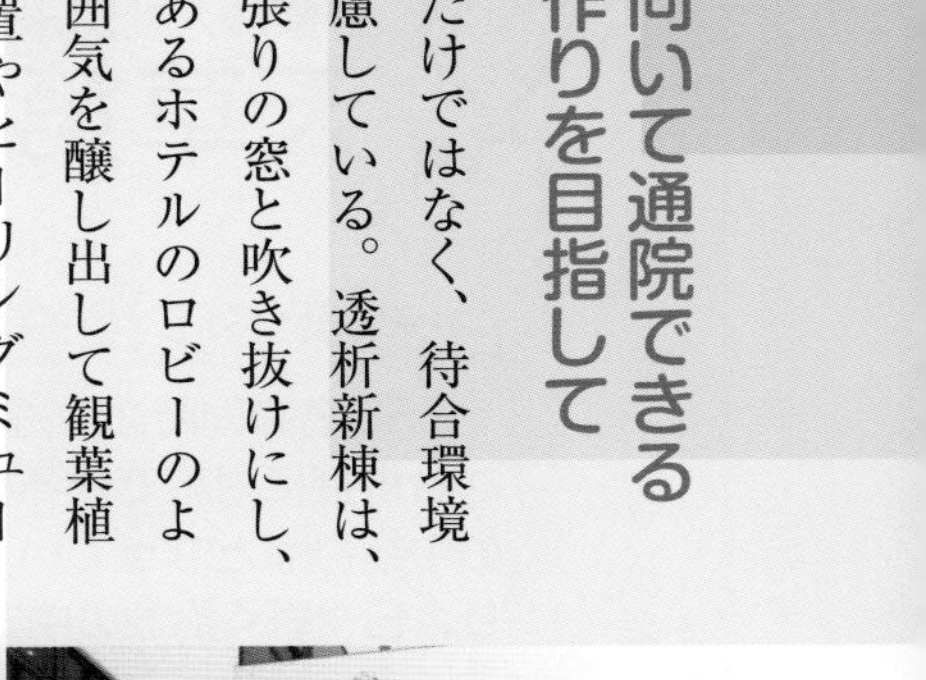
「有料老人ホーム憩」の正面玄関（左）と、お食事も楽しめる中庭（右）

実力医療機関
頼れる「透析センター」

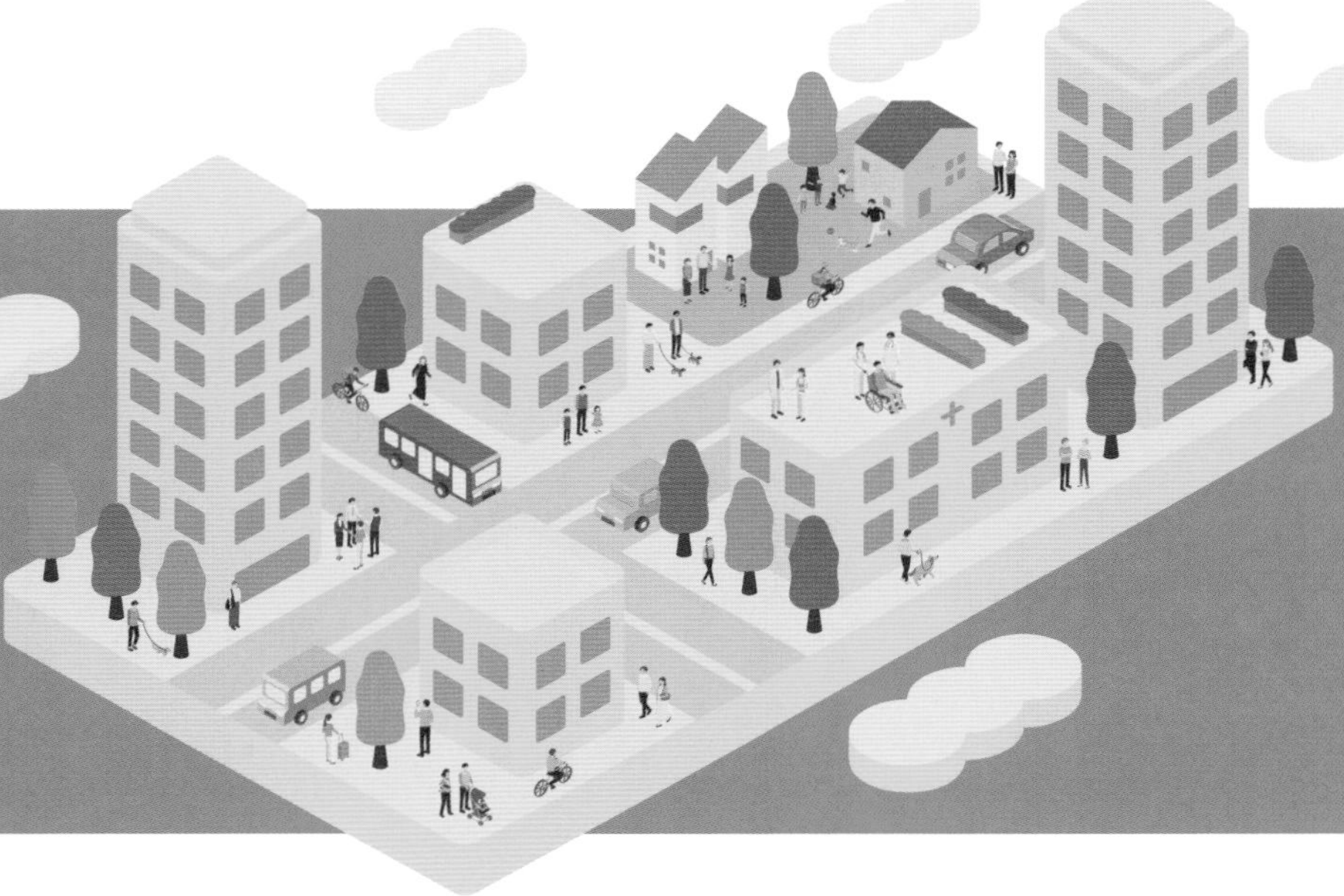

熊本

医療法人社団永寿会
天草第一病院

医療新聞DIGITALで更に詳しい病院情報が見られます。

【透析診療時間】
月～土 9:00～15:00
夜間 17:00～23:00

〒863-0013
熊本県天草市今釜新町3413-6
TEL. 0969-24-3777
http://www.eijukai-amakusa.com

日本透析医学会教育関連施設　ISO9001／認証取得

130名の同時血液透析が可能な日本有数の規模である透析センターです。様々な合併症に対応できる検査と入院設備を備えており、天草地域における透析医療の中核拠点となっています。また患者様に院内の天然温泉をご利用頂くことにより、日々続く治療の中での癒しのひとときを提供しています。

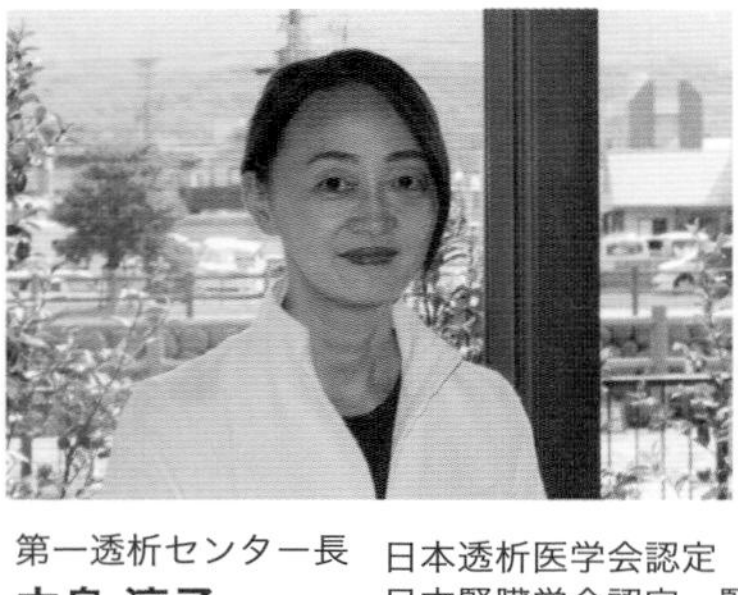

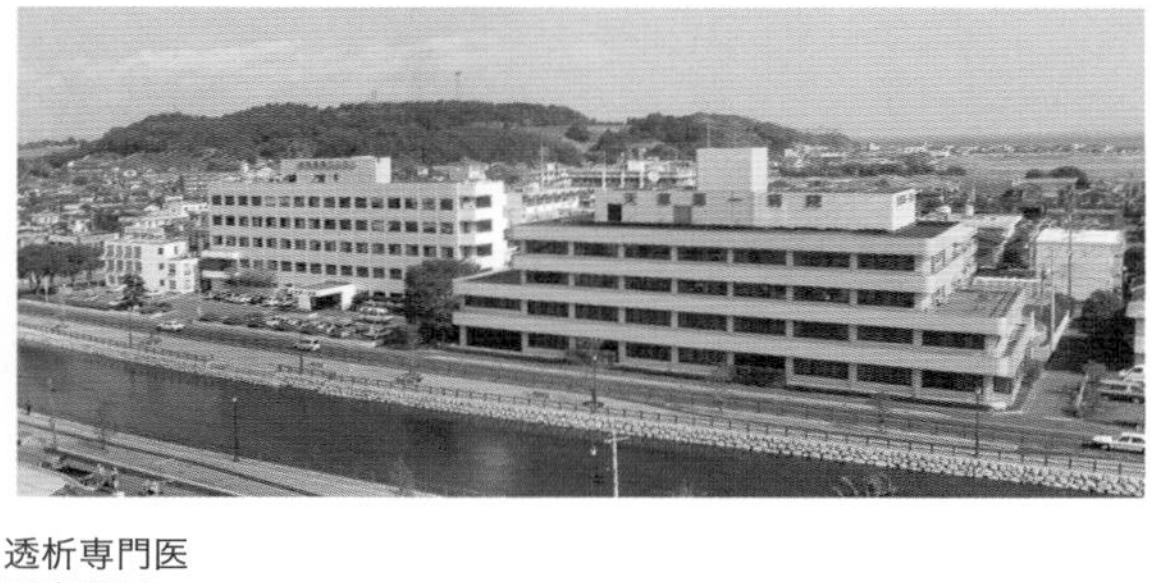

第一透析センター長
中島 淳子
日本透析医学会認定　透析専門医
日本腎臓学会認定　腎臓専門医

「自然発生説」を退場に追い込んだ「白鳥の首フラスコ実験」

―ルイ・パスツール

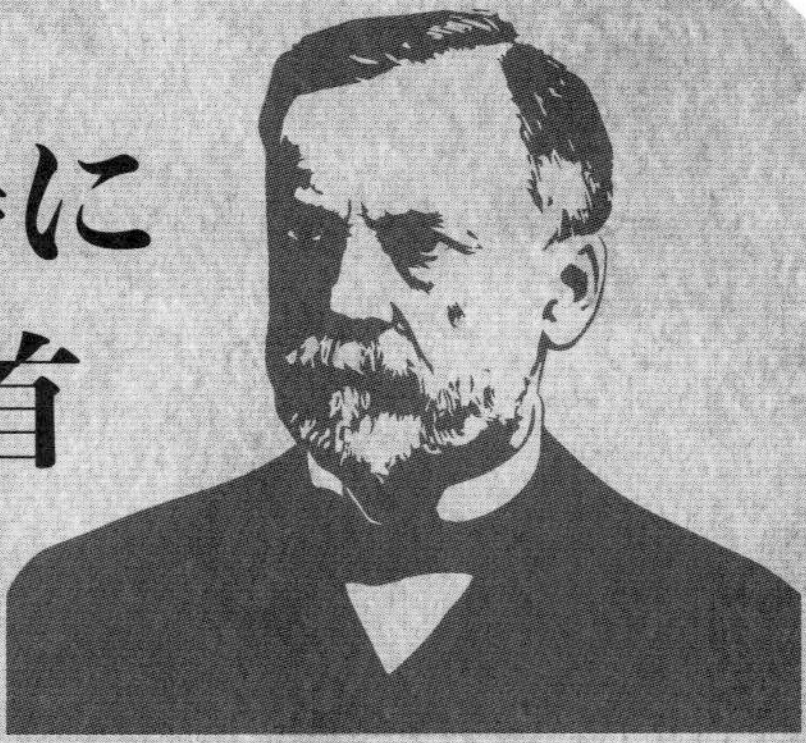

文／岡林秀明

空気との接触を制限する実験に取り組んだ

スパランツァーニの実験から約１世紀後、フランスの化学者、ルイ・パスツールは有名な「白鳥の首フラスコ実験」を行い、自然発生説にとどめをさしました。

パスツールは空気中のチリの中にも微生物がおり、培養基にチリをつけると微生物が大量に発生することを知っていました。培養基にチリをつけないような工夫が求められました。

パスツールは１８６０年、肉汁を加熱して、細く曲げられた長い首を持ったフラスコ(白鳥の首フラスコ)に入れ、空気との接触を制限する実験に取り組みました。

空気は加熱せず、細い口を通してフラスコの中と自由に行き来できるようにしました。ただし、長い首を持っていますから、空気中のチリは首の曲がった部分に付着し、フラスコの中へは入っていきません。つまり、空気中のチリが肉汁とは接触できないようにしたわけです。

その結果、肉汁は腐敗しませんでしたし、微生物も増殖しませんでした。しかも空気は加熱していないので、いわゆる「生命のもと」を殺してもいません。

続けてパスツールは白鳥の首フラスコの首の部分を折ったり、無菌の肉汁を首の部分に浸した後、フラスコの中へ戻したりする実験を行ったところ、いずれも微生物が発生しました。

加熱していない空気は行き来できるものの微生物は増殖しなかったという結論は完全に自然発生説を否定しました。

２０００年に及ぶ支配的な考え方を完全に否定する重大な結論とあってパスツールの師匠であるデュマも加わった検証委員会が発足。実験を精査し、パスツールの正しさが立証されました。

科学革新は辛抱強い戦いを強いられる

これによって紀元前4世紀にアリストテレスが唱導して以来、２２００年に渡る歳月、広く信じられてきた「自然発生説」の命脈が断たれました。「ガレノスの呪縛」を断ち切るのに１５００年、「アリストテレスの支配」を打ち破るのに２２００年。科学革新は辛抱強い戦いを強いられます。

14 腫瘍に放射線を照射して消滅を目指す

放射線（陽子線治療）センター

がんの３大治療法に数えられる放射線治療。放射線を腫瘍に照射し、消滅を目指します。放射線と聞くと強い副作用を連想しがちですが、技術の進歩は著しく、正常細胞への影響を減少させるさまざまな技術が生まれています。陽子線治療は、このことを極めて効率的に実現する治療法です。

湘南鎌倉総合病院
放射線腫瘍科　陽子線治療部長
先端医療センター　センター長補佐
徳植 公一（とくうえ・こういち）

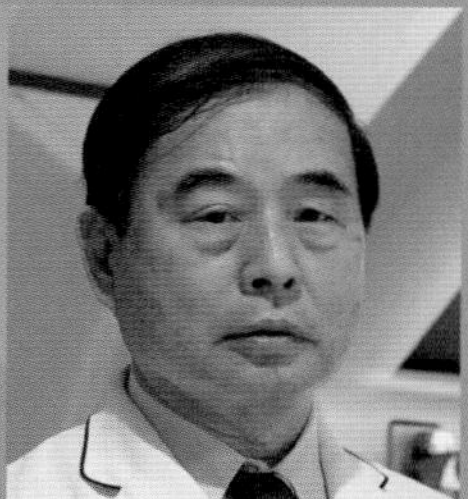

1981年大阪大学医学部卒業。1991年国立がんセンター放射線治療部、2001年筑波大学陽子線医学利用研究センターで勤務。2008年東京医科大学放射線医学分野主任教授に就任、2018年東京医科大学特任教授を経て、2021年より現職。日本医学放射線学会認定放射線科治療専門医。

放射線センターとは

チーム医療によって他科と連携し、
患者さんの適応を確認して、治療を進めます

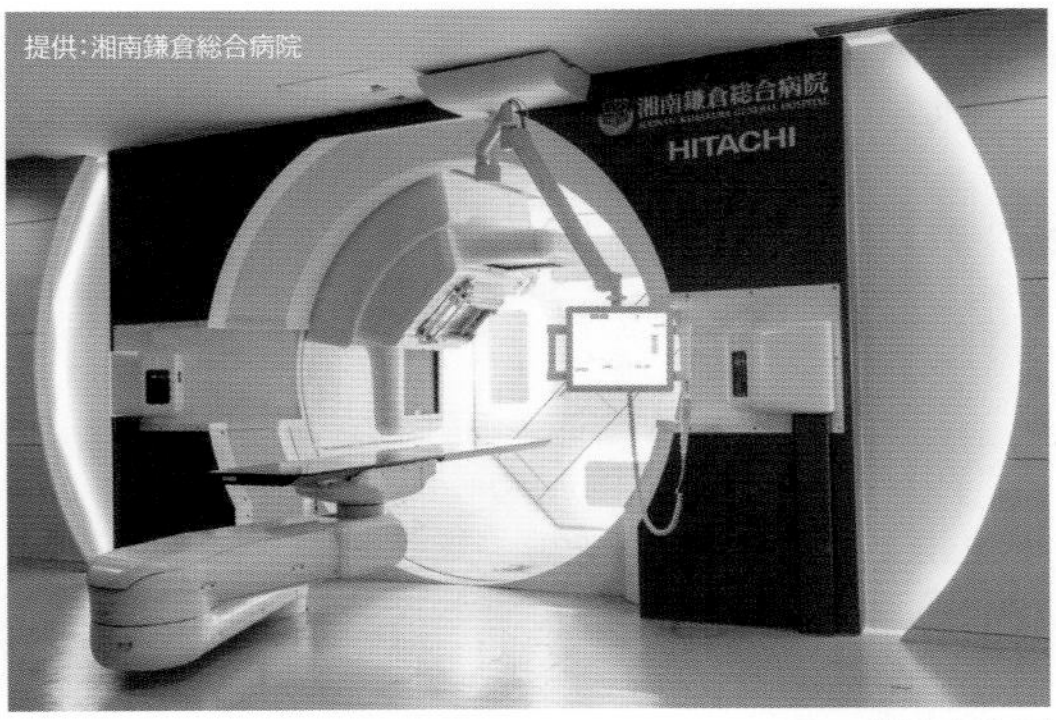

陽子線治療装置

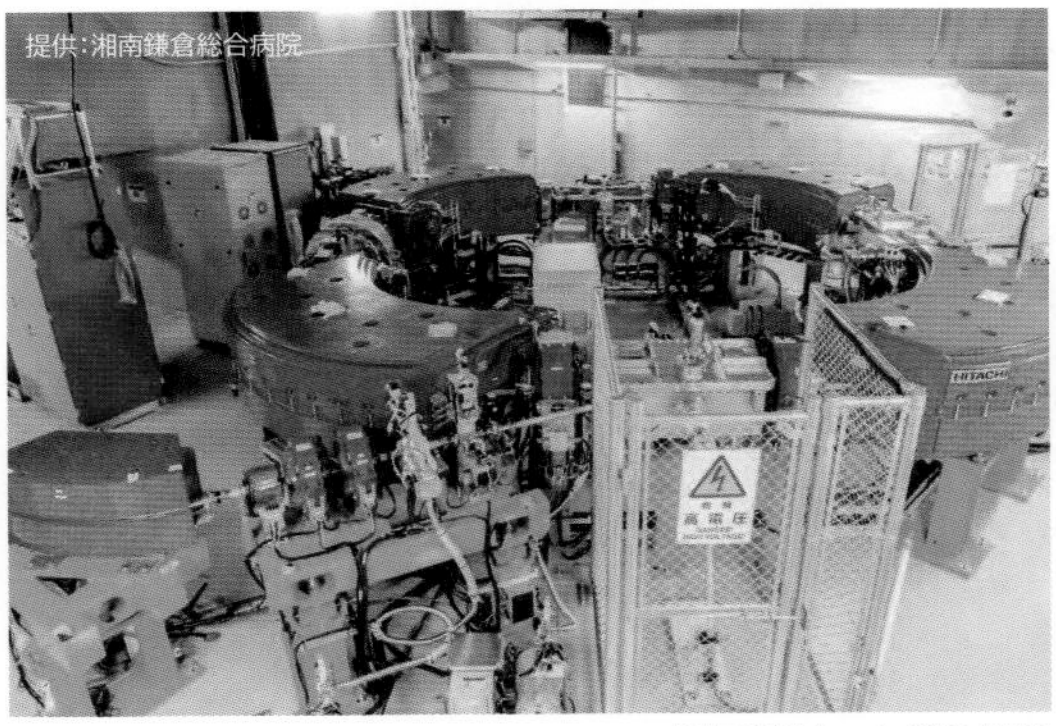

陽子線ビーム発生装置

医師のほか、放射線技師、看護師、医学物理士が協力

手術、化学療法と並んで、がんの3大治療法のひとつとされているのが、放射線治療です。放射線というと、「副作用が強いのでは」と感じる人が多いようです。しかし実際は、体に傷をつけることがありませんし、身体の機能と形を維持することができます。そして腫瘍の状態によりますが、日常生活をしながら通院で治療を受けることが可能です。なにより注目すべきは、技術の進歩により、正常細胞への照射が減少し、副作用の低減が期待できるようになってきたことです。このことを極めて効率よく実現できる治療法に陽子線治療があります。

陽子線治療は、例外なくチーム医療で成り立っています。放射線腫瘍医、診療放射線技師、医学物理士、看護師、事務員などが一致協力して、治療を進めていきます。また手術や化学療法と併用して、がん治療を行うことも珍しくありません。

そもそも放射線センターが、独断で陽子線治療を行うことはありません。患者さんが強く要望しても、そのまま受け入れることもありません。まず担当科の主治医と放射線腫瘍医が、経過、画像、病理の所見から放射線治療が適応できるのではと判断した時に、患者さんの了承を得た上で、判定委員会にかけます。ここには主治医や放射線センターのメンバーはもちろん、他科の医師も参加します。この判定委員会で「適応あり」と判断されて、初めて陽子線治療が受けられます。

陽子線治療の流れ

主治医と密に話し合いながら、
チーム医療で患者個々に適した治療を進めていきます

適応可と判断されてから治療が進められる

前項で述べたように、陽子線治療の場合は通常の放射線治療とは異なって、判定委員会で適応が認められてから治療の準備が始まります。本項では、その治療の流れについて、一例を紹介します。

まず、担当科の医師と放射線腫瘍科医師が患者の病状を聞き、診察をします。患者および主治医と十分協議検討した上で、陽子線治療がふさわしいと思われる場合には、判定委員会に諮問します。判定委員会では陽子線治療の適応があるかだけではなく、その他の最適と思われる治療方法も審議します。判定委員会で、陽子線治療の適応と判断された場合には、陽子線治療の方法、効果、考えらえる副作用について再度患者さんに説明し、同意書に署名してもらいます。また、放射線腫瘍科スタッフから治療スケジュール、治療期間の注意点、治療にかかる費用について、患者に説明します。

治療に入る前に、治療計画を策定します。これは、どの部位に、どのくらいの放射線を、どのように照射するかという計画です。目標とした部位に放射線を正確に照射するためには、治療中に体が動かないようにすることが必要です。治療する部位によっては、一定の姿勢を保つために固定具を用意します。また位置合わせのために体に印をつけます。このような前処置後に治療計画用のCT撮影を行います。

撮影したCT画像とコンピュータを使って放射線治療計画を策定します。正確な治療実施のために、実際の陽子線治療装置で照射し、計測するという確認作業が必要なため、CTの撮影から治療計画の策定、治療開始までに数日間を要します。治療装置に付設されている透視装置で照射部位の撮影を行い、腫瘍やその周囲の正常臓器の位置がずれていないか確認をしてから、陽子線を照射します。一回の治療時間は20～30分程度です。照射中に痛みなどを感じることはありません。

治療の流れ

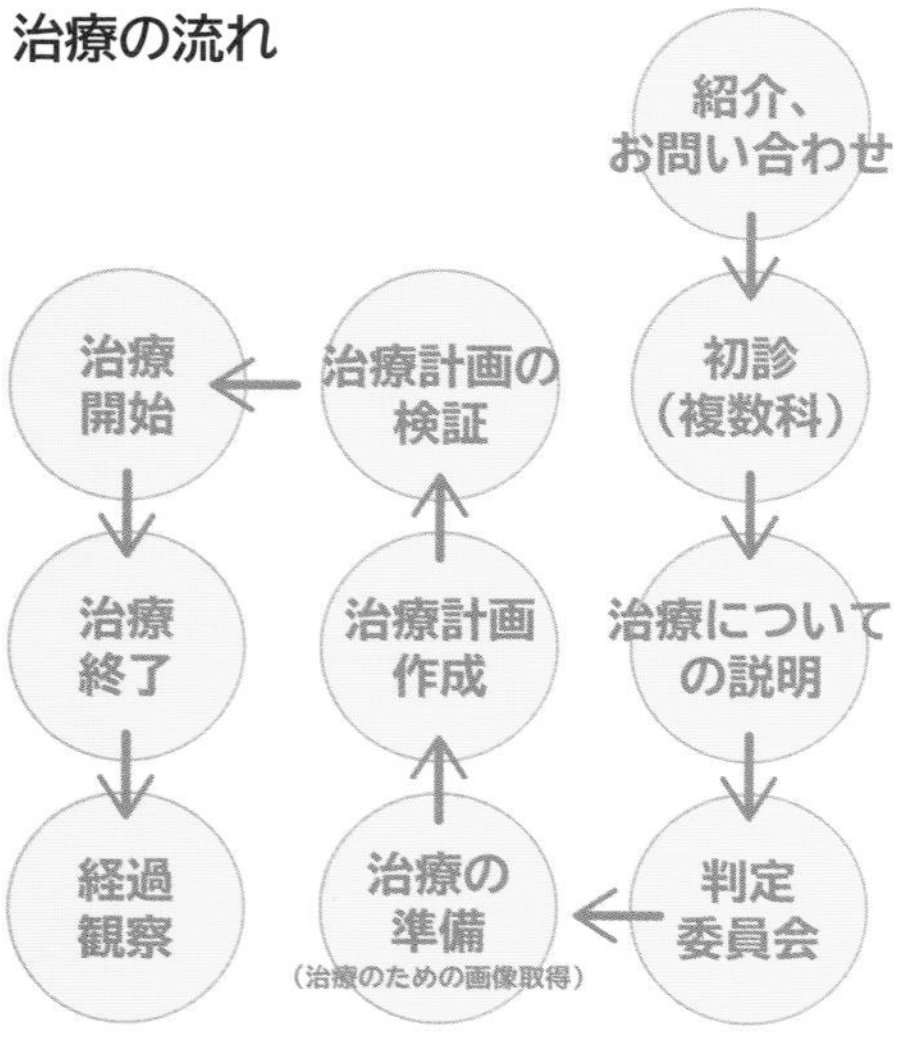

放射線の種類について

放射線とひとくちにいっても、X線・陽子線・重粒子線などさまざまな種類があります。

放射線治療が著しく進歩 副作用を抑えた治療法へ

放射線療法とは放射線を照射することにより、がん細胞内のＤＮＡにダメージを与え、がん細胞の死滅を図る治療です。放射線はがん細胞のような細胞分裂の活発な細胞ほど殺傷しやすい性質があるため、正常な細胞にはあまり影響を与えずにがん細胞を殺傷することができます。また正常な細胞は放射線によるダメージからの回復能力が、がん細胞よりも高いため、放射線の量を小分けにして照射することで正常細胞を回復させながら、がん細胞を攻撃していきます。

放射線療法は、高精度な治療に向けての医療機器の開発とコンピュータ技術の進歩を背景に、これまで以上に正常な組織や臓器への影響を減らし、効果的にがん病巣部へ照射できるようになってきています。

1. 高精度放射線治療

高精度放射線治療と呼ばれる放射線治療は、がんの形状に合わせて放射線に強弱をつけること（ＩＭＲＴ）や、立体的に多方向から放射線を照射すること（ＳＲＴ）で、正常組織にあたる放射線量を少なくし、がんに集中して放射線を照射することが期待できます。ＩＧＲＴ（画像誘導放射線治療）と呼ばれる位置合わせを行う補助技術を用いることで、治療直前の患者さんの腫瘍位置を正確に捉えることが可能となり、より精度の高い照射を実現しました。

2. 粒子線治療

従来の放射線治療や高精度放射線治療は、X線を使用しています。水素や炭素の原子核などの粒子を光速に加速した放射線（陽子線、重イオン線）を粒子線といい、粒子線を利用した放射線治療を「粒子線治療（陽子線治療・重粒子線治療）」といいます。これも高精度放射線治療の一つです。

粒子線は、ある深さにおいて最も強く作用し、また一定の深さ以上には進まないという特性があり、体の深いところにあるがんに集中的に多くの放射線を当てることができるため、体の浅いところにある正常な組織の損傷を低く抑えられ、標的より後ろの正常組織への影響を理論上ゼロにできます。X線では、放射線のエネルギーは体表面から1～3㌢下の皮下組織で最も強くなり、その後次第に減衰していきますが、粒子線では放射線のエネルギーのピークを腫瘍の位置へ調整することで、正常組織にあたる線量を小さくし、がんに対して多くの放射線を当てることができます。

15 低侵襲で患者に優しく、早期回復も期待できる

手術支援ロボットセンター

2005年に国内で初めて手術支援ロボットによる心臓手術が行われ、徐々に適用疾患が増え、2018年には12の疾患が新たに保険収載されました。これからの外科治療の発展に大きく寄与するものと期待されています。

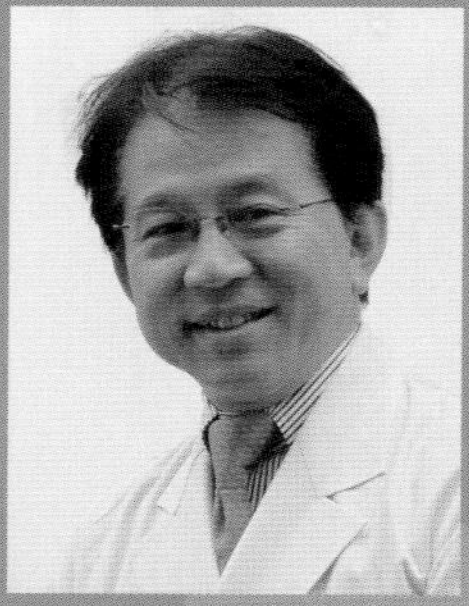

ニューハート・ワタナベ国際病院
総長・院長
渡邊 剛（わたなべ・ごう）

1984年金沢大学医学部卒業。1989年ドイツ・ハノーファー医科大学心臓血管外科に留学。2000年金沢大学医学部外科学第一講座主任教授に就任。2005年東京医科大学心臓外科教授を経て、2014年より現職。日本ロボット外科学会理事長も務める。

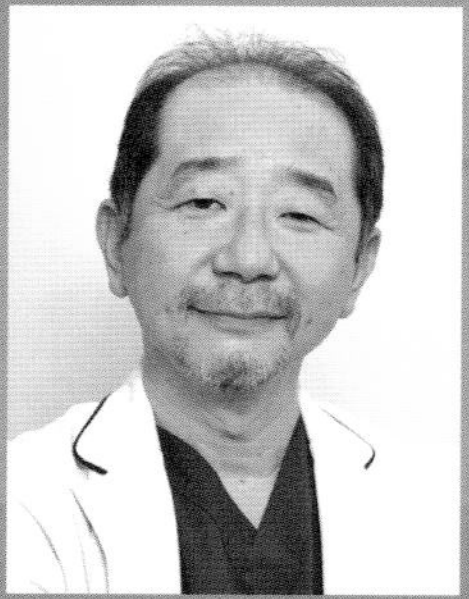

ニューハート・ワタナベ国際病院
副院長 兼 内分泌・呼吸器外科部長
石川 紀彦（いしかわ・のりひこ）

1993年金沢大学医学部卒業。同年、金沢大学医学部外科学第一講座入局。1998年金沢大学大学院修了 医学博士号取得。2005年金沢大学大学院医学系研究科地域医療学講座特任教授などを経て、2016年より現職。

手術支援ロボットとは

手術における執刀医の動きをサポート。切開創も小さくて済み、患者負担の軽減にも期待できます

医師の手技をロボットがアシスト

ロボット手術は、正式には「ロボット支援下内視鏡手術」といい、手術支援ロボットを使って医師が手術を行う術式のことを指します。

現在医療現場で多く使われているのは、アメリカの企業が開発したダビンチ（da Vinci® サージカルシステム）というロボットで、日本では2009年に医療機器としての認可を受けました。

ダビンチには4本のロボットアームが付いており、1本には内視鏡カメラ、残り3本は鉗子を装着します。これらを患者さんの体に挿入し、手術室内のコンソールと呼ばれる操縦席に座って、医師が3Dモニターで患部の立体画像を見ながら遠隔操作でロボットアームを操作して手術を行う仕組みです。

手術は、患者さんへの負担を減らす方法として、体を大きく切り開かずにすむ胸腔鏡手術や内視鏡手術が開発されましたが、これらは一定の経験と技術を必要とし、通常の開胸手術よりも難易度が高いという課題もありました。

ロボット手術のカメラとアームは、数㌢程度の小さな切開創から挿入できるため、患者さんの体への負担が少ない利点があります。また、ロボットアームはコンピューター制御で非常に精度が高く、細かい作業が可能です。カメラは視野を10倍以上に拡大した3D映像とで、良好な視野を確保できます。

手術支援ロボットでの手術の様子

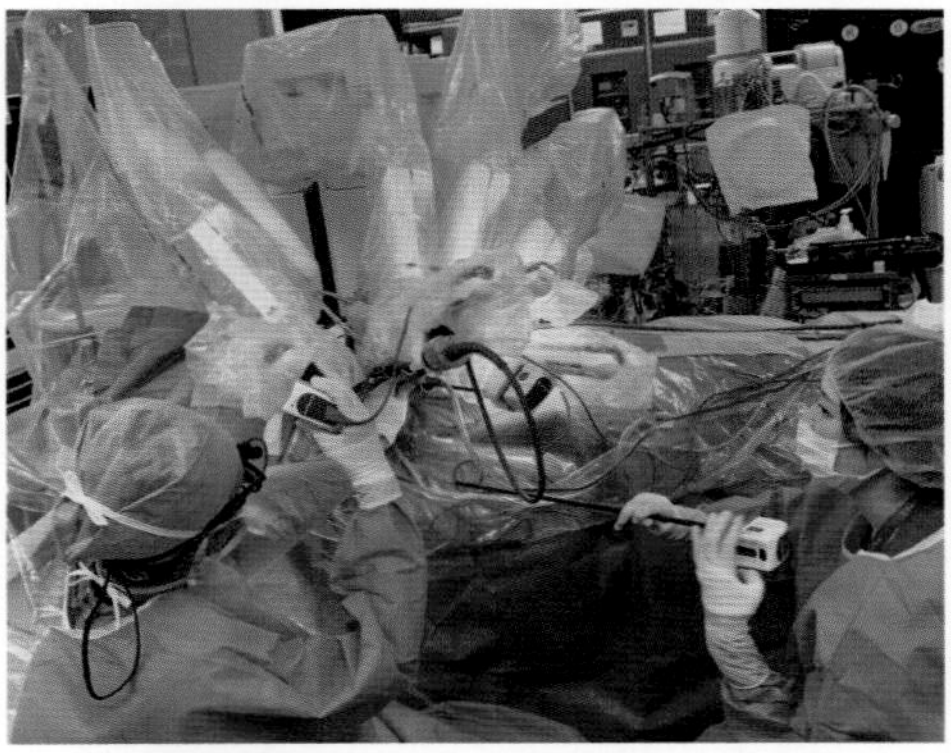

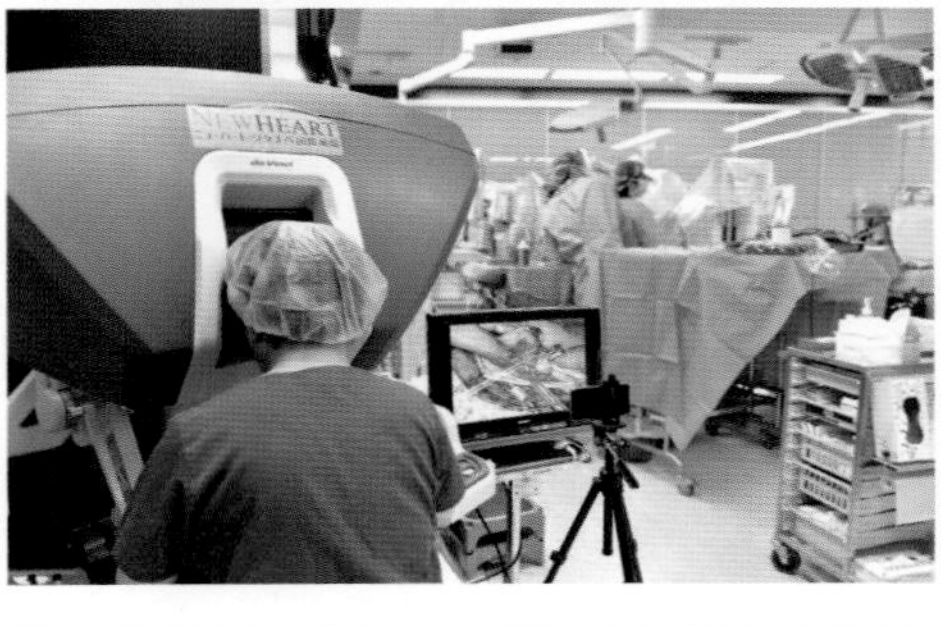

手術支援ロボットが適応する疾患

手術支援ロボットシステムは、
年々適用される疾患が増えています

保険収載に関しても徐々に増加する方向に

２００９年に日本でダビンチが薬事承認されて以来、徐々にこれを活用した外科手術が増えてきました。それに伴って、ダビンチで保険収載される疾患も増加傾向にあります。２０１２年に前立腺がん、２０１６年は腎臓がん。２０１８年には、食道がん、心臓弁形成術、肺がん、胃がん、直腸がん、膀胱がん、子宮体がん、膣式子宮摘出術など。そして２０２０年４月には、膵臓がん、仙骨固定術、腎盂尿管吻合術などが保険収載されました。

ダビンチは高額な手術機器ですので、多くは大学病院のような総合病院で導入されています。これらの施設では、ロボット手術に関する委員会やセンターを設置し、診療科の枠組みを越えて、使用法や安全性などについて、検討しているケースが多く見られます。

現時点では、手術支援ロボットのシェアはダビンチが大半を占めています。しかし、すでに各国のメーカーが新しいコンセプトのロボットの開発を進めています。

日本においても、国内で開発されたサージカルロボットシステムhinotoriが２０２０年８月に薬事承認されました。そして、これに引き続き、前立腺全摘除術、腎部分切除、膀胱全摘除術、腎盂形成術、仙骨膣固定術などの泌尿器科の手術も、２０２０年９月に保険収載されました。今後の適用術式拡大が期待されます。

ダビンチの使用が保険収載された主な術式

呼吸器	胸腔鏡下肺悪性腫瘍手術　胸腔鏡下縦隔悪性腫瘍手術　胸腔鏡下良性縦隔腫瘍手術　胸腔鏡下拡大胸腺摘出術
心　臓	胸腔鏡下弁形成術
消化器	縦隔鏡下食道悪性腫瘍手術　腹腔鏡下胃切除術　腹腔鏡下噴門側胃切除術　腹腔鏡下胃全摘術　腹腔鏡下膵体尾部腫瘍切除術　腹腔鏡下膵頭十二指腸切除術　腹腔鏡下直腸切除・切断術　腹腔鏡下直腸切除・切断術
泌尿器	腹腔鏡下前立腺悪性腫瘍手術　腹腔鏡下腎悪性腫瘍手術　腹腔鏡下腎盂形成術　腹腔鏡下膀胱悪性腫瘍手術（全摘）　腹腔鏡下仙骨膣固定術
婦人科	腹腔鏡下膣式子宮全摘術　腹腔鏡下子宮悪性腫瘍手術（子宮体がんに限る）　腹腔鏡下仙骨膣固定術

治療法について

手術支援ロボットを用いた手術は、低侵襲で患者の体の負担が少なく、しかも整容性にも優れた術式です

甲状腺の手術は腋下からのアプローチ

ニューハート・ワタナベ国際病院では、心臓と甲状腺の手術を手術支援ロボットによって行っています。心臓については、僧帽弁形成術、三尖弁形成術に対して保険適用（限度額認定証の使用が可能）となっています。

従来の術式であれば、胸骨正中切開で対応するような心臓手術を、ロボット手術では1～2㌢ほどの小さな切開創を3～4個開けて、そこから鉗子と内視鏡を入れて手術を進めていきます。小切開心臓手術（MICS）よりもさらに体に優しい手術といわれています。3D内視鏡カメラにより、術野を鮮明な3D映像として表示します。ズーム機能により患部を拡大して見ることも可能です。鉗子やカメラを動かすコントローラーには、手先の震えが伝わらないよう手ぶれ補正する機能があり、細い血管の縫合や神経の剥離などを正確に行うことができます。また早期リハビリが可能となり、早期退院・早期社会復帰が期待できます。

甲状腺の手術を手術支援ロボットによって行っている医療機関は、全国でも非常に珍しいケースです。甲状腺の手術は、従来は正面からのアプローチ、つまり首を切開して行われていました。甲状腺がんなど甲状腺の疾患は女性に多いため、整容性を考慮して、できるだけ小さな傷で済むように手術方法の開発が進められてきました。当院のロボット手術では、腋下の数㌢の切開創からアプローチしますので、術後は腕を下げれば、まず切開創が見えることはありません。

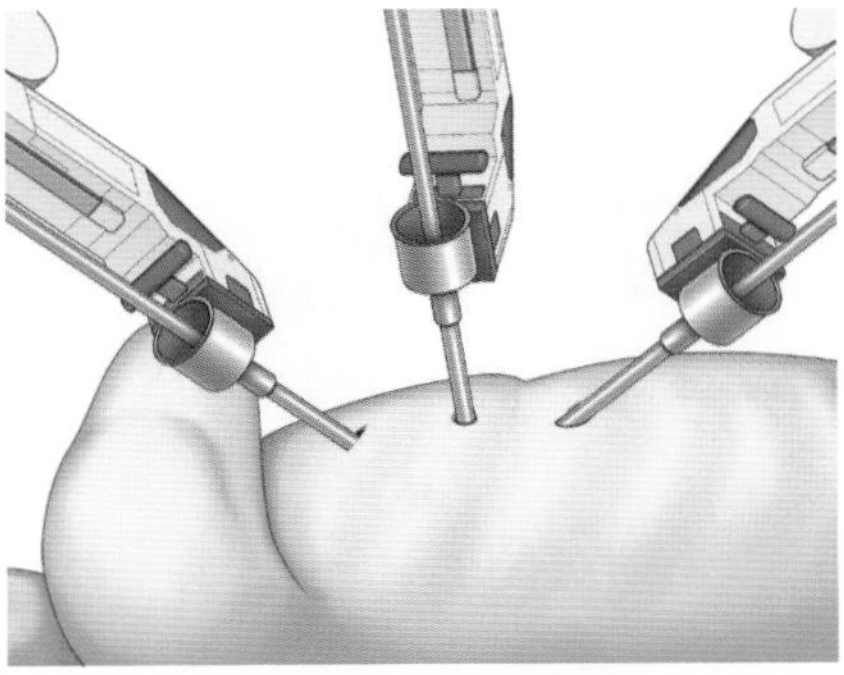

ロボット手術のイメージ図

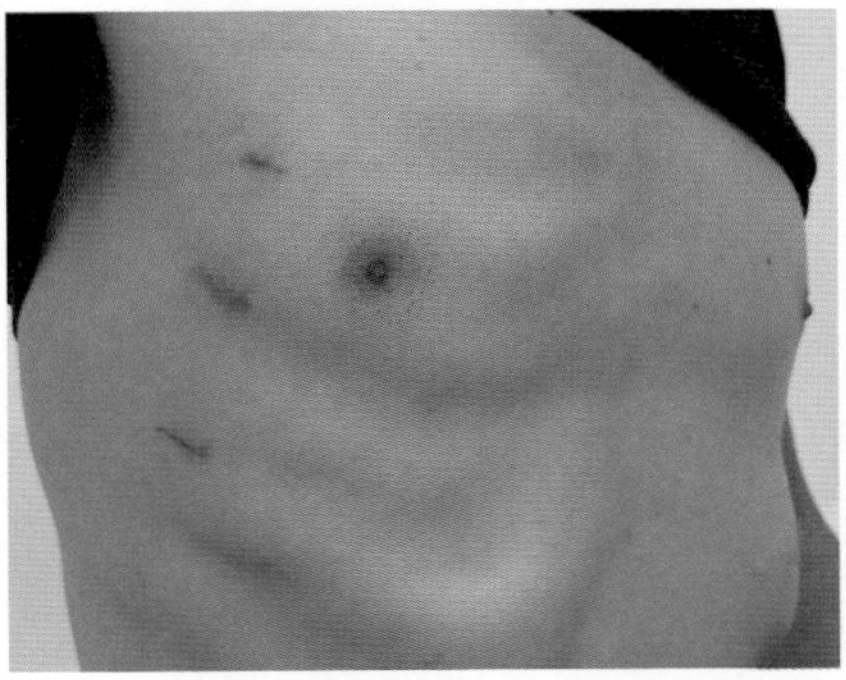

ロボット手術による切開創

16 骨盤臓器脱、尿もれなど 女性の悩みの力強い味方

ウロギネコロジー センター

骨盤臓器脱、尿失禁（尿もれ）、過活動膀胱など女性特有の病気に対し、低侵襲手術など体に負荷の少ない治療法を提供します

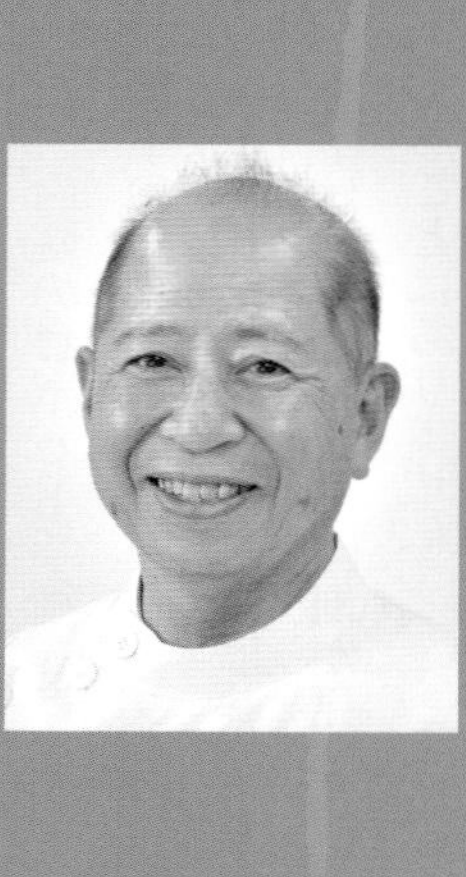

医療法人第一東和会病院
ウロギネコロジーセンター
センター長
竹山 政美（たけやま・まさみ）

日本泌尿器学会　泌尿器科専門医。日本骨盤臓器脱手術学会　理事長。日本女性骨盤底医学会　理事を兼務。

ウロギネコロジーセンターとは

泌尿器科と婦人科の境界領域の
疾患の治療にあたっています

泌尿器科と婦人科の境界領域にある疾患を治療

骨盤臓器脱や尿失禁（尿もれ）、過活動膀胱などに悩んでいる女性は少なくありません。恥ずかしさが先に立って、悩んでいても受診をためらう患者さんが多いのですが、ウロギネコロジーセンターは、そうした疾患に悩む女性の強い味方となります。

ウロギネコロジーセンターは尿に関わる臓器を扱う泌尿器科、女性の生殖器などの疾患を診る婦人科の２つの境界領域にある病態をケアする診療科です。英語で泌尿器科を意味する「Urology＝ウロ」と婦人科の「Gynecolory＝ギネ」を合わせた造語です。

昔、大阪・梅田の民間病院に勤めていた際、女性専用の泌尿器外来を立ち上げ、尿失禁の治療にあたりました。その頃、尿失禁の手術であるＴＶＴ手術（腹圧性女性尿失禁手術）という成績のよい手術が、わが国にも導入され、もっぱらＴＶＴ手術を前面に押し出した外来でした。

ウロギネコロジーの由来

泌尿器科Urology ＝ ウロ

婦人科Gynecolor ＝ギネ

ウロギネコロジー

ところが、尿失禁には骨盤臓器脱（膣から臓器が脱出する疾患）がつきもの。「こういう病気も治してあげないといけない」と考えましたが、当時はいい治療法がありません。

２０００年代半ば、フランスで骨盤臓器脱に対するＴＶＭ手術（経膣メッシュ手術）が考案・確立されたことを知り、さっそく導入に動きました。その際、女性の尿失禁や骨盤臓器脱を主に扱うウロギネコロジーセンターを立ち上げたことが、わが国のウロギネコロジーセンター事始めです。

ＴＶＭ手術はシンプルな術式と優れた治療成績により瞬く間に全国に普及、２０１０年には保険収載されるまでになりました。

対象としている疾患は

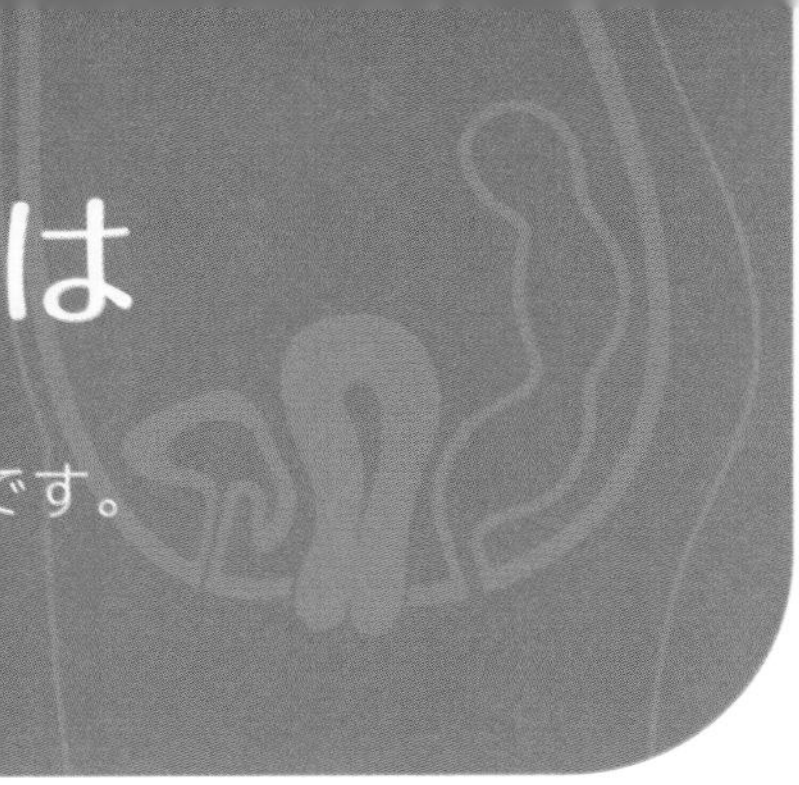

骨盤臓器脱、尿失禁（尿漏れ）、過活動膀胱などです。

頻尿、排尿困難、尿もれ、排便困難などの症状を伴う

「骨盤臓器脱」は男性には聞き慣れない病名ですが、女性にはポピュラーな疾患で、早い人は40歳代から発症、60歳以上になると多く見られるようになります。

子宮や膀胱、直腸など骨盤内にある臓器が膣から脱出する病気の総称です。脱出した部位の大きさは豆粒ほどのものからバレーボール大のものまで、さまざま。出産や加齢、婦人科の手術などにより、骨盤の底の靭帯や筋肉、筋膜が緩んだことが原因で、激しいせきや排便時のいきみ、重い荷物を持つことなどをきっかけに臓器が脱出します。

それに伴い、トイレが近くなる頻尿、おしっこが出にくくなる排尿困難、尿もれ、排便困難などの症状が現れます。

脱出した臓器によって膀胱瘤、直腸瘤、子宮脱、膣断端脱、小腸瘤などと呼ばれ、複数の臓器が脱出する場合もあります。

尿もれ（尿失禁）とはコントロールが効かず、意思と関係なく尿がもれてしまうことです。40歳以上の女性の実に4割超が悩んでいるといわれ、別表のように5つの種類があります。

一番多いのは腹圧性尿失禁。重い荷物を持ち上げる、ジャンプする、せきやくしゃみなどで、お腹に力が入るといったときに尿がもれるもの。出産、加齢、肥満などにより尿道括約筋を含む骨盤底筋群がゆるんだために起こるものです。

尿失禁の種類

1	腹圧性尿失禁	最も多い尿失禁。お腹に力を入れると尿が漏れる。
2	切迫性尿失禁	過活動膀胱などが原因。突然、尿がしたくなり、ガマンできない。
3	混合性尿失禁	腹圧性尿失禁と切迫性尿失禁の混在型。
4	溢流性《いつりゅうせい》尿失禁	排尿感はあるのに排尿できず、徐々に漏れ出してしまう。
5	機能性尿失禁	歩行障害など身体運動機能の低下、認知症などが原因で起きるもの。

骨盤臓器脱、尿もれなどの治療

治療は薬物療法などの保存療法、
TVM手術などの手術療法も

初期の場合、骨盤底筋体操、装具療法などの保存療法を

骨盤臓器脱の初期の場合、ゆるんだ骨盤底の筋肉を鍛える骨盤底筋体操、装具療法などの保存療法が有効です。

膣の状態を改善するため弱い女性ホルモンの膣錠を入れたり、服用したりする薬物療法や脱出した臓器を膣内に戻した状態で膣口をクッションで抑え、ホルダーとサポーターで押し上げるフェミクッションなども行われます。

保存療法で効果が見られない場合、手術を検討します。当センターでは侵襲の少ないTVM手術(経膣メッシュ手術)とLSC手術(腹腔鏡下メッシュ手術)を主に実施しています。症例を選んで経膣の腹腔鏡手術(vNOTES)も行っています。いずれも保険適用で1週間程度の入院で済みます。TVMもLSCも人体に害の少ない国産のテフロンメッシュを用いて骨盤臓器脱を修復します。

尿もれの場合、薬物療法が第一選択肢です。治療薬は腹圧性尿失禁の場合は、まず骨盤底筋訓練をお勧めしています。当センターでは専門の女性理学療法士が外来を開いています。改善しない場合、手術を検討します。当センターでは尿道の下にテープを入れて支える手術(TVT手術)を中心に行っています。切迫性尿失禁は過活動膀胱などが原因で、膀胱が意思に関わらず収縮する病気です。高齢者の尿失禁の7割程度が切迫性といわれ、抗コリン薬やβ3アドレナリン受容体作動薬が第一選択となります。効果が認められない場合には手術になります。膀胱の粘膜の下に薬を注入するボトックス療法や膀胱を支配している神経を刺激する仙骨神経刺激療法(SNM)などを行います。

ただ、命にかかわる病気ではないので、患者さんのライフスタイルや困窮度を見て手術するかどうかを判断しています。

TVMの模式図

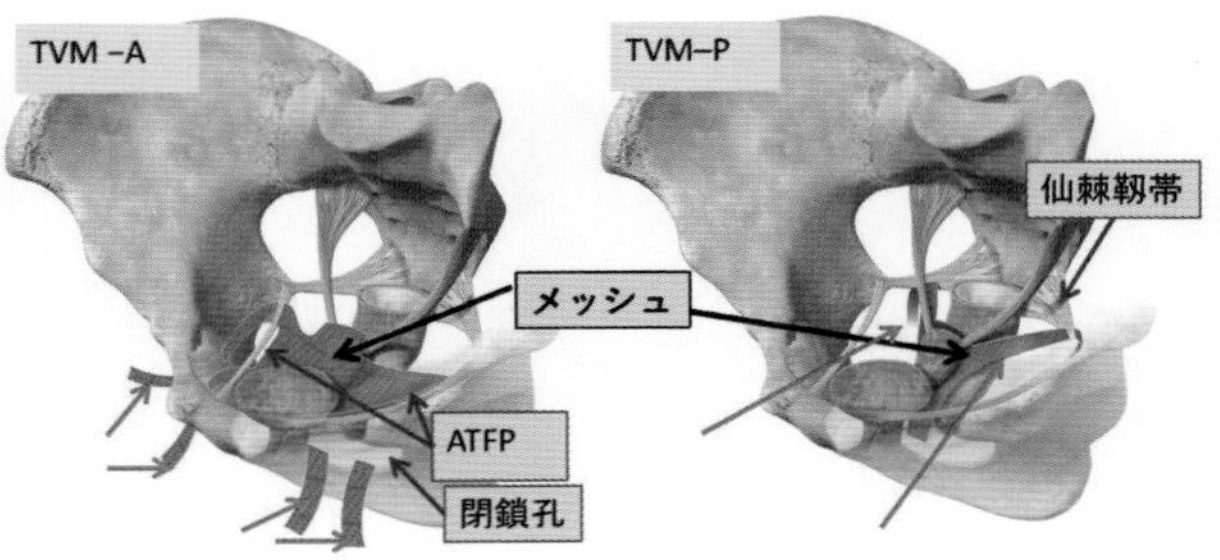

17 全てのアスリートを支える

スポーツ医学・関節鏡センター

健康寿命の延伸のためにもスポーツによる運動療法は大切です。老若男女問わず、ケガを負っても再び運動ができるよう支援します。

早稲田大学名誉教授
福林 徹（ふくばやし・とおる）

1972年東京大学医学部卒業後、整形外科に入局。米国留学、筑波大学助教授、東京大学教授、東京有明医療大学特任教授、日本臨床スポーツ医学会理事、日本サッカー界理事・医科学委員長などを歴任。現・ゴルフ協会医科学委員長

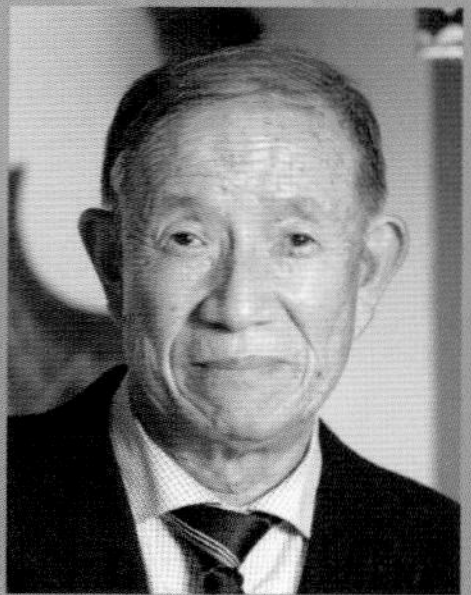

スポーツ医学・関節鏡センターとは

スポーツ損傷からの復帰を医療面でサポートすると同時に
予防医学による健康増進についても取り組みます

スポーツに特化し アスリートの復帰を支援

スポーツ医学・関節鏡センターではアスリートに寄り添った医療を提供します。患者さんのADL（日常生活動作）回復に、「スポーツ活動への復帰」という目標が加わります。

中心となるスポーツドクターには一般的な整形外科の知識はもちろん、スポーツに精通していること、アスリート心理への理解も必要です。

スポーツによるケガや故障について診察・検査を行い、アスリートの実践復帰を念頭に、保存療法や関節鏡手術などの治療を行います。理学療法士による機能回復のためのリハビリテーションも重要です。スポーツのエキスパートがパフォーマンス向上のためのトレーニング指導なども行います。手術のタイミングによって、アスリートが希望する大会や試合に出場が間に合わないこともあるため、再生医療や対外衝撃波なども積極的に活用します。治療法や手術時期を調整するのも、この分野の特徴です。

またスポーツ医学には、スポーツ損傷に対する予防医療や、運動療法による健康増進という側面もあります。「気晴らし」という意味合いもあるスポーツによって楽しみながらエネルギー消費を促し、生活習慣の改善が期待できます。健康増進は高齢者の虚弱や認知症の予防にも役立ちます。

アスリートの復帰を支援する役割と、老若男女問わず健康をサポートする予防医療という2つの役割があります。

スポーツドクター

スポーツ医学の知識をもとに、運動場での応急処置や、患者と相談しながら、スポーツの継続に支障が少ない治療を行います。回復を早めるリハビリ方法の提案やケガの予防法についてもアドバイスを行います。

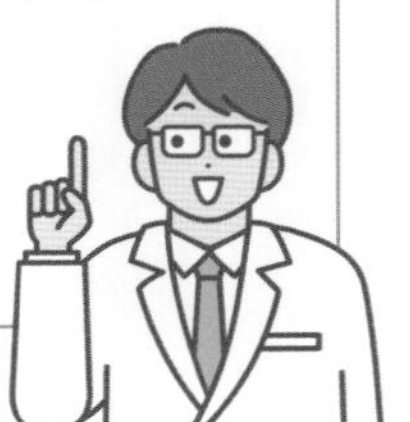

スポーツ損傷とは

外力によるスポーツ外傷と慢性的なスポーツ障害に大別されます

スポーツによる外的要因によるケガ

スポーツによる痛みを「スポーツ損傷」といい、外力によるケガ「スポーツ外傷」と、慢性的な痛みや不調「スポーツ障害」に大別されます。

代表的なスポーツ外傷には、捻挫（靭帯損傷）、脱臼、肉離れ、骨折などがあります。好発部位はスポーツによって変化しますが、全般的に多いのが捻挫です。「捻挫くらい」と過小評価するのは危険です。関節位置のずれによる関節周囲の損傷で、靭帯の損傷の程度で重傷度が決まります。サッカーやスキーなどで多いのが膝前十字靭帯損傷です。

関節の位置が元に戻らない程度にずれた場合、脱臼となります。反復性肩関節脱臼はラグビーや柔道などのコンタクトスポーツ（選手間の接触がある競技）に多い外傷で、一度起こすと癖になりやすく、注意が必要です。

特定部位の酷使によるオーバーユース症候群

スポーツ障害は特定の部位を繰り返し酷使することによって生じるため「オーバーユース症候群」とも呼ばれます。腱周囲の炎症や付着物障害、疲労骨折などがあります。

野球による肩・肘の損傷の総称を野球肩・肘といいます。全身の関節を連動させる投球動作途中、どこかの部位でエラーが生じた結果、肩・肘の関節構成体が損傷し、痛みが生じます。テニス肘（上腕骨外側上顆炎）も身体全体のバランスを崩した結果として起きる肘の痛みです。

ランナーに多いのがシンスプリント（過労性脛骨骨膜炎）。急激な運動量・質の変化、足の形態、足関節の柔軟性低下、疲労などを理由に脛骨周辺の滑膜で炎症が生じます。よく似た疾患に疲労骨折がありますが、炎症であるシンスプリントとはＭＲＩなどによる画像診断で鑑別できます。

主な対象疾患

スポーツ外傷	スポーツ障害
◎反復性肩関節脱臼	◎野球肩・肘
◎膝前十字靭帯損傷	◎テニス肘
◎半月板損傷	◎腰椎分離症
◎アキレス腱断裂	◎腰椎椎間板ヘルニア
など	◎シンスプリント
	◎疲労骨折
	など

治療法について

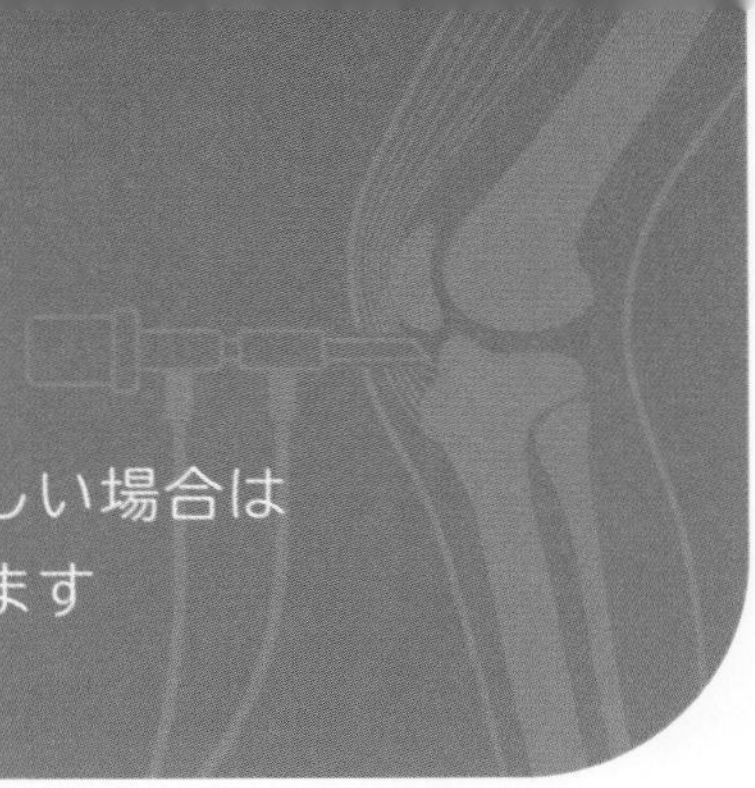

受傷直後の応急処置、保存療法に加え、改善が難しい場合は
関節鏡などを用いた手術でスポーツ復帰を目指します

早期スポーツ復帰を支える関節鏡手術

治療法はスポーツの種類、選手のポジションによって臨機応変に選択されます。

捻挫や突き指、打撲、骨折、肉離れなどスポーツ外傷が起こった直後、重要なのが安静にして冷やすなどの応急処置。それ以上、状態を悪化させないよう行います。適切な応急処置を行えば、二次性の低酸素障害（患部周辺への酸素供給が不十分な状態）による細胞壊死などを抑制できます。

慢性的な疲労を原因とする疾患、例えば野球肩などでは原因となる動作を一定期間中断し安静にして、薬物療法や理学療法（ストレッチや筋力トレーニング）を行います。

保存療法で改善が難しく、スポーツに支障を来す場合、手術を検討します。

肩・肘・膝・足などの関節には低侵襲の関節鏡手術も普及しています。小さな創口から治療を行うため従来型の手術と比較し、痛みが少なく、正常組織を傷つけにくいため早期の復帰が目指せます。また生理食塩水を流しながら行うので感染症を起こしにくいという利点もあります。最近は腰椎椎間板ヘルニアなどの治療に脊髄鏡を用いる施設もあります。基本、全身麻酔下で、ドライな状態で治療します。

スポーツ損傷は体全体のバランスが崩れた結果、酷使した部位に生じるという側面もあります。原因を探し、全体のバランスを整えることも重要です。損傷の治療は医師の役目ですが、予防も大切です。

主な治療法

手術

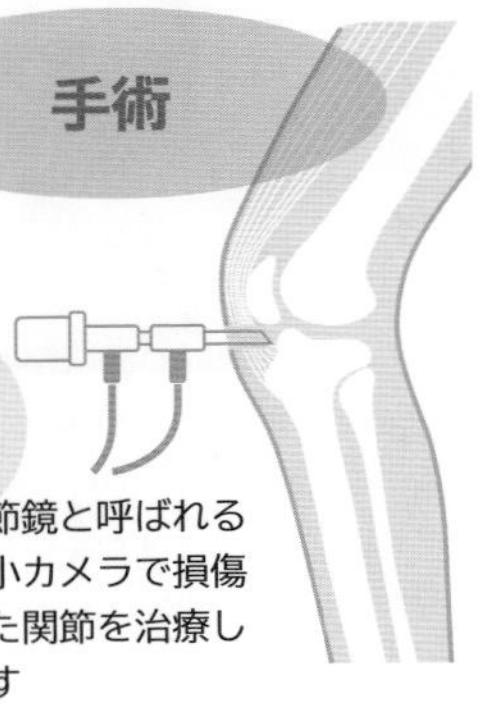

関節鏡手術

関節鏡と呼ばれる極小カメラで損傷した関節を治療します

保存療法

薬物療法

理学療法

応急処置（RICE）

安静（Rest）にし、
冷却（Ice）し、
テーピングなどで
圧迫（Compression）し、
患部を挙上（Elevation）
が基本です

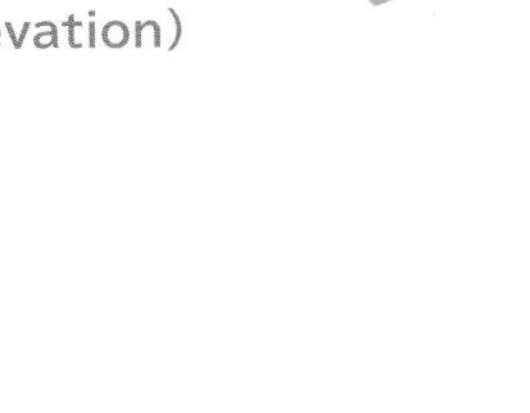

実力医療機関　頼れる
「スポーツ医学・関節鏡センター」

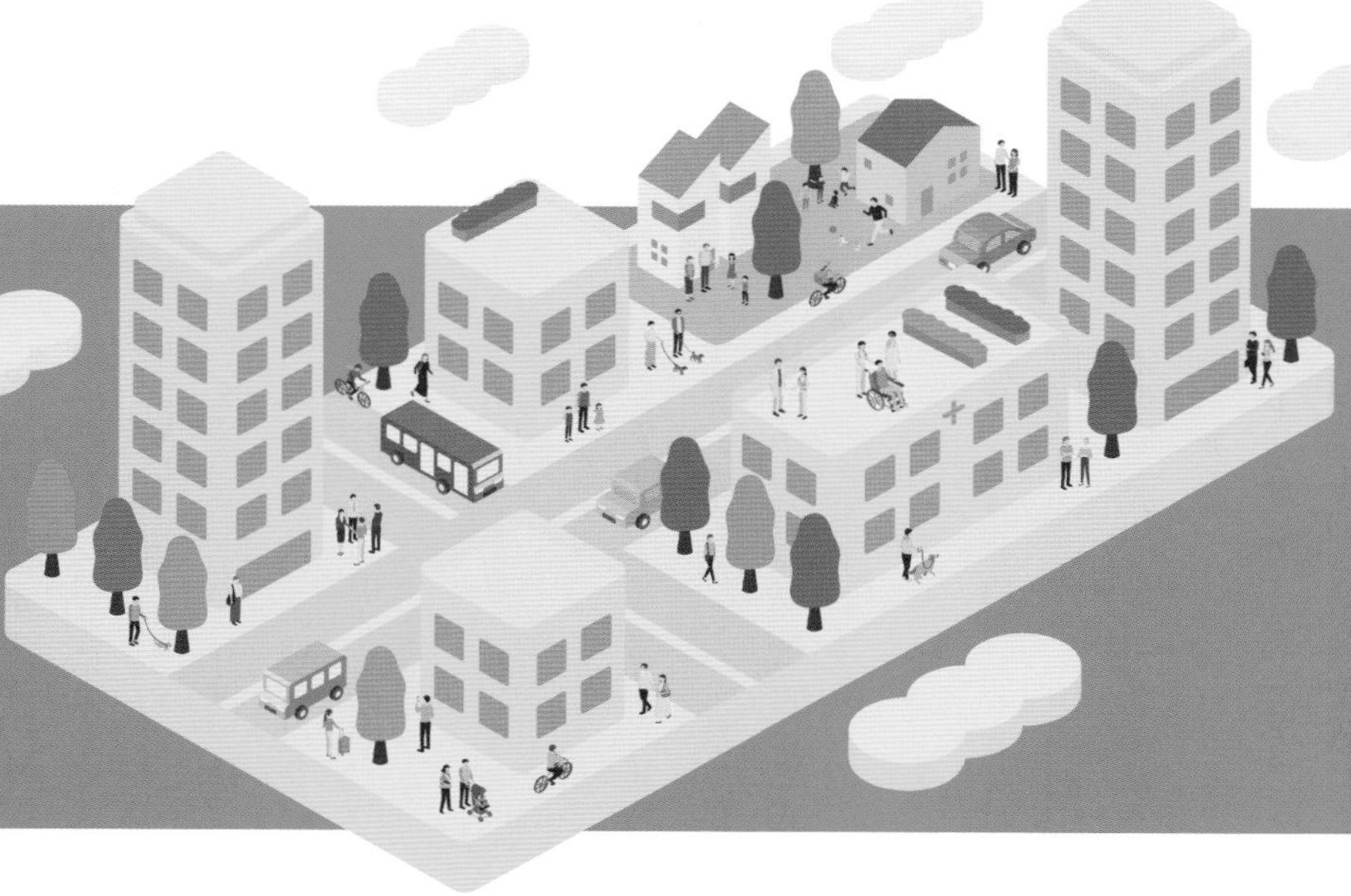

熊本

医療法人 回生会
リハビリテーションセンター
熊本回生会病院

診断、治療、復帰、予防の
トータルケアを提供！

医療新聞DIGITAL
で更に詳しい病院
情報が見られます。

【受付時間】8:30〜11:00／13:00〜16:00
【休診日】日・祝

〒861-3193 熊本県上益城郡嘉島町鯰1880
TEL. 096-237-1133（代） 096-237-1165（相談専用）
http://www.reha-kaiseikai.or.jp/

※2【自由診療】完全予約制（税込）
・PRP療法
2万4200円（軟部組織）
7万7000円（関節内）
・APS療法：33万円

当院は1977年の開院より、アスリートに寄り添い、スポーツに特化した医療を提供してきました。2015年には病院新築に併せ、スポーツメディカルセンター（SMC）を開設し、さらにスポーツ医学の道を追求しております。ジュニアからシニアまたプロスポーツまで、開設以来のべ39,235人※1にSMCをご利用頂いております。MRI検査も迅速に対応し、年間100例ほどの前十字靱帯再建術を筆頭に多くの手術を実施しています。リハ室には空気の力で足の負担を軽減しながら走れる特殊なトレッドミルや筋力の定量化装置を配備し、さらにアスリートの心理面も考慮して臨床心理士も常駐しています。またスポーツに特化した理学療法士が種目別に対応し、各分野の学会活動や学生・国体選手・プロスポーツ選手の帯同医療サポートなども行っています。先進医療である多血小板血漿（PRP）療法※2や体外衝撃波なども施行可能になりました。スポーツ外傷障害でお困りのアスリートのみなさん、小さなことでも構いませんので、直通ダイヤル（096-237-1165）へ、ぜひ一度ご相談ください。スタッフ一同であなたのスポーツライフをサポートいたします。

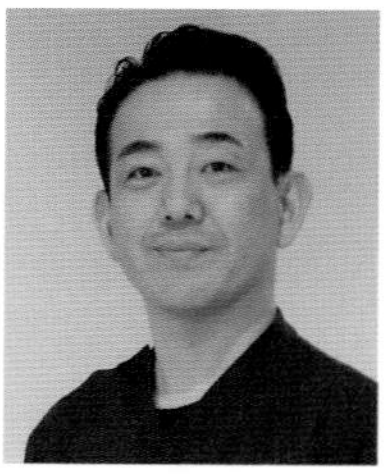

副院長・診療部長
鬼木 泰成
日本整形外科学会認定
整形外科専門医

※1　2015年6月〜2022年10月

頼れる専門外来

専門外来とは、具体的な疾患や症状を名称に掲げる外来のことです。特定の臓器や疾患、症状について、専門的な診断・治療を行います。診断・治療が困難な体の症状や、高度な治療が必要な疾患などについて、専門医が診療にあたります。多くの医療機関の場合、「○科の○○専門外来」というように診療科に附属して開設されており、担当医も専門医・指導医レベルの医師が就くことが一般的です。専門外来では治療対象が多岐にわたることもあり、特に総合病院では他科の医師と連携して治療を行う場合もあります。糖尿病外来やヘルニア外来といった疾患名のついた専門外来であれば、患者自身が罹患した疑いを持っている疾患について、専門医が詳細な検査を行ってくれます。また、めまい外来や頭痛外来のように、症状はあっても原因がわからない患者に対して、さまざまな角度から原因究明に努めてくれます。専門外来のある医療機関は、患者にとって利点が多いのです。

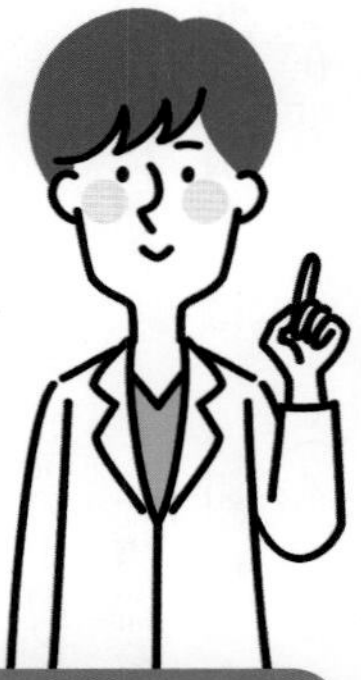

頼れる「鼠径ヘルニア」専門外来

自覚症状のある方は早めの受診を

一般的に「脱腸」の名称で知られる疾患を「鼠径ヘルニア」といいます。普段、お腹の中に収まっている大腸や小腸などの臓器が鼠径部（足の付け根）から皮下に脱出した状態です。

加齢に伴う筋肉の衰え、腹部の脂肪増加などによって筋膜の脆弱な部分に穴が開き発症します。重い荷物を持つ動作や慢性的な咳など腹部への負荷が発症の引き金となります。

初期段階では柔らかな膨らみが生じ、押せばお腹に戻りますが、そのまま放置すると、開いた穴が大きくなっていきます。次第に痛みや不快感が現れ、QOL（生活の質）の低下を招きます。

進行して膨らみが硬くなり、脱出した腸管が元に戻らない「嵌頓《かんとん》」になると危険です。嵌頓は腸閉塞や腸管の血流障害を起こすリスクがあり、緊急手術を要する場合があります。嵌頓に至る確率は高くはありませんが、自覚症状のある疾患ですので気づいた段階で、早めに医療機関を受診することが大切です。

切開法と腹腔鏡下手術で鼠径ヘルニアを根治

鼠径ヘルニアが自然に回復することはありません。根治には手術が必要で、現在は主に鼠径部切開法と腹腔鏡下手術の2つの術式が行われています。

従来型が鼠径部切開法。下腹部の皮膚を数㌢切開して、脱出した臓器を元の位置に戻し、自己組織または人工の網状の膜（メッシュ）で補強する術式です。

● 鼠径ヘルニアの症状

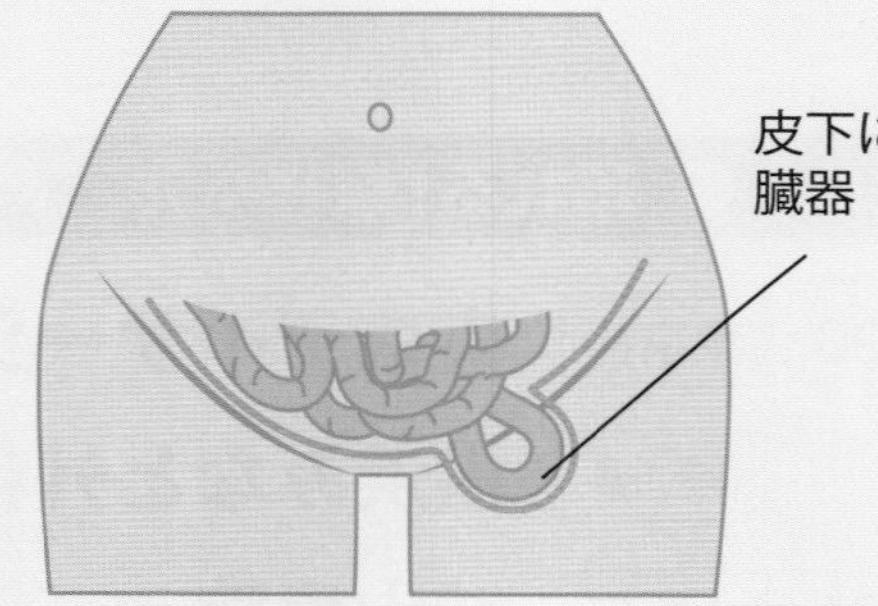

● 鼠径ヘルニアの発症部位・種類

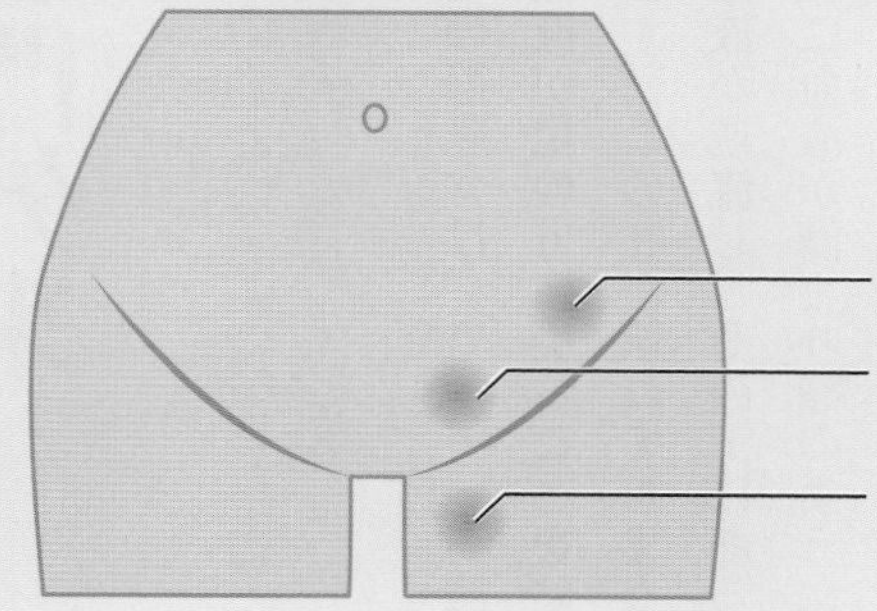

現在は多くの場合でメッシュが採用されています。傘上のメッシュプラグ（栓）を筋膜の弱くなった部位にあて、周囲の健常筋膜に固定して補強するメッシュプラグ法や、外側から鼠径部全体をメッシュシートで覆うリヒテンシュタイン法などさまざまな種類があります。術後は1カ月ほど激しい運動が制限されます。

一方、医療技術の発展とともに近年、急速に普及しているのが腹腔鏡下手術。腹腔鏡下鼠径ヘルニア修復手術（TAPP法）では腹部に5ミリ程度の非常に小さな創口を開け、器具を挿入し、腹膜の内側から治療します。手術時間も短く、傷が小さいため術後の痛みも少ないことから早期の社会復帰が期待できます。また腹腔鏡を用いて、腹膜の外から治療するTEP法もあります。中でも臍《へそ》に1カ所だけ穴を開けて行う単孔式TEP法は整容面で優れた術式です。

手術法はヘルニアの発症部位、患者の年齢や全身状態、既往症などを元に選択します。また医療機関によって得意とする治療法は異なりますので、医療機関のHPを参考にするとよいでしょう。日帰り手術や短期入院を提供する医療機関も増えていますが、さまざまな合併症の報告もある鼠径ヘルニア手術は決して簡単な手術ではありません。ヘルニアに精通する熟練の医師による執刀で合併症や再発のリスクを抑えることができます。一生に何回も受ける手術ではありませんが、再発リスクの低い、合併症の少ない手術を初回に受けることが大切です。

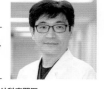

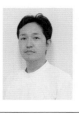

日帰り可能な手術なども普及～下肢静脈瘤の診断と治療

頼れる「下肢静脈瘤」専門外来

足のむくみやだるさなど慢性的な症状が発生

　足の静脈弁は、立っている時に血液が足の方に戻ることを防ぎます。この弁が壊れてしまうと血液が逆流し、その下にある静脈に血液が溜まり瘤のようにふくらみができます。これが下肢静脈瘤です。この疾患は表在静脈に起こり、深部静脈には発生しません。

　下肢静脈瘤は見た目が悪くなるだけではなく、汚れた血液が足に溜まるほか、静脈の中の圧力が高くなることによる炎症によってさまざまな症状が起こります。40歳以上の女性に多く見られ、年齢とともに増加していきます。1カ所に立ってあまり動かない状態が続くと発症しやすく、特に1日10時間以上立っている人は重症化しやすい傾向にありますので注意が必要です。ほとんどの場合、ふくらはぎで発症します。

　この病気は急に悪化したり、命にかかわったりすることはありませんが、足のむくみやだるさが慢性化し、QOLを著しく損ないます。放置しておいて自然に改善することはありません。重症化すると、うっ滞性皮膚炎を発症し、さらに重症化すると潰瘍となってしまいます。ここまで重症化しても治療は可能ですが、回復が遅れたり、痕が残ったりするので、早めに治療を受けることをお勧めします。

患者の負担が少ない低侵襲な治療法が登場

　下肢静脈瘤は、目で見た太さによって伏在型・側枝型・網目状・くもの巣状の4つに大別されます。一般的には、症状が出て治療が必要となるのは伏在型です。この伏在型には、大伏在静脈瘤と小伏在静脈瘤の2種類があります。前者は最も多いタイプで、足のつけ根の静脈弁が壊れておこり、膝の内側に静脈瘤が目立ちます。後者は比較的少なく、膝の後ろ側の静脈弁が壊れておこり、ふくらはぎに静脈瘤が目立ちます。

　診断までの流れですが、まず医師が症状以外に患者さんの仕事や生活習慣をたずねます。続いて患部を視診、触診します。そして静脈の状態を確認するために患部のエコー検査を行います。エコー検査の結果によってさらに静脈造影検査やCTなどの検査を追加して実施することもあります。こうした手順で、治療の要・不要と治療方法について、医師が診断をします。

　治療法には、大きく分けて保存的治療・硬化治療・手術・血管内治療の4つがあります。従来の手術はストリッピング手術といって、静脈の中にワイヤーを入れて、ワイヤーごと静脈を引き抜くものでしたが、最近は低侵襲な治療法が増えてきました。

　血管内焼灼術は、カテーテルを患部のある静脈に入れて、内側から加熱して焼灼し、塞いでしまいます。焼いた静脈は、治療後半年ぐらいで吸収されて無くなります。局所麻酔（痛みや合併症を防ぐために必須）でカテーテルを差し込むだけなので、従来の手術と比べると短期間の入院で済み、状態がよければ日帰りも可能となります。血管内焼灼治療には高周波（ラジオ波）

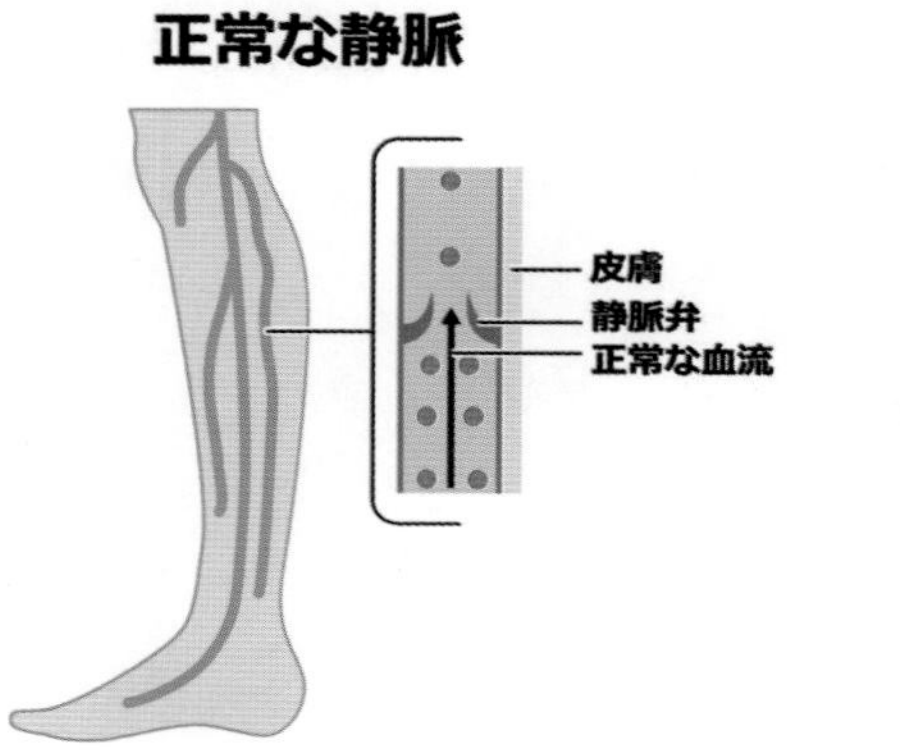

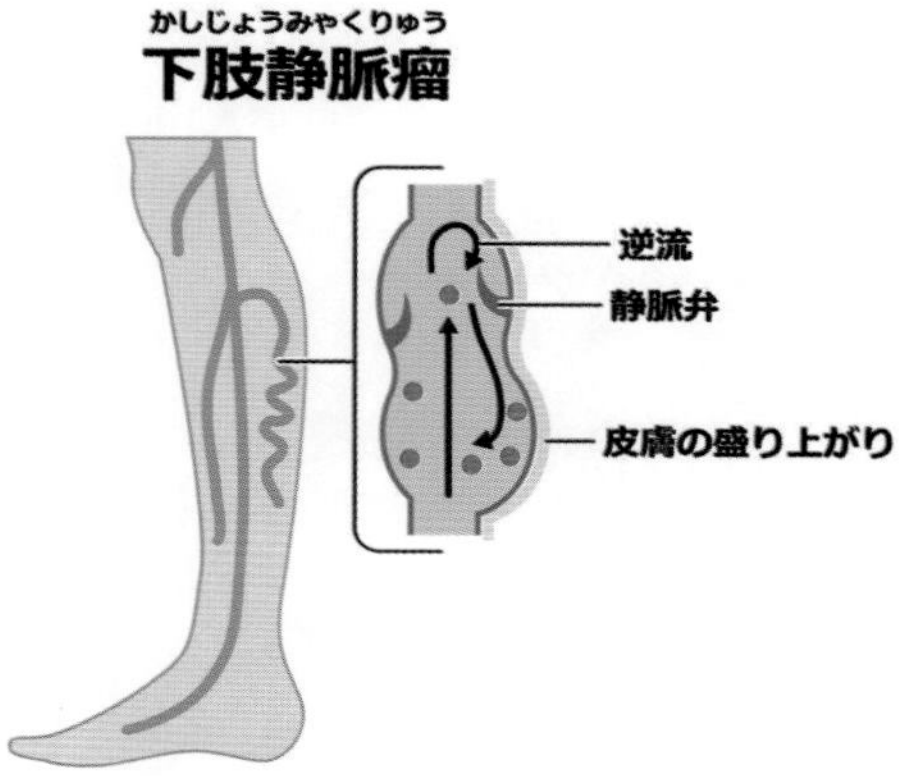

を使う高周波治療と、レーザー治療があり、いずれの方法も保険適用されています。

　血管内塞栓術は、２０１９年12月に保険適用になった比較的新しい治療法です。この術式は、下肢静脈専用に開発された医療用接着材を、患部のある静脈にカテーテルで注入し、血管を閉塞します。血管内焼灼術のように熱を使用しないので、やけどや神経障害など周辺組織への影響や痛みが少なく、より低侵襲な治療法といえます。また血管内焼灼術では必須であった局所麻酔も必要ないので、麻酔浸潤時の痛みや術後圧迫の必要性も低減されます。ただし、医療用接着材を注入しますので、アレルギーのある方はこの治療を受けられない場合があります。

　どの治療法を選択しても、術後一定期間は弾性ストッキング着用による圧迫療法が必要となります。弾性ストッキングは正しく着用すれば、治療効果の維持に役立ちますが、医療用具なので、体に合ったサイズの選択や圧力の選定が重要です。着用にあたっては、ストッキングの種類・サイズの判断、着用時の留意点など、医師からの指示を受けてください。また、着用感など装着で気になる点があれば、医師と改善方法について相談してください。

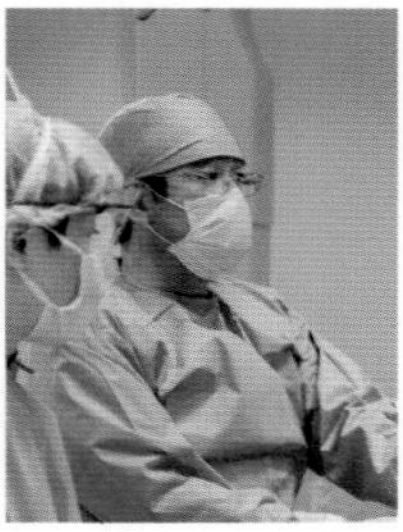

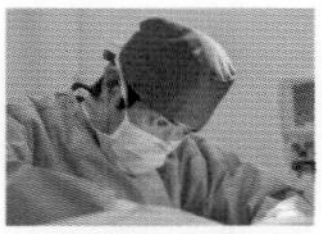

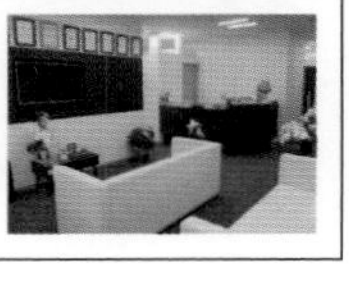

TOPIX

進化する粒子線治療

取材・文／五十嵐幸司

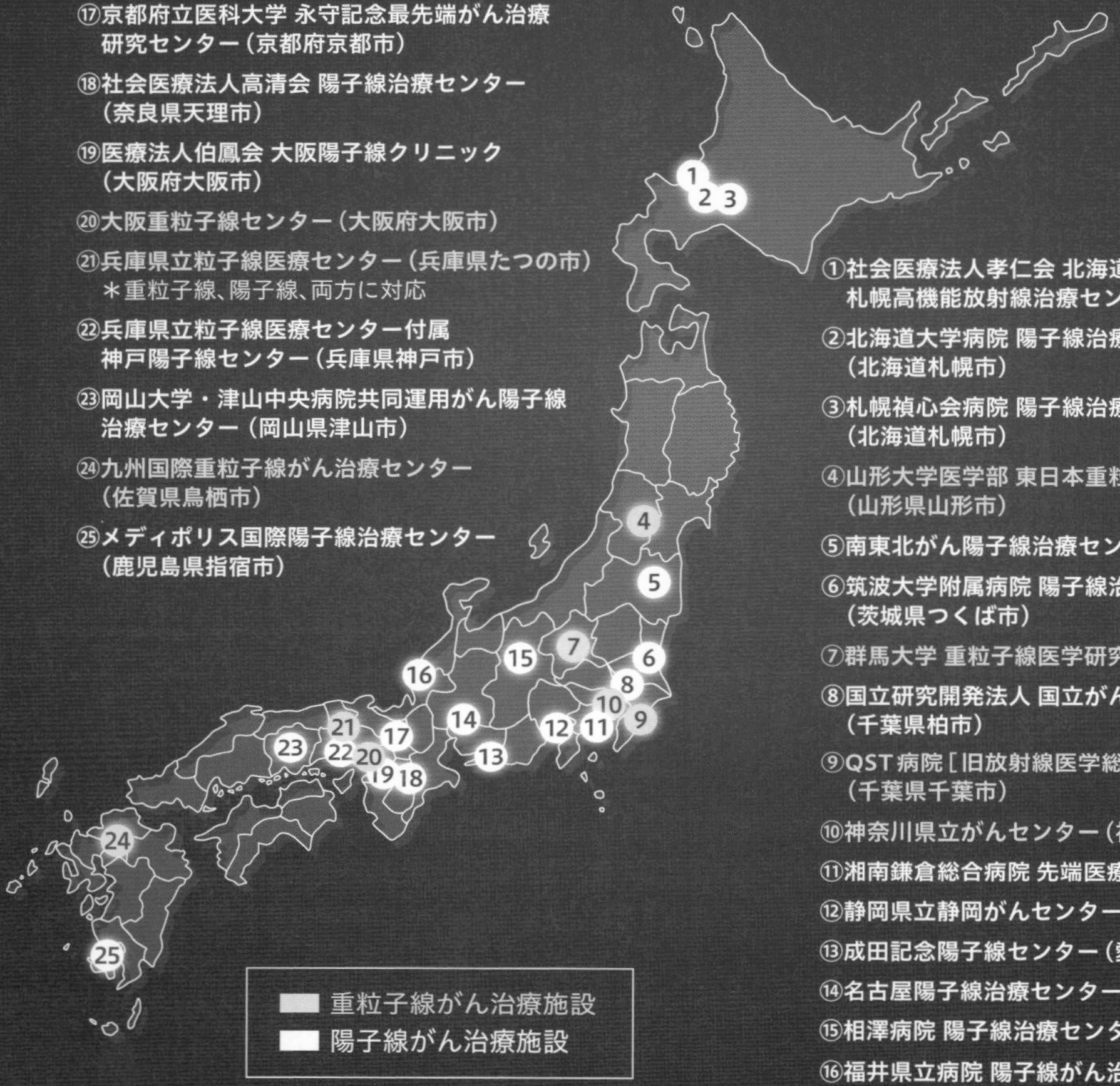

①社会医療法人孝仁会 北海道大野記念病院 札幌高機能放射線治療センター（北海道札幌市）
②北海道大学病院 陽子線治療センター（北海道札幌市）
③札幌禎心会病院 陽子線治療センター（北海道札幌市）
④山形大学医学部 東日本重粒子センター（山形県山形市）
⑤南東北がん陽子線治療センター（福島県郡山市）
⑥筑波大学附属病院 陽子線治療センター（茨城県つくば市）
⑦群馬大学 重粒子線医学研究センター（群馬県前橋市）
⑧国立研究開発法人 国立がん研究センター東病院（千葉県柏市）
⑨QST病院［旧放射線医学総合研究所病院］（千葉県千葉市）
⑩神奈川県立がんセンター（神奈川県横浜市）
⑪湘南鎌倉総合病院 先端医療センター（神奈川県鎌倉市）
⑫静岡県立静岡がんセンター（静岡県駿東群長泉町）
⑬成田記念陽子線センター（愛知県豊橋市）
⑭名古屋陽子線治療センター（愛知県名古屋市）
⑮相澤病院 陽子線治療センター（長野県松本市）
⑯福井県立病院 陽子線がん治療センター（福井県福井市）
⑰京都府立医科大学 永守記念最先端がん治療研究センター（京都府京都市）
⑱社会医療法人高清会 陽子線治療センター（奈良県天理市）
⑲医療法人伯鳳会 大阪陽子線クリニック（大阪府大阪市）
⑳大阪重粒子線センター（大阪府大阪市）
㉑兵庫県立粒子線医療センター（兵庫県たつの市）
＊重粒子線、陽子線、両方に対応
㉒兵庫県立粒子線医療センター付属 神戸陽子線センター（兵庫県神戸市）
㉓岡山大学・津山中央病院共同運用がん陽子線治療センター（岡山県津山市）
㉔九州国際重粒子線がん治療センター（佐賀県鳥栖市）
㉕メディポリス国際陽子線治療センター（鹿児島県指宿市）

※2023年開設予定　中部国際医療センター 陽子線がん治療センター（岐阜県美濃加茂市）

次世代のがん治療法と呼ばれる「粒子線治療」。実施施設は2022年現在、日本に25カ所※（重粒子線：6カ所、陽子線：18カ所、重粒子線と陽子線の両方：1カ所）。その中心として重粒子線治療をリードするのがQST病院。治療の特徴から、保険収載への取り組み、治療の実例、新技術の開発について山田滋院長に伺った。

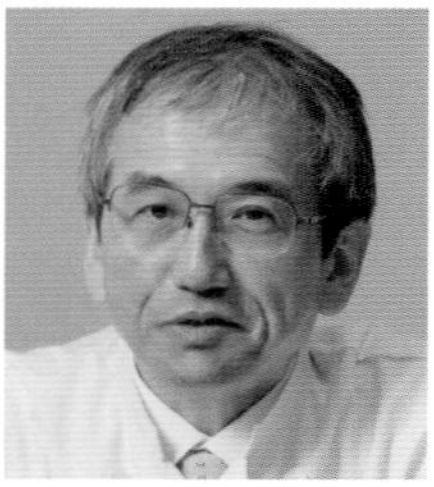

国立研究開発法人
量子科学技術研究開発機構
QST病院
院長　**山田 滋**

光子線と粒子線は何が違うのか

がんを切除せずに治療する方法のひとつが放射線治療です。放射線には物質を電離（イオン化）する力があり、それを腫瘍に照射して、がん細胞のＤＮＡにキズをつけて攻撃するのが放射線治療の仕組みです。放射線は光子線と粒子線に大別されます。

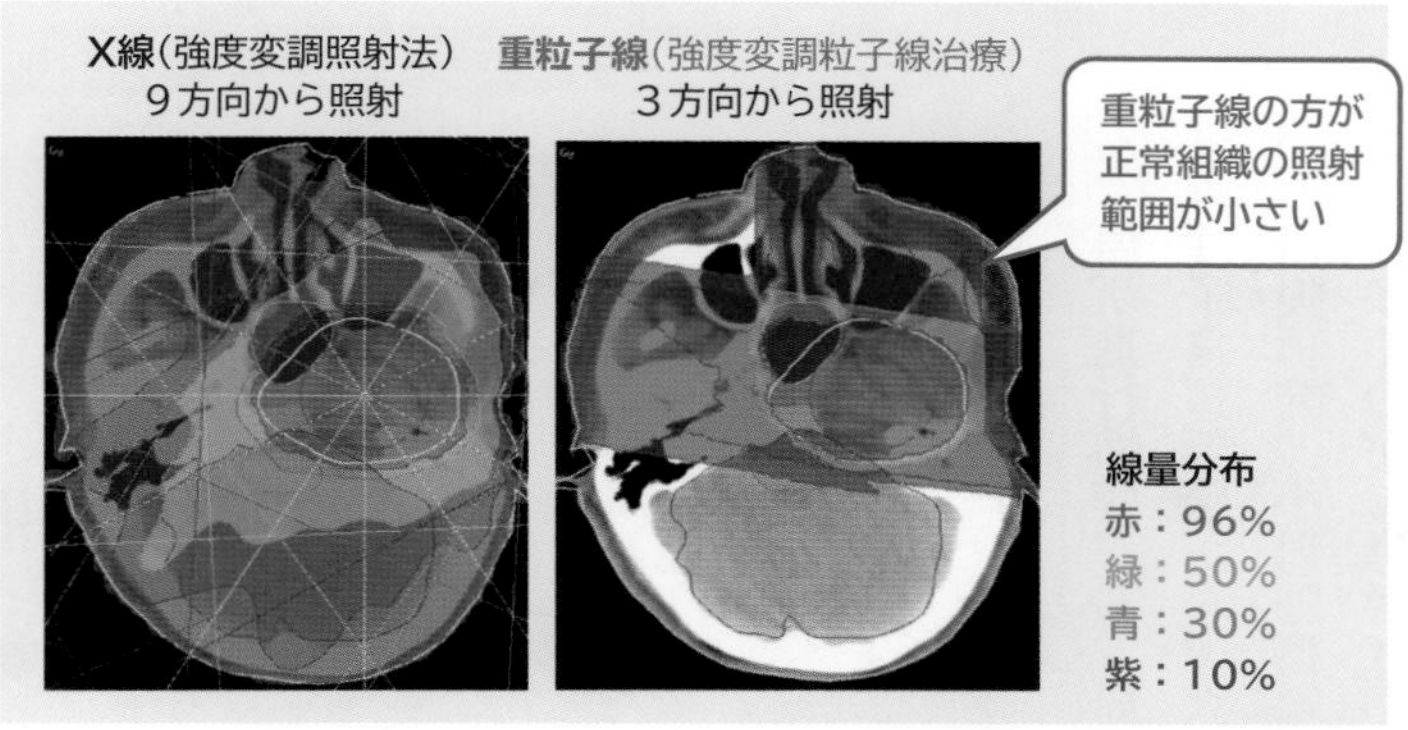

X線と重粒子線の線量分布の比（頭蓋底腫瘍）

一般的な放射線治療に用いられるのが、Ｘ線などの光子線。懐中電灯の光のように散乱・減弱しながら進む性質があります。最近はサイバーナイフ、ガンマナイフ、ＩＭＲＴ（強度変調放射線治療）などの登場によって高精度の照射が可能になりましたが、多数の角度から光を集めるように照射するため、腫瘍の周囲に存在する正常細胞に当たる体積は大きくなります。

一方、粒子線は速度がゼロとなる直前に放射線量が最大になる性質（ブラッグピーク）があります。このピークを利用して周辺細胞への影響を極力少なく、がん細胞を狙い撃ちできるのが粒子線治療の特徴です。体内のどの部分に、どれだけエネルギーが当たるかを示す「線量分布」に優れています。

陽子より約12倍重い重粒子（炭素イオン）

粒子線治療に用いられるのは主に陽子線（水素イオン）と重粒子線（炭素イオン）。陽子の約12倍の質量を持つ重粒子は砲丸投げに例えられます。重い球のほうが破壊力は大きく、治療に抵抗性の強いがんにも効果的です。Ｘ線や陽子線は二重らせん構造のがんＤＮＡのうち多くは1本にダメージを与えますが、1本だと、ＤＮＡのキズが修復することがあります。重粒子線は2本とも切断するため、がん細胞のＤＮＡにつけたキズが修復しにくくなります。ただし、重粒子を投げるためには巨大な加速器が必要です。

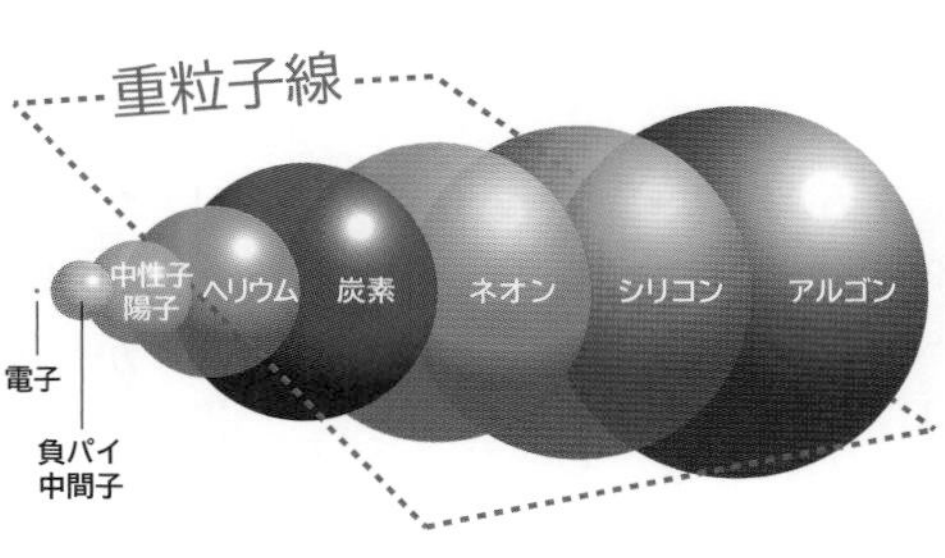

粒子のサイズ比較

粒子線治療のリーダーとして保険適用拡大に尽力

現在、粒子線治療で保険適用対象は切除不能骨軟部腫瘍、頭頸部がん、前立腺がん、大型の肝細胞がん、肝内胆管がん、局所進行性膵がん、局所進行性子宮頸部腺がん、大腸がん術後再発、小児腫瘍。

　より多くのがん患者さんが粒子線治療を受けられるためには保険適用の拡大が大切です。その第一歩が粒子線治療の優位性の証明です。日本放射線腫瘍学会では全国の粒子線がん治療施設と協力して臨床研究を進めています。文献を、くまなく調査し、Ｘ線と重粒子線・陽子線の治療成績（生存率など）を比較すると同時に、ＱＳＴ病院では全国７カ所の重粒子線治療施設の治療実績をを集約し、検証を続けています。

　基本的には治療成績を基準に優位性が認められ、保険収載となります。前立腺がんは適応疾患の中でも特に患者数が多いため、治療効果はＩＭＲＴと同等であるものの、治療後の障害が少ないという観点から保険収載されました。

　私がＱＳＴ病院に着任当初から臨床研究に尽力してきた膵臓がんと大腸がん術後再発が２０２２年に保険収載されたことは、非常に喜ばしい出来事でした。現在は篠藤誠医師と瀧山博年医師が、それぞれ膵臓がんと大腸がん術後再発の臨床研究の中心を担う活躍をしています。

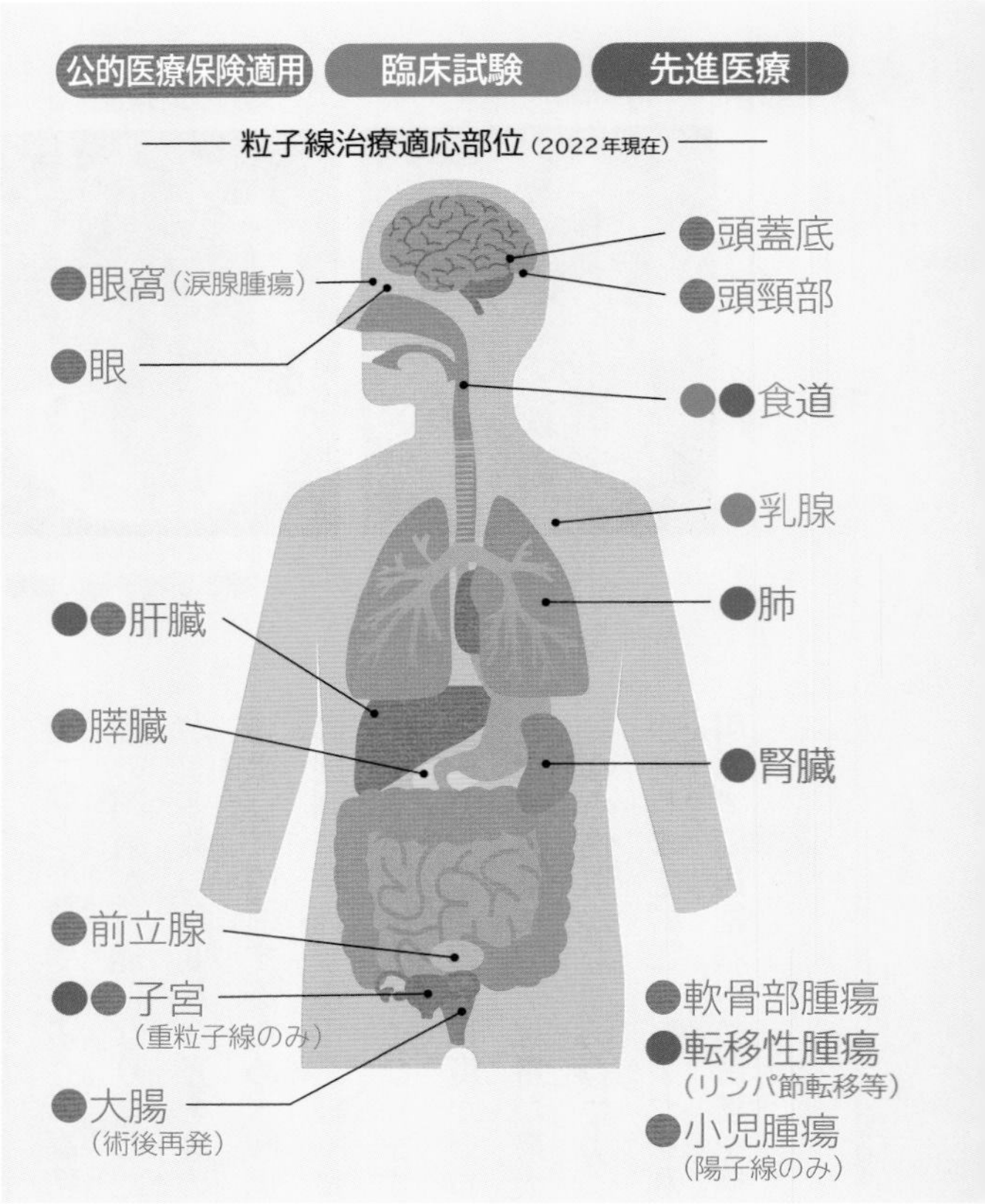

重粒子線治療で寛解に至った事例

　重粒子線治療は手術困難な症例に対し、手術に代わり得る有用な局所療法といわれています。実際に末期がんから寛解に至った事例を紹介します。

　２００１年、Ａ病院で直腸がんの切除手術をした男性患者Ｂさんに再発が起こりました。切除を進められるもＢさんは手術を拒否、①２００４年に当院で1度目の重粒子線16回照射を施行。２００６年には肺転移があり、Ａ病院でFOLFIRI療法（化学療法の一種）を実施。②２００７年、骨盤内再発が見つかり、12回照射。③２００８年には肺に転移し、４回照射。その半年後、右肺の３カ所に転移し、Ａ病院で切除。同年、総腸骨リンパ節、次いで左肺上葉および右下葉へ転移。④総腸骨リンパ節に12回、⑤左肺上葉に12回、⑥右肺1回の照射。⑦２０１１年、右肺に再発し、４回を施行。２００３年～２０１１年に合計７度61回の重粒子線治療を行いました。以後、再発はなく、２０２２年現在もＢさんに再発の兆候はありません。

当時「手術しないなら何もできません。基本的には緩和ケアに行きなさい」と言われたそうですが、重粒子線治療で寛解に至りました。もともと九州の方で、現在は佐賀県の施設で経過を診ていただいています。

従来の放射線治療であれば、正常細胞への影響から7度の照射は重篤な障害が懸念されることから困難でした。優れた線量分布によって正常細胞への影響が抑えられたことと、がん細胞のDNAを切断する力が強いという重粒子線の2つの特長が結びついた結果です。

がん死ゼロを目指す「量子メス」の研究

QST病院では「がん死ゼロ健康長寿社会」を目指し、2016年から量子メスプロジェクトを進めています。

1994年にできた世界初の重粒子線がん治療装置（第1世代）HIMACは120メートル×65メートルと大型で、建設費も320億円に上るものでした。第2及び3世代は60メートル×40メートル、建設費140億円と小型化・低コスト化を実現しました。

第4世代以降の次世代型重粒子線がん治療装置を「量子メス」と呼んでいます。

さらなる小型化（45メートル×34メートル）と同時に「マルチイオン照射」の導入を進めています。重粒子線治療では主に炭素イオンが使用されますが、重粒子は一種類ではありません。水素より大きい原子番号を持つ、さまざまなイオンビームが重粒子です。マルチイオン照射では自在に複数の重粒子（イオンビーム）を操ることが可能です。腫瘍中心部には炭素イオンより重い酸素イオンやネオンイオンで「がんの再発抑制」、腫瘍周辺は従来通り炭素イオン、正常細胞組織近傍には軽いヘリウムイオンで「副作用の低減」など、腫瘍内の場所や状態に応じてイオンを選択し、照射が可能になります。

マルチイオン照射に加え、標的（病巣）をなぞるように照射する「3-Dスキャニング照射」、超電導技術を用い小型化し、どの方向からでも照射を可能とする「回転ガントリー」といった技術によって、原発腫瘍への治療効果の向上、再発の抑制、副作用の低減、及び治療期間の短縮など、より高いQOL（生活の質）の実現を追求しています。

2030年頃には10メートル×20メートル（第一世代の1／40）というサイズ、病院の治療室に設置可能な第5世代「量子メス」の完成が目標です。

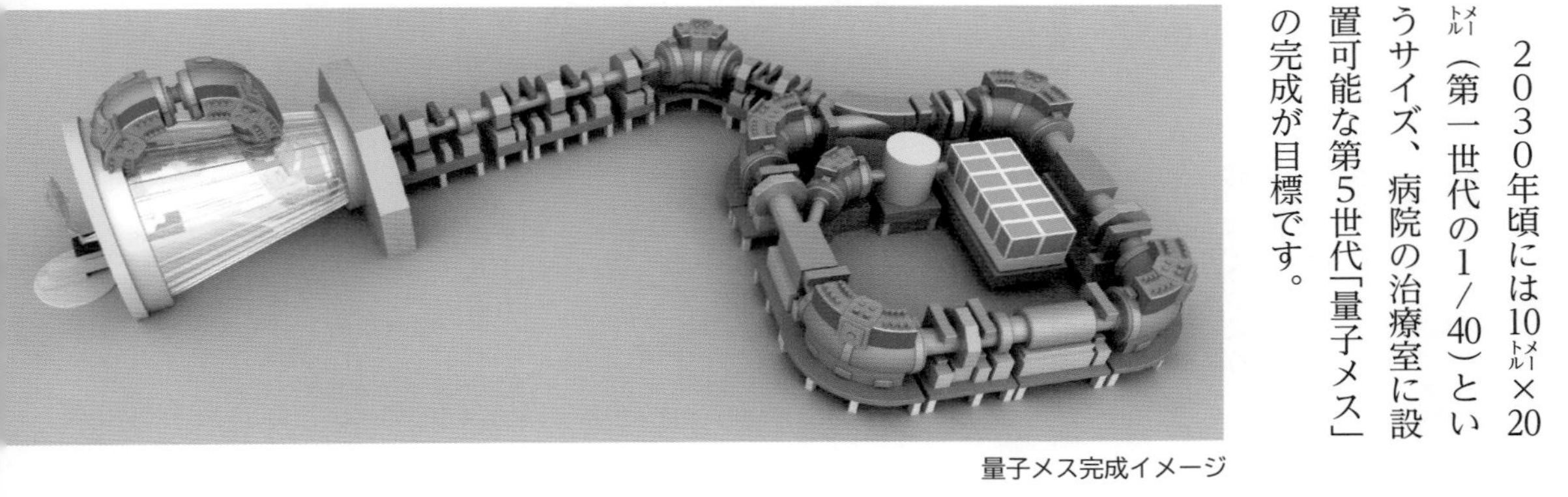

量子メス完成イメージ

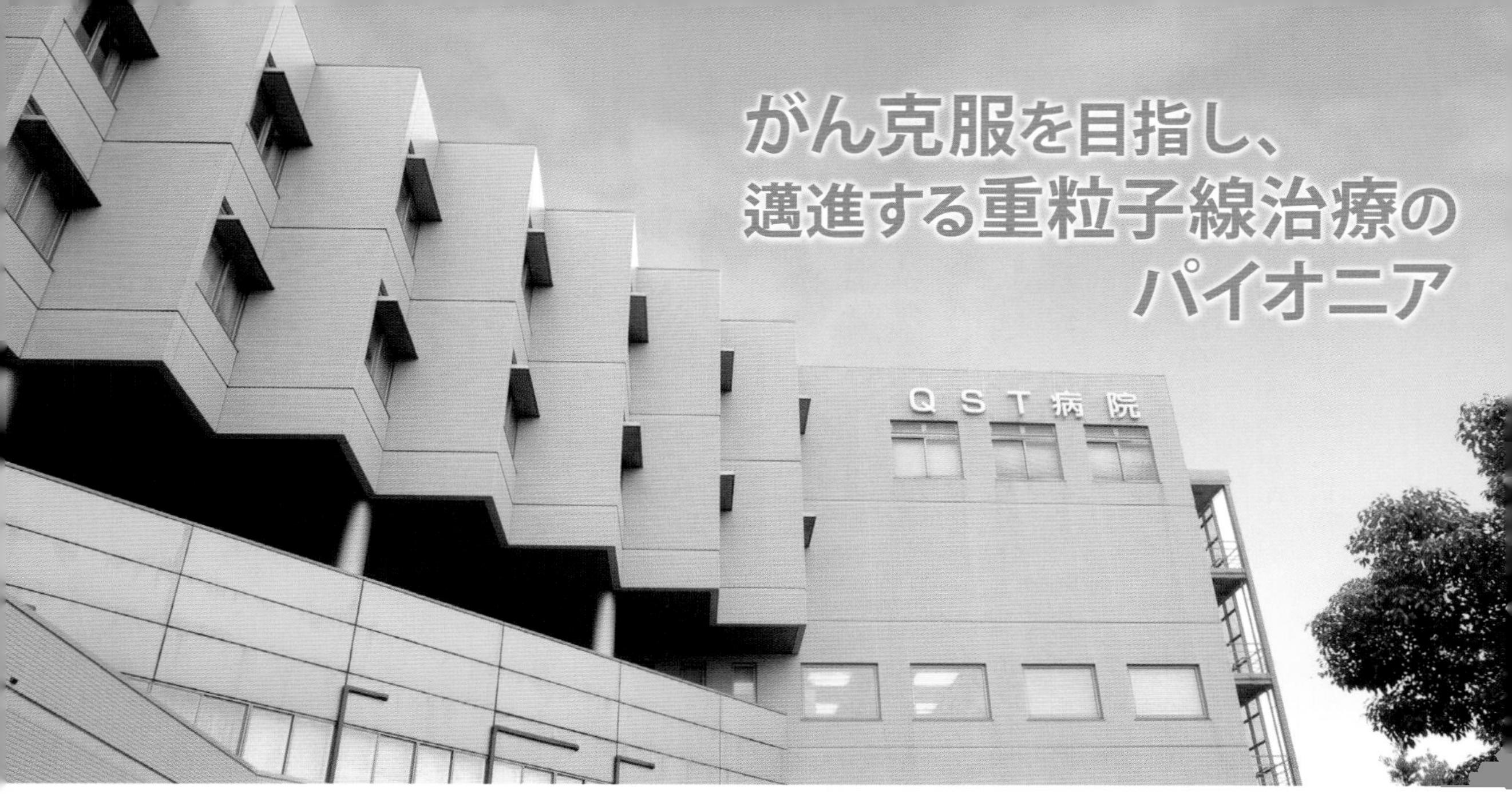

がん克服を目指し、邁進する重粒子線治療のパイオニア

国立研究開発法人 量子科学技術研究開発機構

QST病院（旧 放射線医学総合研究所病院）

医療新聞DIGITALで更に詳しい病院情報が見られます。

〒263-8555 千葉県千葉市稲毛区穴川4-9-1　TEL.043-206-3306（代表）　【診療受付時間】平日 8:30 ～ 17:00
重粒子線治療や受診方法のお問い合わせ TEL.043-284-8852
【受付時間】平日 9:00～11:30 ／12:30～15:00　https://www.nirs.qst.go.jp/hospital/

重粒子線のメリットを生かしピンポイント照射

次世代のがん治療法「重粒子線治療」を、けん引するのがＱＳＴ病院（千葉県千葉市）。１９６１年、放射線医学総合研究所内に開院。84年から10年の歳月をかけて重粒子線治療装置「ＨＩＭＡＣ」を開発し、94年６月から治療を開始した。２０２２年３月現在、症例数は１万４１０５件を数える。

散乱・減弱しながら進む従来の放射線治療（Ｘ線）との違いについて山田滋院長は解説する。

「重粒子線はピンポイントで病巣に、大きなエネルギーを与えることができます。質量が水素の原子核の約12倍もある炭素の原子核を用いるため、破壊力が大きい。抵抗性の強いがん細胞、例えば酸素濃度の低いがんや幹細胞にも効果的です」

新たに開発した２つの技術が線量分布に優れた重粒子線の効果を促進させる。「高速３次元スキャニング照射装置」は従来の約１００倍の速度で腫瘍の形状に合わせ、なぞるような照射を可能にした。「回転ガントリー」は患者を中央の治療台に固定することで、３６０度任意の角度から重粒子線を当てることができる。これらを組み合わせることで、さらなる線量の集中

X線と重粒子線の線量分布の比較

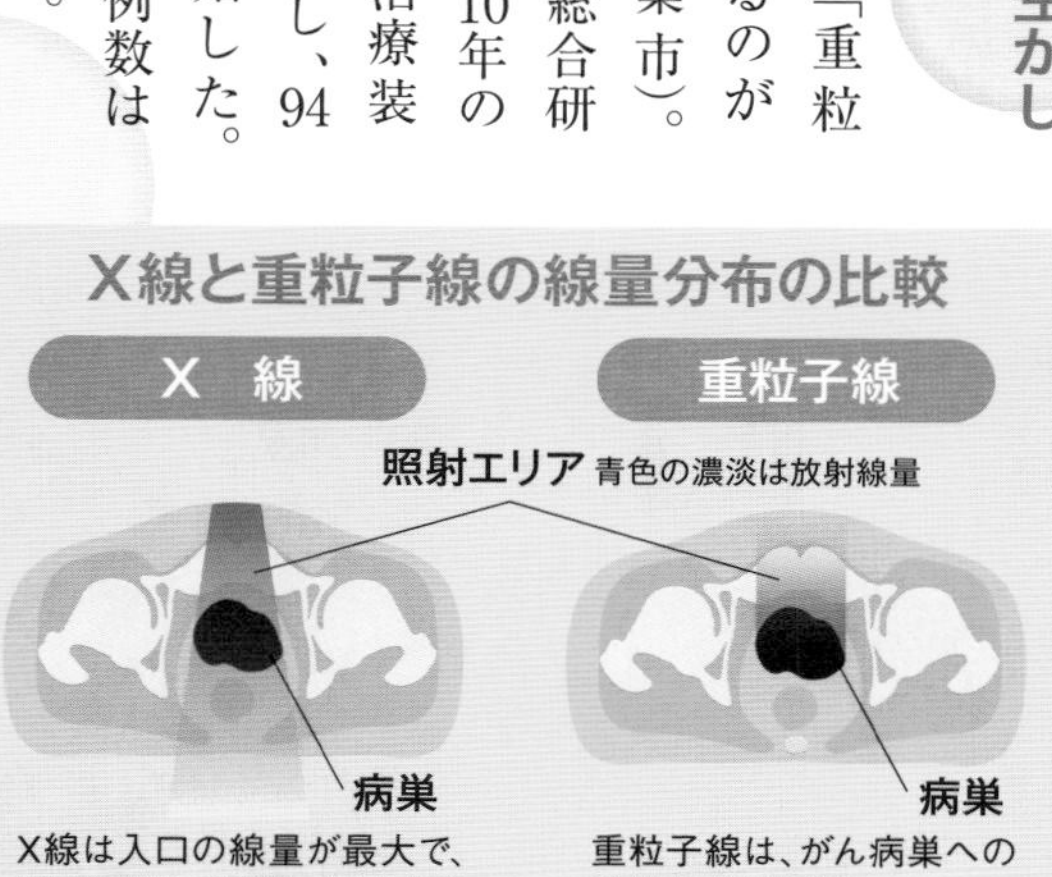

X線は入口の線量が最大で、深くなるほど散乱・減弱する

重粒子線は、がん病巣への線量集中性が高い

性および副作用の低減を目指した精度の高い治療を追求している。

保険収載拡大で広がる重粒子線治療

これまで重粒子線治療で保険収載されていたのは切除不能骨軟部腫瘍、頭頸部がん、前立腺がん。22年4月には大型の肝細胞がん、肝内胆管がん、局所進行性膵がん、局所進行性子宮頸部腺がん、大腸がん術後再発の5つが新たに加わった。粒子線治療の黎明期から臨床試験を重ねてきた努力が実った形だ。先進医療で約320万円だった自己負担金が、保険収載によって約8万円程度（個人差あり）で治療を受けられるようになった。

QST病院では新しいがん治療戦略として「化学療法（免疫療法）×重粒子線治療」にも取り組んでいる。

例えば保険収載となった局所進行性膵がんは予後が良好ではない悪性腫瘍のひとつ。近年、治療薬の飛躍的な発達によって腫瘍を縮小させる化学療法が治療の中心になってきた。

そこで求められているのが化学療法と相性のいい局所療法。膵がんは低酸素細胞の割合が多く、抵抗性であり、さらに放射線感受性の高い消化管に囲まれている。そのため従来の放射線治療は周囲への影響が大きい。侵襲のある手術は一定期間、化学療法を休まなければならない。優れた線量分布に加え、がん細胞殺傷効果も高く、侵襲が極めて小さい重粒子線治療は化学療法との相性も抜群だ。

研究開発と普及 QST病院のミッション

研究開発もQST病院の大きな役割だ。放射性医薬品を用いた「核医学治療・RI内用療法」もそのひとつ。高いがん細胞殺傷効果を持つアルファ線を放出する物質「アスタチン211」や「アクチニウム225」等を用いた治療法を研究。生体内での飛距離がごく短いため、がん細胞だけに放射線を届けられる有用な技術で、他施設との共同研究・治験を進めている。

また19年には政府から基幹高度被ばく医療支援センターに指定され、エキスパート（医師や看護師、技術者など）の育成、内部被ばくに関する線量評価でも中心を担う。

「重粒子線には多くの可能性があります。治療実績は向上していますが、まだまだ満足していません。外科的手術を超えることを目指したい。装置の小型化、人材育成などに力を入れながら、がんで悩む世界中の方に重粒子線治療を届けたい」とQST病院のミッションについて山田院長は熱く語る。

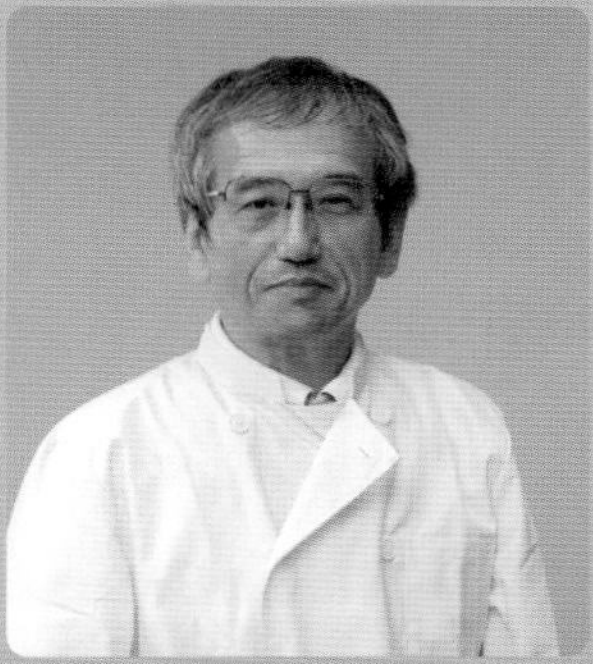

院長　山田 滋

やまだ・しげる●1985年三重大学卒業。医学博士、日本医学放射線学会認定放射線科専門医、日本放射線腫瘍学会代議員、日本大腸肛門病学会評議員、千葉大学客員教授。

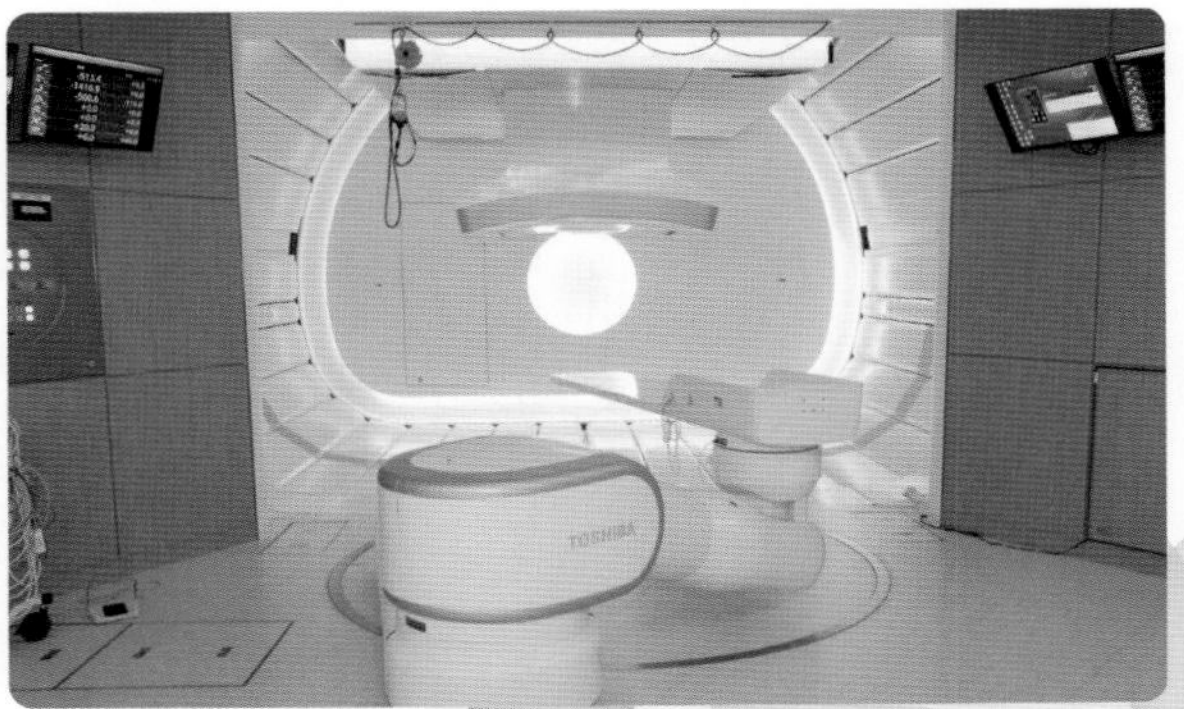

任意の角度から重粒子線を照射できるガントリー治療室

兵庫県立粒子線医療センター

【受付時間】平日 8:30～17:00
〒679-5165
兵庫県たつの市新宮町光都1丁目2-1
TEL.0791-58-0100（代表）
https://www.hibmc.shingu.hyogo.jp/

医療新聞DIGITALで更に詳しい病院情報が見られます

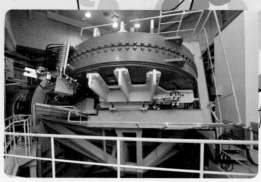

後ろから見た回転ガントリー

集学的粒子線治療で難治性進行がんに挑む

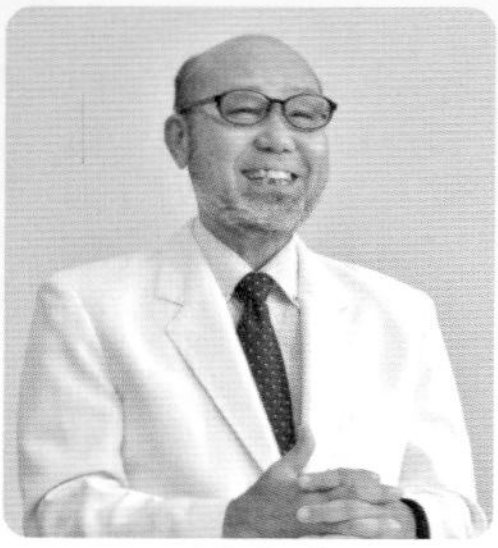
院長　沖本 智昭
1990年長崎大学医学部卒業。日本医学放射線学会認定放射線科専門医。神戸大学大学院客員教授、大阪大学大学院招へい教授。

重粒子線と陽子線を併用 最新のがん治療

「世界に誇れるがん治療施設を兵庫に」という県のプロジェクトによって2001年に誕生したのが兵庫県立粒子線医療センター。全国25カ所の粒子線治療施設の中で唯一※1、重粒子線と陽子線の両方で治療可能だ。粒子線は、がん細胞殺傷能力が高く、病変部でエネルギーを最大化し、停止する。手術や従来の放射線（X線）治療が難しいケースを中心に実績を重ね、症例数は9834人※2を数える。「破壊力が強いのは重粒子線ですが、陽子線も同様に優れた治療成績が出ています。そうなると大切なのが周辺臓器への影響。2種類の粒子線治療プラン（1回あたりの照射量、方位、回数など）を作成・シミュレーションし、どちらが、より副作用が少ないかを検証します」と沖本智昭院長は話す。

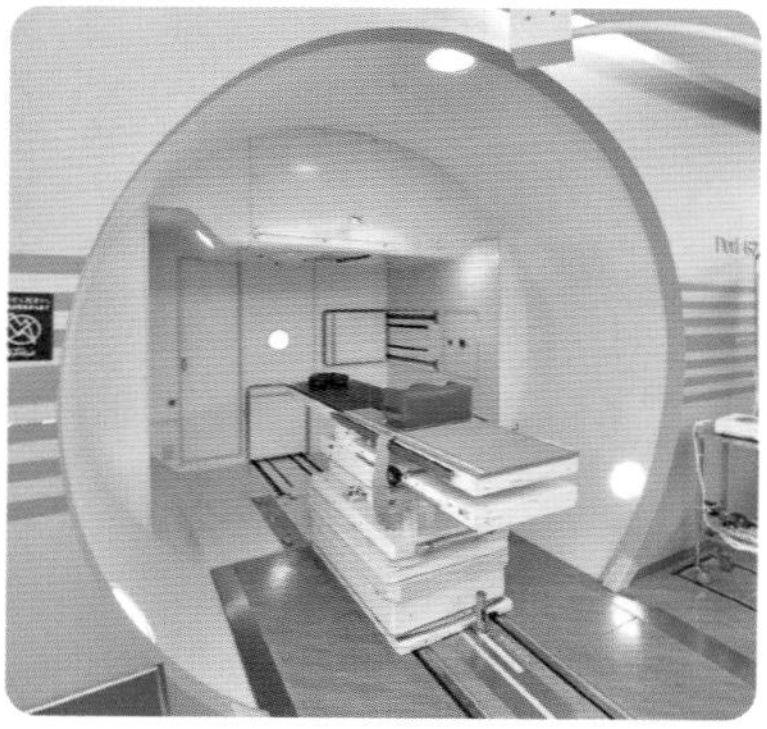
回転ガントリー照射室

来院が難しい方にはオンライン診療を活用するなど、柔軟に治療を進めている。通常は初診から治療開始まで2～3週間程だが、一刻を争う進行がんには初診から1週間程で治療開始と超特急で準備する。

特に力を入れているのが、22年に保険収載された肝がん、膵がん。切除不能なステージの患者が最後の砦として訪れる。「難治性の進行がんのため、粒子線とはいえ、単独で治療できる患者さんはごく限られます。外科、内科と協力しながら集学的粒子線治療を実施しています」と沖本院長。

外科の協力で放射線感受性の高い胃と腫瘍の間に吸収性スペーサーを挿入し、胃にあたる線量を大幅に削減することで、より効果的な照射を実現。内科のサポートで全身化学療法はもちろん、血管内から腫瘍に直接、薬剤を送るカテーテル治療法も行う。保険収載後、患者数は肝がん約2倍、膵がん約3倍と大幅に増加した※3。

照射室5室、病床50床を備える兵庫県立粒子線医療センターは2つの粒子線をベースとした集学的治療で、がん撲滅という目標に向かい歩みを進める。

※1 公益財団法人医用原子力技術研究振興財団HPより　※2 2001年4月～2022年3月　※3 2021年と2022年、4月～9月の治療実績比

がん治療の選択肢を広げる
心と体にやさしい最新治療

日本に7つしかない重粒子線治療施設のひとつが九州国際重粒子線がん治療センター（佐賀県鳥栖市）。「サガハイマット」の愛称で親しまれる。九州新幹線新鳥栖駅前、高速道路からのアクセスも抜群という利便性から九州はもとより中国・四国の一部までを医療圏とする。2013年に治療をスタートし、症例数は7249人（2022年7月末現在）を数える。

センター長の塩山善之医師は「がん病巣を狙い撃つ重粒子線治療は正常組織へのダメージが少なく、がん細胞の殺傷効果が高いのが特徴。治療期間も短い。通院治療も可能なため、職場や家庭を長期間離れる必要がありません」と話す。

病巣の形に合わせて照射するパッシブ照射と、なぞるように照射する3Dスキャニング照射という最新技術を活用し、高齢者や体力に不安のある患者でも治療可能な、心と体にやさしいがん治療を追求する。

手術困難ながんから 九州一円の患者を守る

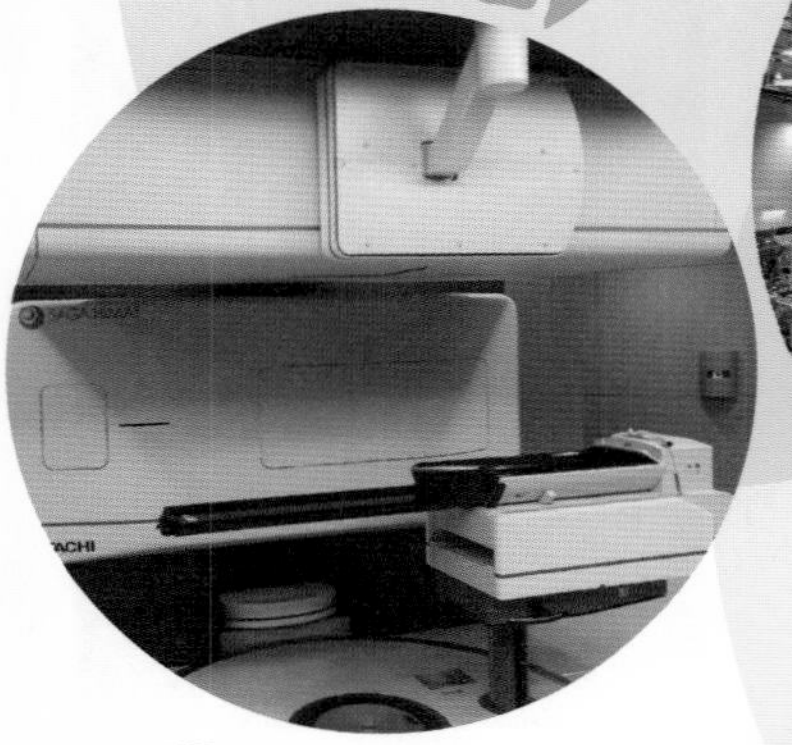

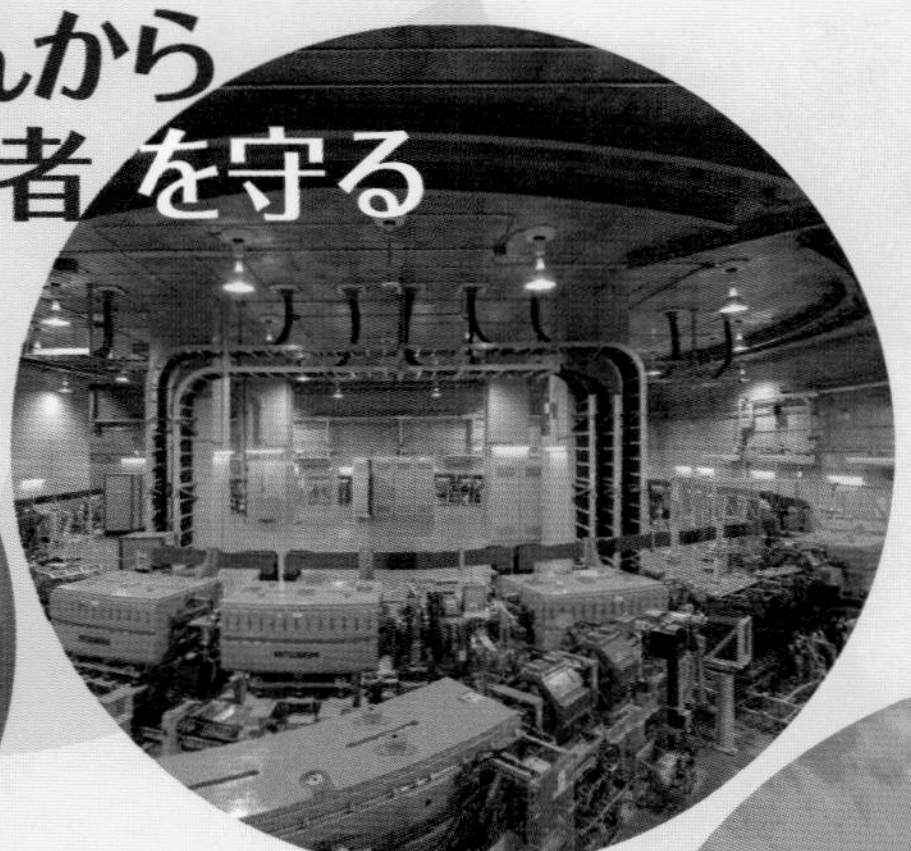

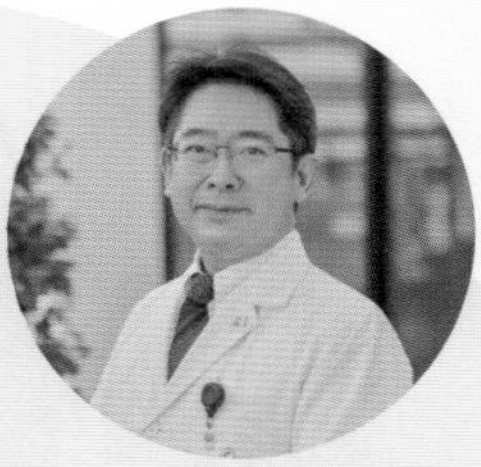

センター長　**塩山 善之**

1990年九州大学卒業。医学博士、日本医学放射線学会認定放射線科専門医、日本放射線腫瘍学会監事、日本肺癌学会理事。

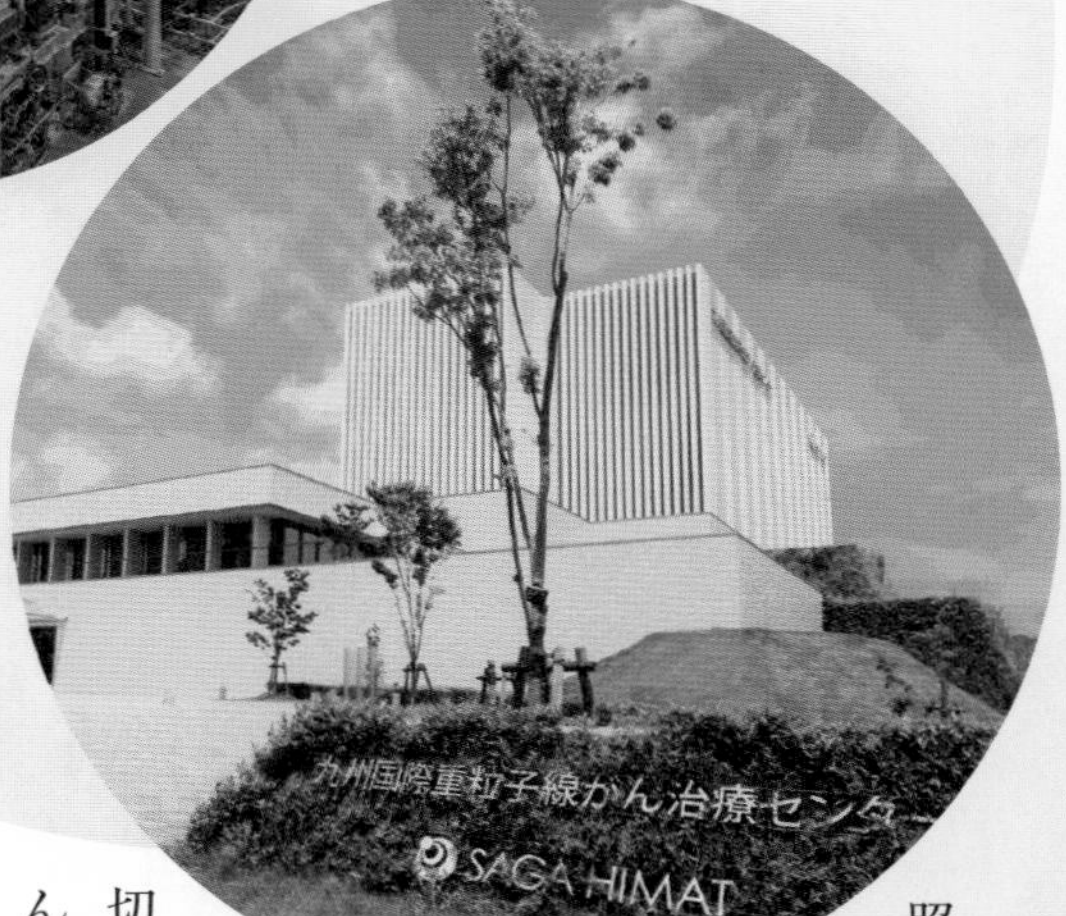

九州国際重粒子線がん治療センター
SAGA HIMAT
SAGA Heavy Ion Medical Accelerator in Tosu

〒841-0071 佐賀県鳥栖市原古賀町3049番地
TEL.0942-50-8812(代表)
http://www.saga-himat.jp/
【受付時間】平日　9:00～12:00
13:00～17:00

医療新聞DIGITALで更に詳しい病院情報が見られます

重粒子線治療普及の鍵となるのが保険適用部位の拡大。現在、保険適用は切除不能骨軟部がん、頭頸部がん、前立腺がん、大型の肝細胞がん、肝内胆管がん、局所進行性膵がん、局所進行性子宮頸部腺がん、大腸がん術後再発の8つ。他の重粒子線治療施設と連携しながらエビデンスを示すことで保険適用の拡大に貢献する。

「早期発見であれば標準治療で根治を目指せるが、より進行した状態であっても重粒子線治療という選択肢があることを、多くの方に知っていただきたい」と塩山医師。サガハイマットは九州医療圏のがん患者の「希望の星」として輝き続ける。

パフォーミングアーツ
医学外来

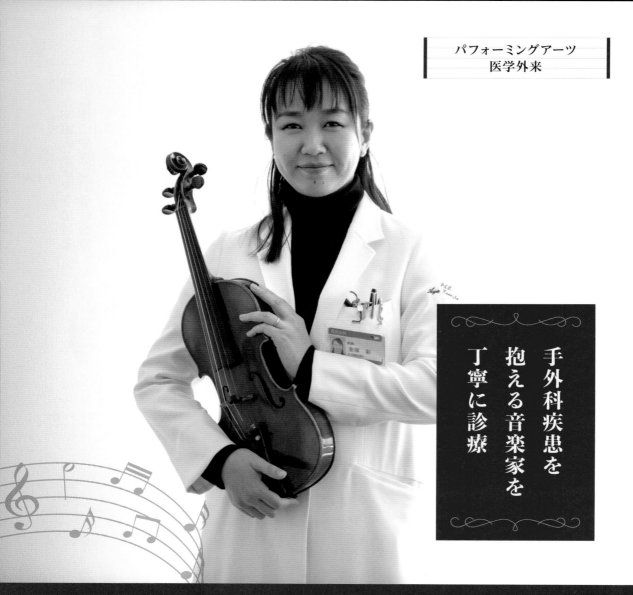

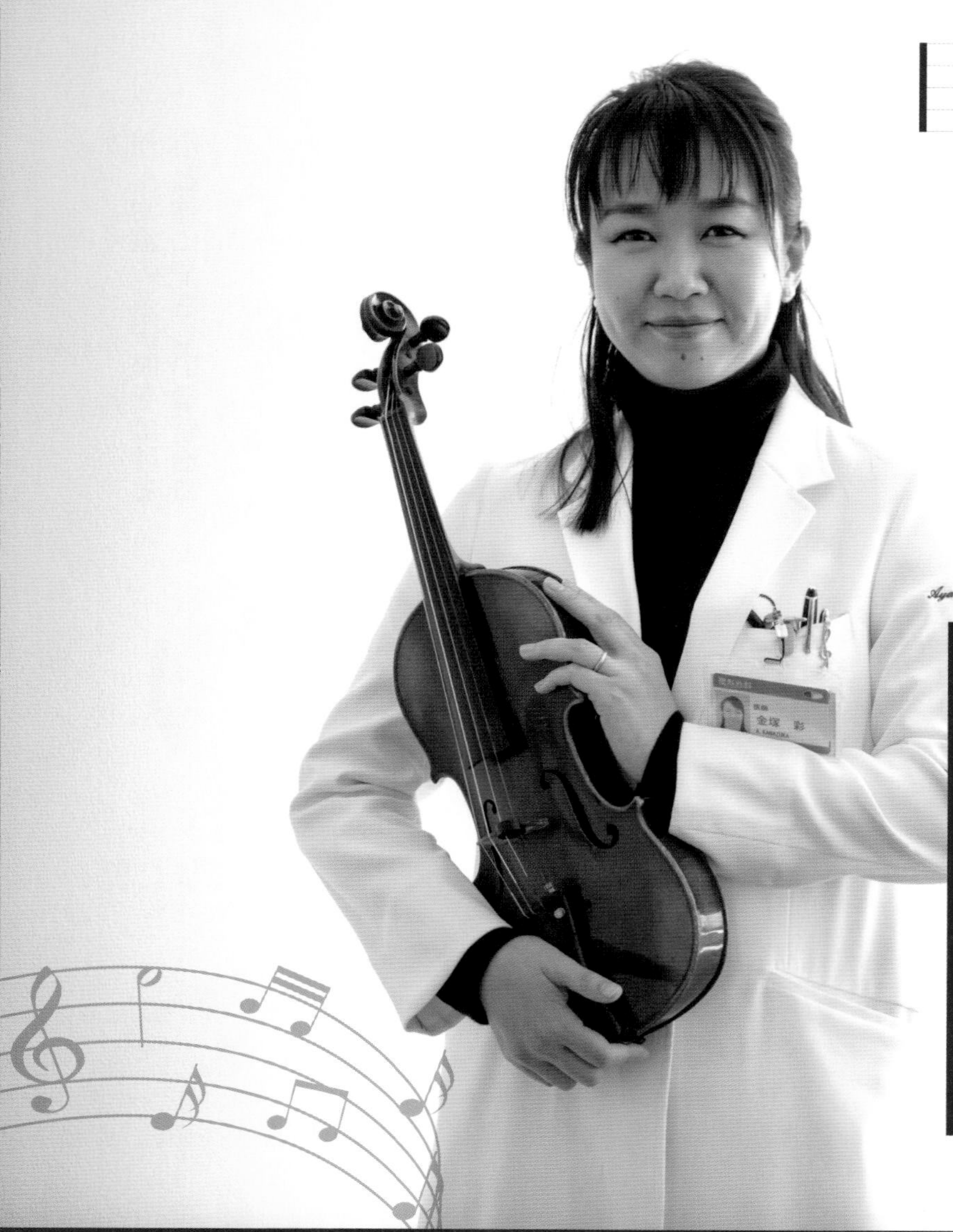

手外科疾患を抱える音楽家を丁寧に診療

千葉大学医学部附属病院
臨床研究開発推進センター 特任助教

金塚 彩（かなづか・あや）

医師・医学博士。2007年、千葉大学医学部卒業。2009年、千葉大学整形外科入局。病院勤務。2018年、英国University College London大学院Performing Arts Medicine 学科修了。2020年より現職。

関節の損傷、筋肉の断裂などで戦列を離れるアスリートの故障には、スポーツ医学領域のチーム医療による手厚いサポートが存在する。一方、楽器を奏でる音楽家などアーティストは、スポーツ選手に比べ、受けられる専門的医療が手薄との声もある。

そんな実情を踏まえ、千葉大学医学部付属病院整形外科は2018年9月から、音楽家やダンサーなどのパフォーミングアーティストを専門に診療するパフォーミングアーツ医学外来を開設した。そこで外来診療を担当する、整形外科・手外科グループ、臨床研究開発推進センターの金塚彩医師に、演奏という繊細な技工の裏にある音楽家の悩みをどう解決しているのか、話を伺った。

実際に楽器を持参してもらい、楽器の演奏状況を診察

パフォーミングアーツ医学は1980年代頃から欧米を中心に発展。それまで、音楽家などのアーティストに特化した診療は特段存在しなかった医療事情に風穴を開けた、新たな医学分野だ。

「私どものPAM(Performing Arts Medicine=パフォーミングアーツ医学)外来では、手外科領域の疾患がある音楽家さんを、その方の弾く楽器の特性を理解したうえで寄り添い、診断と治療を行います」と話す金塚医師は2009年に千葉大学整形外科に入局。その後、2016年、ドイツのベルリン・シャリテ医科大学に短期留学、2017~18年は英国のユニバーシティ・カレッジ・ロンドン(UCL)の大学院、PAM学科で、日本人で初めて学科を修了した。

同外来では金塚医師の専門が手外科であることから、主に音楽家の上肢の痛みやしびれ、動きにくさなどを診療している。週一回診療日を設け、受診には紹介状が必要。PAM専門の問診票を用い、楽器の演奏状況も診察するという。

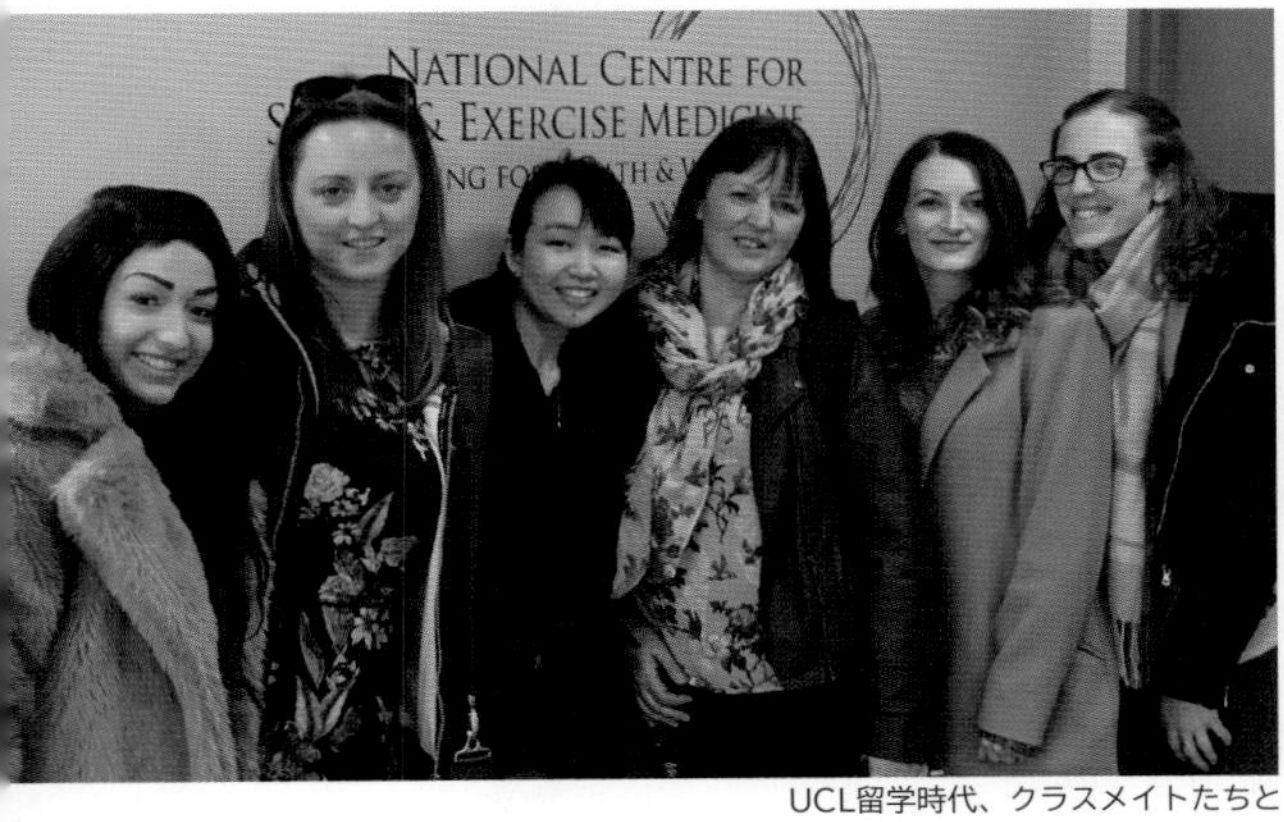

UCL留学時代、クラスメイトたちと

「PAM外来の基盤は整形外科・手外科としての診療であり、対象疾患は音楽家の方に生じた通常の手外科疾患です。例えば、バネ指、腱鞘炎、変形性関節症、絞扼性神経障害(胸郭出口症候群、肘部管症候群、手根管症候群)、デュピュイトラン拘縮、関節リウマチ、ガングリオン等の腫瘍、Overuse(使い過ぎ)/Misuse(誤用)症候群などです。基本的な診察科目に加えて、演奏障害を診察する点が特徴です。受診する患者さんにはなるべく、楽器を持参していただき、目の前で演奏してもらいます。姿勢や弾き方にMisuse(誤用)の要素があれば、これを修正することで症状が改善することもあります。楽器によって演奏姿勢が違うため、同じ疾患でも演奏障害の出方が異なり、治療戦略を変える必要があります。手術症例では早期演奏復帰を目指し、楽器を使ったリハビリテーションプログラムを導入しています。フォーカルジストニアの診療においては、脳神経内科、精神神経科、リハビリテーション科と連携しながら取り組んでいます」

上肢機能障害を三次元的動作解析システムで解き明かしたい

　現在、金塚医師が取り組んでいるのが、上肢の三次元的動作解析に関する研究だ。

「実は上肢、特に手や指のバイオメカニクスは分かっていないことが多いのです。物をつまみ、握る、引き寄せる、このような基本動作と比較して、演奏動作は複雑で難易度が非常に高いものです。現在、光学式三次元的動作解析システムを用いて、上肢の動作解析を行っています。音楽家の演奏動作をこの手法で分析することで、診断や治療に役立つＰＡＭ領域のエビデンスを構築し、診療に還元したいと考えています。大学病院内の『動作解析・ＰＡＭ診察室』に本システムを設置し、活用しています。大きな音が出る楽器もあるので、このような独立した診察室があると診療しやすく、患者さんにとってもご安心いただける環境だと思います」

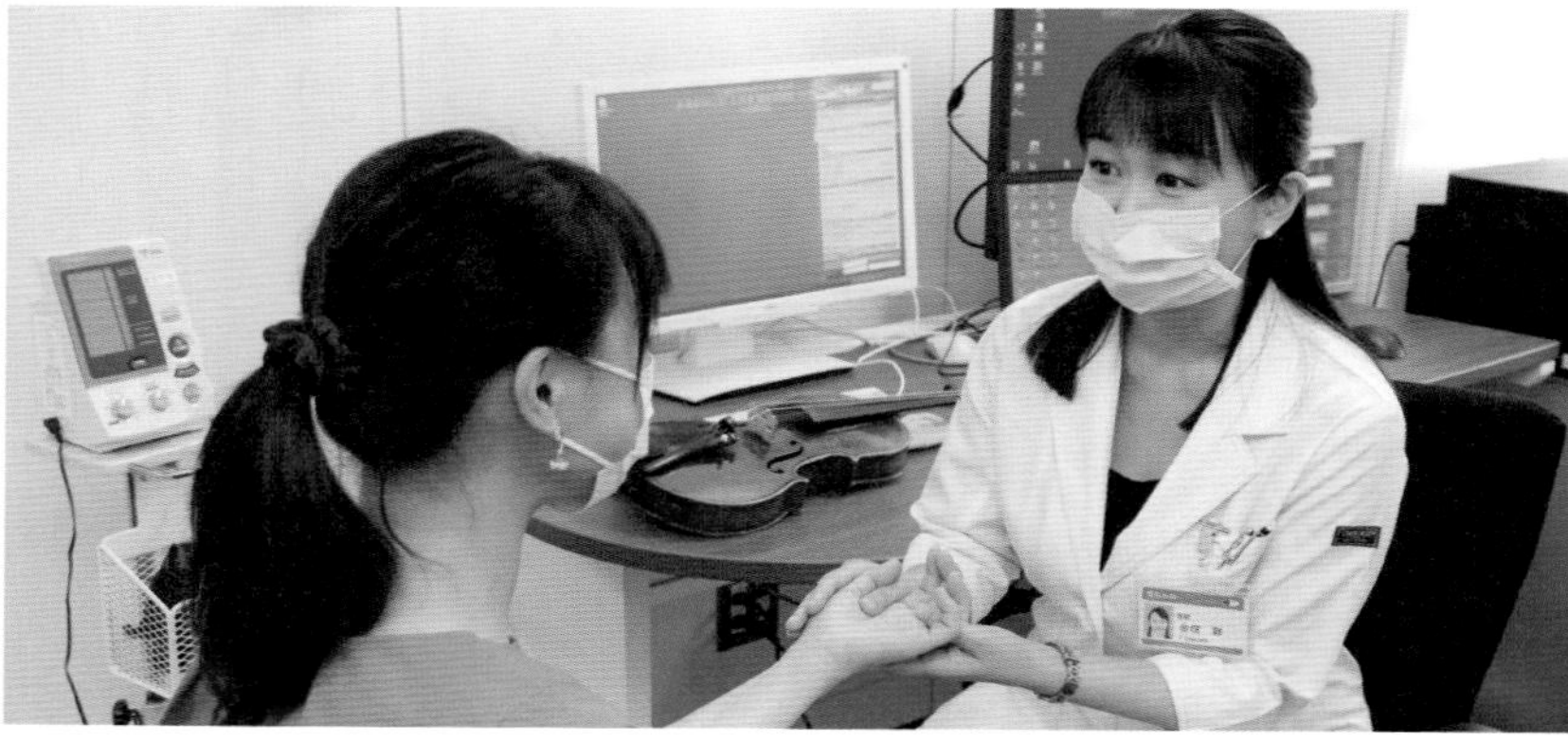

　金塚医師は改めて、楽器を実際に演奏する意義を、こう説明する。

「疾患を伴う、楽器の弾きにくさや辛さを言葉で説明するのは、とても難しいものです。しかし、楽器を弾く姿こそが、患者さんの愁訴を雄弁に物語ってくれます。診察には欠かせません」

　この外来には、幅広い世代の多様な種類の楽器奏者が国内外から来院しており、患者の演奏楽器には、ピアノ、ヴァイオリン、フルート、ギターが多いという。なかでも、ピアノが大半を占めるそうだ。

「演奏で起こる疾患は、演奏のし過ぎ(Overuse)や誤用(Misuse)症候群、腱鞘炎などがあります。この場合、演奏習慣の見直しや、テクニックの修正が必要になります。演奏とは関連なく、発症する病気もありますね。例えば、手掌の親指側がしびれる手根管症候群。音楽家は指先の感覚で音程や音色を調整していますから、しびれなどの感覚障害があると、指先のコントロールがしにくくなります。治療のタイミングを逃さないことが大事です。あるいは、手指の変形性関節症（ヘバーデン結節やCM関節症など）はときに強い痛みを感じます。例えば、ピアノの打鍵、ヴァイオリンのビブラートの際、痛くて思う通りにできないことがあります。装具やリハビリテーション通院、注射などを組み合わせながら対応します。コンクールやコンサートの予定も考えながら、治療計画を練ります。骨折や腱損傷などの突発的な外傷では、術後早期の演奏復帰を目指したリハビリテーションプログラムを組みます」

PAMを志した経緯と今後の展望

同院のPAM外来の開設は金塚医師が胸に秘める、ある気概が込められている。きっかけは医学生時代に経験した骨折だった。金塚医師は子どもの頃から、ヴァイオリンやピアノ、フィギュアスケート、バレエなどのパフォーミングアーツの習い事が多かった。医学部入学後も、オーケストラでヴァイオリンの主席奏者、コンサートミストレスを務めていた。

「そんな折、体力作りのために始めたスキーで右腕を骨折したのです。その時の担当医は、骨折した骨がくっつくかどうかに最も関心があり、いつからギプスを外し、どんなリハビリをして、何週間後に練習を再開していいのかを提示してくれることはありませんでした。私のヴァイオリニストとしてのパフォーマンスをどう回復させるかについては、助言が難しかったようです。この時、アスリートにはスポーツ整形外科があるのに、なぜ、演奏家には専門に診てくれる医師がいないのだろうと、疑問に思ったのです。医師になったら、音楽家の人たちの役に立ちたいと思ったのはこの時からです。ドイツ、イギリスに留学してPAMを学び、国内での診療を本格化しました」

金塚医師が当面の課題としているのが、日本にPAMを根付かせ、研究を押し進めるための土壌作りだ。

「診療経験を積むと同時に、PAMを学問として追求することが必要であると考えています。そのためには、動作解析によるバイオメカニクスの解明が役立つと考えています。例えば、手術の術式を選択する時、この楽器演奏には、この関節の可動域はこれだけ必要だから、演奏機能の損失を最小限にとどめるためにはこの術式が適切だとか、ヴァイオリンのリハビリテーションではこの可動域を優先的に獲得できるようなプログラムを組むことで演奏復帰がスムーズになる、というようなことが具体的に言えるようになります。一人ひとりの患者さんの診療を大切にしながら、両立していきたいと思います」

今、日本はPAMの黎明期。金塚医師の奮闘はまだ続きそうだ。

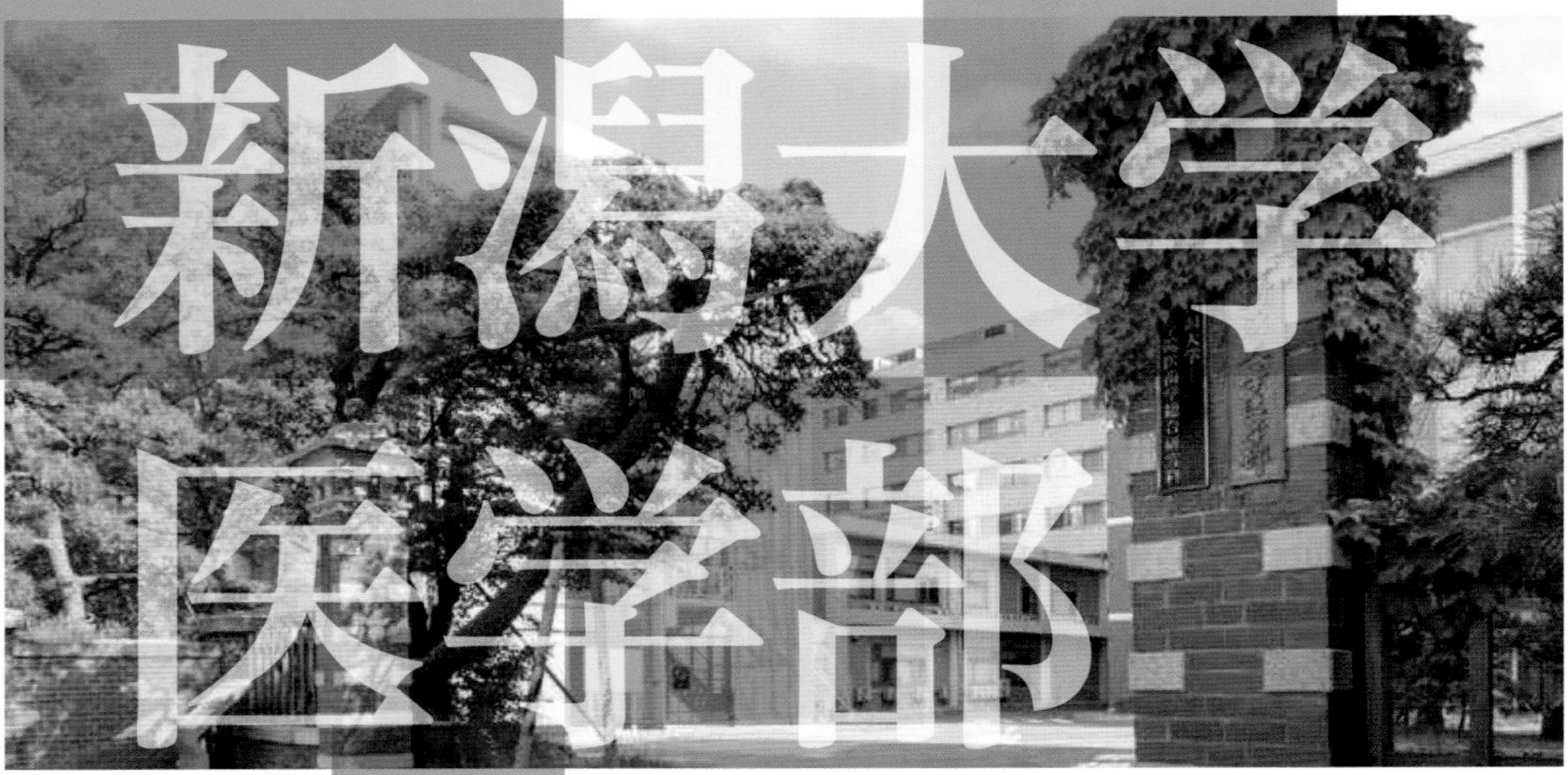

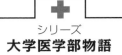

新潟大学医学部

「社会に求められる医学部」目指し、教育・研究・臨床の底上げに全力

文責／岡林秀明

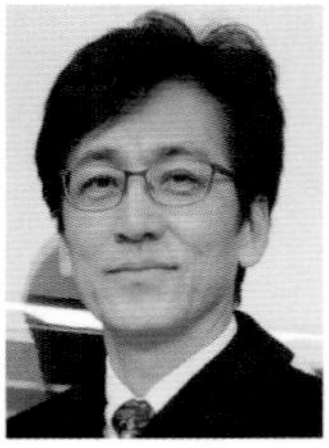

新潟大学医学部長
染矢 俊幸

新潟大学医学部は日本海側を代表する医学部。「旧六」と呼ばれる旧・官立医科大学6校のうちの1校で、1910年の創立以来、教育・研究・臨床の中核拠点として伝統を刻んできた。新潟県民や地域医療機関の信頼も厚い。本誌では「シリーズ大学医学部物語」の第1回として新潟大学医学部長の染矢俊幸先生に同大学医学部の創設以来の歴史と特色を語っていただいた。

※本原稿は2019年12月に行われた新潟大学医学部第二内科同窓会集談会における講演を編集・再構成させていただいたものです。数値やデータは講演当時のものを、そのまま使用しました。写真は、いずれも新潟大学医学部サイトから。

国立大学医学部では6番目に設置された

医学部の機能として教育・研究・臨床の３つの柱がありますが、本日は教育と研究を中心にお話しさせていただきたいと思います。

実は新潟の近代医学教育は１８６９年、市内寺町の正福寺に施薬院と種痘所が設けられたことに始まります。

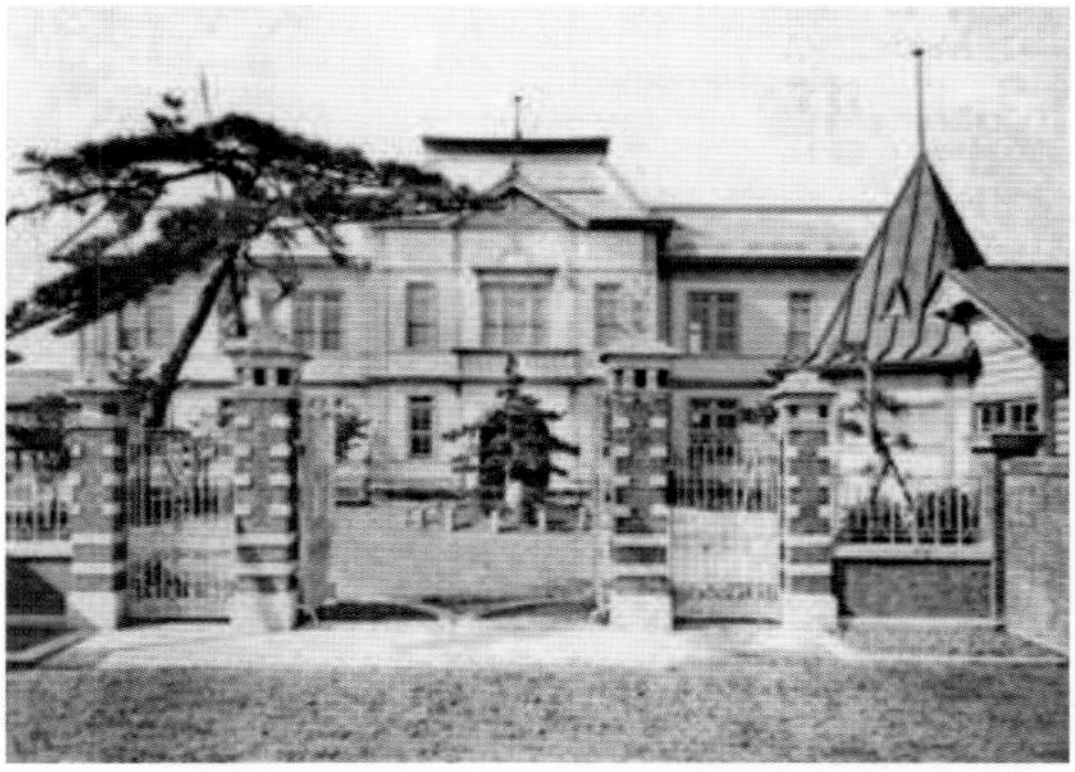
新潟医学専門学校当時（大正時代）

その後、新潟病院医学所へ経て、１８７９年、県立新潟医学校となりましたが、１８８８年に廃校になりました。それ以降、県立病院で医学教育が行われていたものの、新潟医学校時代は新潟大学医学部の歴史にはカウントしないことになっています。

１９１０年、新潟の街に官立新潟医学専門学校が開設されました。その時点で、わが国の大学医学部は東京と京都、九州の3帝国大学にしかありませんでした。

１９２２年、官立新潟医学専門学校は官立新潟医科大学に昇格します。この時点で設置されていた国立大学医学部は先ほどの3校に加え、東北帝国大学と、その少し前に新設された北海道帝国大学の5校でした。ですから、新潟大学は国立大学医学部としては6番目に設置された学校となります。

私は精神科１００周年の際、この歴史に気がつきました。それ以来、遠慮なく「国立大学で6番目に設置された医学部である」と紹介することにしました。歴史を研究・検証し、正しい史実を残していくことが大事です。

同年、岡山医学専門学校が岡山医科大学に、翌１９２３年、千葉、金沢、長崎の医学専門学校も医科大学に昇格しました。つまり１９２２年と23年の2年間で「旧六」といわれた官立医学専門学校5校が大学になったわけです。

「旧六」のもう1校、県立熊本医科大学が官立に移管されたのは7年後の１９２９年で、もう昭和に入っていました。

その2年後の１９３１年、大阪府立医科大学が大阪帝国大学医学部に、さらに１９３９年、愛知県立医科大学が名古屋帝国大学医学部になり、国による医科大学の整備が一段落しました。

医学部のシンボル 正門横の松は健在

　明治・大正期に整備された医科大学は今述べた帝大7校、旧六6校に加え、私立の慶應義塾大学医学部、東京慈恵会医科大学、日本医科大学、そして公立の京都府立医科大学の17校しかありません。これらの大学が当時の高等医学教育と研究を担っていました。その一校として新潟大学医学部は歴史を刻んできました。

　新潟医科大学に昇格した頃の写真を見ると、医学部のシンボルともいうべき松が、すでにありました。

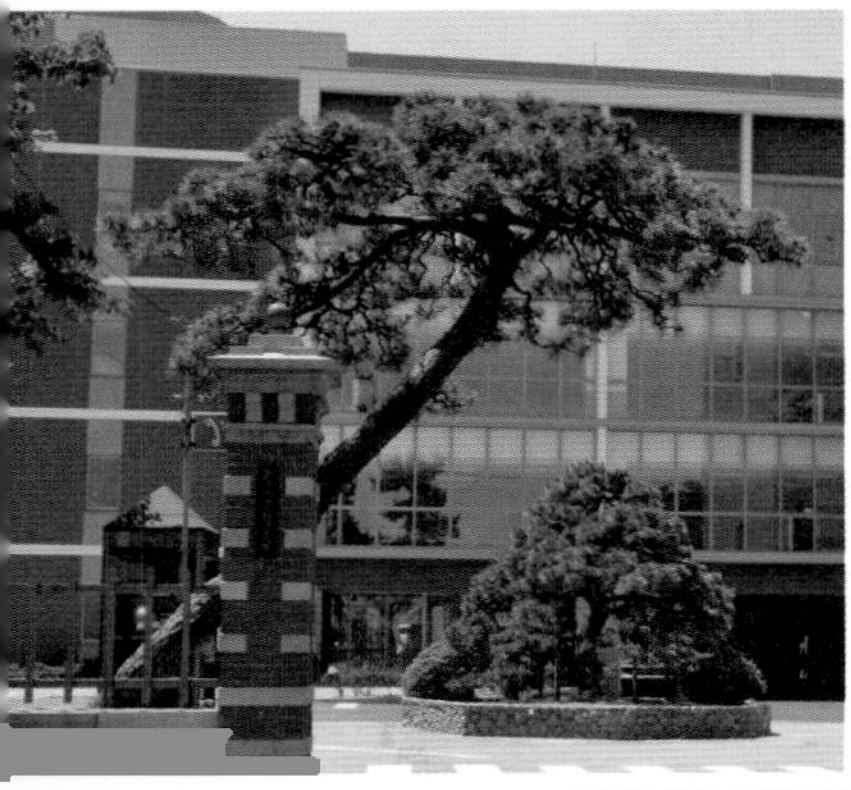

伝統の松の木は健在

　ところが、2018年のセンター試験前の大雪で、この松が倒れてしまった。そこでクレーン車を入れて、ぐっと持ち上げ、棒で支えました。「枯れるかもしれない」と懸念しましたが、今も元気に生きています。

　私が着任した1998年頃の写真を見ると、附属病院は古い建物でしたが、今は非常にきれいな病院に生まれ変わりました。

　新潟医科大学時代には荻野久作先生も教鞭をとられていました。「オギノ式」で知られ、自宅前の通りは「オギノ通り」と名づけられ、「オギノ公園」には先生の銅像も設置されています。

　1955年、大学院医学研究科、1965年、歯学部が開設されました。その7年後の1972年、大学院歯学研究科を設置しました。

　そして1999年、医学部保健学科が開設され、医学部は医学科、保健学科の2学科体制となりました。

　2001年、大学院重点化の流れの中で大学院医学研究科と歯学研究科を大学院医歯学総合研究科に改組、博士課程を置きました。

　2003年、同研究科に修士課程を設置しました。同年、大学院保健学研究科(修士課程)を、その3年後に同研究科の博士課程を開設しました。

志の高い優秀な人材を育成する教育を

　2018年2月、医学科長、医学部長、医歯学系長を拝命しました。医学部長就任時に掲げた目標は「社会に求められる医学部づくり」です。

　社会は激変していますから、ニーズも変わります。そうしたニーズの変化に迅速に対応し、国民・地域からも必要とされ、改革を実行できる医学部を目指してきました。

今後、特に力を入れていかなければならないポイントがあります。第1に志の高い優秀な人材を育成する教育改革が求められています。医学科が取り組むべき最優先の課題は人材確保です。

新潟県の医師偏在指標は全国47都道府県のうち最下位。今後の人口推移・年齢構成などから考えると、10年後には深刻な医師不足県となると予想されます。

新潟県の医療人は地域に発生する、すべての病気を丸ごと背負う責任感と職業専門人としての誇りを持ち、長年、県の医療を支えてきました。ただ「働き方改革」もあり、そうした個々の努力では、もはや限界に近づきつつあります。

この問題は単に医療分野に留まらず、新潟大学が開校以来、力を注いできた研究志向の大学としての基盤をも危うくしかねません。

こうした問題を改革するために、まず教育の質の向上に努めなければなりません。熱意のある質の高い教育、なかでも参加型臨床実習の強化に取り組んでいます。2020年1月の全教員懇談会では「参加型臨床実習のノウハウを共有しよう」というテーマを掲げました。今後も非常に大きなテーマになることは間違いありません。

国際認証に関しては日本の先頭を走る

医学教育の質の保証に関して新潟大学は国際認証を含めて日本の先頭を走っています。医学科は2021年6月、国際認証の第2周目を受けました。国際認証を持った医学科と持っていない医学科は昔でいえば卒業したら医師免許がもらえた医学部と、もらえなかった医学部、つまり甲種医学校と乙種医学校ぐらいの違いがあります。

野口英世は済生学舎、今の日本医大を出ました。甲種医学校ではなかったので、国家試験を受けなければいけませんでした。新潟医学校を卒業した人は国家試験を受けなくてもよかった。当時から、そうした差はありました。

新潟大学医学科の卒業生は米国で医療に従事するために必要なECFMG Certificate（米国医師国家試験の合格証明書）を発行してもらうことができます。こうした国際認証に関して新潟大学は心配ありません。

研究交流サイト「知の広場」を立ち上げた

第2に研究力の向上も重要です。本学は日本海側に立地する大規模総合大学であり、全国有数の研究大学として位置づけられています。

独創的・先駆的研究にも熱心に取り組んでおり、医学科では科学研究費の基盤研究(A)を獲得している教員が5人もいます。全国でも5人の教授が基盤(A)を持っている医学科は、それほどありません。多くの人たちの堅実な努力が実ってきました。

長年の懸案だった医学部医学科研究推進センターという共同機器センターを立ち上げました。歯学部の「旧F・H棟」を活用し、AIセンターも開設しました。AI関連研究者も新たに採用しています。

ソフト面では医学科の各教室・研究グループが、どのような研究に取り組み、どのようなシーズ(種)を持っているか、一方では、どのようなことに困っていて、どのようなヘルプが求められているのかといったことをやりとりできる、研究交流サイト「知の広場」を立ち上げました。

単なる情報発信だけでなく、質問や意見交換も可能な交流サイトで、外部への窓口として産学連携していく際などに一つのリソース、資源になると期待しています。

「大学の世界展開力強化事業」で海外の大学と連携

国際交流の充実についても要請が強いです。この5年間、医学科として力を入れてきたのは「大学の世界展開力強化事業」で、ロシア、ミャンマーの大学と実施してきました。

さらに「戦略的学術国際交流拠点の拡大」の一環として、ASEANで心の発達医学専門家を育成するというプロジェクトにも取り組んでいます。

このほか、社会とのつながりの中で、医療支援体制の確立など県や地域からのさまざまな要望に応えていく活動・取り組みも必要です。

基幹病院やこども病院をめぐる検討など、いろいろな局面で中心的役割を担うことが求められています。新潟に良い病院・医療体制をつくることは若手医師の確保、医療水準の向上に密接に結びついています。そうしたことを医学科が、しっかり認識していく必要があります。

論文が引用される件数ではトップ10の大学に遜色なし

2020年の「THE世界ランキング」が発表されました。「THE」は「タイムズ・ハイヤー・エデュケーション(Times Higher Education)」の頭文字で、民間企業が運営しています。その中で、医学部と歯学部のランキング「Specific Subject Area, Medicine and Dentistry」を

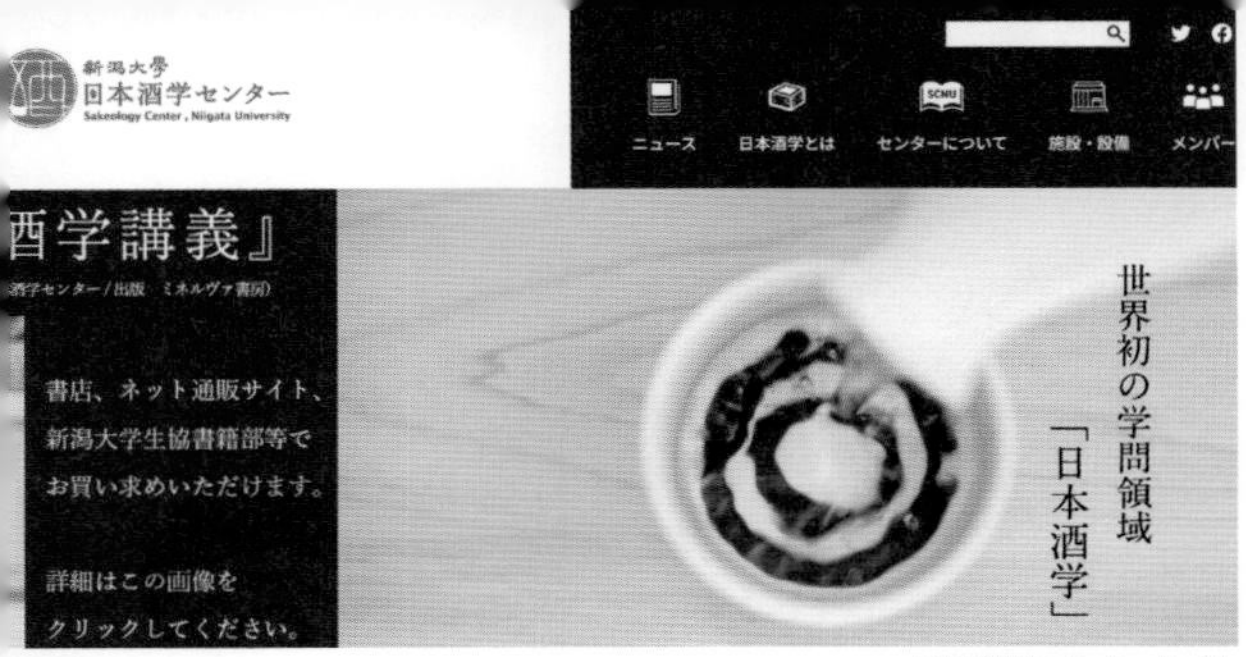

日本酒学センターサイト

見ると、新潟大学は旧六の中で一番になっています。

たとえば岡山大学、金沢大学、長崎大学、千葉大学、熊本大学と比べて、完全に勝《まさ》っているのは論文のサイテーション(引用数)です。新潟大学は論文を引用される件数が、どの旧六の大学よりも多い。論文が引用される件数では日本のトップ10に入っています。

ちなみに、新潟大学で2つ指定国立大学法人レベルに達しているものがあります。ひとつは医学系の論文のサイテーション、もうひとつは研究費、科研費などの採択数です。この2つはトップ10の大学と遜色ありません。

細目ではトップ10に達している項目が9つありました。

麻酔科学は第3位、精神神経科学が第6位、神経内科学も第6位です。呼吸器内科、腎臓内科はトップ10に入っていました。循環器内科学は、ここ数年で順位を上げ、トップ10に入るようになってきました。神経系の基礎も入っています。こうしたところで、きちんと成果を出していくことが大事です。

研究力を上昇させ、共同研究を進めるために、旧歯科診療棟F・H棟を活用して「イノベーションの創出」を図っていきたいと考えています。

旧歯科診療棟1階は「基幹原子力災害拠点病院」になりました。原子力災害が発生したとき、県内の中核施設として専門的医療などにあたります。

2階以上は新しい臨床研究センターや医学科のAIセンター、本部が運営する共同研究ラボなどを設置し、研究面の底上げを図ります。

新潟の地域特性や産業を生かし、新しい融合系の学問を構築

大学院では融合型の大学院という構想が進んでいます。最も成功を収めた取り組みが「日本酒学」です。県や県酒造組合と連携して新潟の地域特性や産業を生かし、日本酒学という新しい融合系の学問の構築をめざしています。

単に日本酒をつくる醸造だけではなく、農業の問題や日本酒の売り方・ブランディング、法律・制度、健康なども含めた総合学問体系をつくりあげ、フランスのボルドー大学のワイン学と交流・提携していこうという壮大な構想です。

2018年、研究推進機構に「新潟大学日本酒学センター」を立ち上げ、2020年1月、全学共同教育研究組織として整備しました。医農連携が今後の医学科の非常に大きなテーマになると思います。

高い技術で「患者治療革命」を起こす！

病院の選び方2023

疾患センター＆専門外来編

2023年3月10日第1刷発行

発行人：小松久晴

編集人：粕谷義和

発行元：株式会社医療新聞社

〒161-0034　東京都新宿区上落合2-22-11加瀬ビル155

TEL：03-5337-2895（代表）　TEL：03-6279-3739（編集部）

編集長：岡林秀明

編集：遠藤広規／武田牧子／山田稔

取材・執筆：牧野晋一／高橋美森／五十嵐幸司／星裕一朗

撮影：小島健一／増田智／富岡甲人／黒川勇人／会田聡／今村浩一／濱信晃

イラスト：kabu

デザイン：中田亙

広告：広告部、株式会社ナショナルビジネスブレイン

印刷：株式会社シナノパブリッシングプレス

URL：http://www.jmnn.jp/